Sherwin B. Nuland lehrt Chirurgie und Medizingeschichte an der Yale University. Er betreut den Literaturteil einer großen medizinischen Zeitschrift und gehört dem Vorstand des *Journal of the History of Medicine and Allied Sciences* an. Er hat mehrere Bücher und zahlreiche Artikel in der Fachpresse veröffentlicht, schreibt aber auch für Zeitschriften wie *The New Yorker, The New Republic* und *Discover*. Er lebt mit seiner Familie in Connecticut.

Dieses Buch wurde auf chlor- und
säurefreiem Papier gedruckt.

Vollständige Taschenbuchausgabe September 1996
Droemersche Verlagsanstalt Th. Knaur Nachf., München

Titel der Originalausgabe »How We Die«

Originalverlag Alfred A. Knopf, New York
Umschlaggestaltung Graupner & Partner, München
Druck und Bindung Ebner Ulm
Printed in Germany
ISBN 3-426-77237-X

2 4 5 3 1

Sherwin B. Nuland

Wie wir sterben

Ein Ende in Würde

Aus dem Amerikanischen von
Enrico Heinemann und Bernhard Tiffert

Knaur

Für meine Brüder Harvey Nuland
und Vittorio Ferrero

… der Tod hat Zehntausende von Türen,
durch die ein Mensch abgehen kann.

John Webster, *Die Herzogin von Malfi*, 1612

Inhalt

Danksagung

Von Laurence Sterne, einem englischen Schriftsteller des achtzehnten Jahrhunderts, stammt die Bemerkung: »Das Schreiben, richtig betrieben, ist nur eine andere Benennung für Konversation.« Inhalt und Ton eines Buches oder Essays hängen davon ab, wie sich der Verfasser die Reaktion der Leser auf die Aussagen vorstellt, die er mit jedem seiner Sätze trifft. Der Leser ist immer gegenwärtig. Diesem Buch liegt keine andere Absicht zugrunde, als mit Menschen ins Gespräch zu kommen, die wissen wollen, was vor sich geht, wenn ein Mensch stirbt. Ich habe mich bemüht, antizipierend darauf einzugehen, was ein Leser auf das Gesagte entgegnen könnte. Meine Hoffnung war dabei, ihm treffende und möglichst klare Antworten zu geben.
Der Faden des Gesprächs, der sich durch die Kapitel des Buches zieht, ist jedoch nur ein Auszug vieler anderer Gespräche, die ich im Verlauf meines Lebens geführt habe: mit meiner Familie, meinen Kollegen, vor allem aber mit meinen Patienten – mit allen, die mir nahestanden. Ihre Lebensweisheit habe ich gesucht, um eine Antwort auf die Frage nach unserem Leben und Sterben zu finden. Es

ist leichter, eine solche Weisheit den Worten anderer Menschen zu entnehmen, als sie aus ihren Erfahrungen gewinnen zu wollen. Ich habe überall gesucht, wo ich hoffte, Spuren dieser Weisheit zu finden. Ich lernte immer wieder von dem einen oder anderen der vielen Menschen, denen ich in meinem Leben begegnet bin, auch wenn ich es selbst gar nicht merkte und wenn die, von denen ich lernte, nicht wußten, was sie mir gaben.

Während das meiste Wissen auf diese Weise übertragen wird, also unmerklich, ohne daß Geber oder Empfänger es gewahr werden, teilt sich vieles auch im direkten Gespräch zwischen zwei Menschen mit. Was mich betrifft, so habe ich einige Gespräche über Jahre oder gar Jahrzehnte geführt; andere fanden nur aus Anlaß dieses Buches statt. Wenn das Gespräch den Menschen reif macht, wie Francis Bacon behauptet, dann bin ich in den vielen Stunden, in denen ich für dieses Buch mit außergewöhnlichen Menschen gesprochen habe, gereift.

Mehrere Kollegen aus der Ethikkommission des Yale New Haven Hospital haben immer wieder mein Verständnis jener Fragen geschärft, mit denen sich nicht nur Patienten auseinandersetzen müssen und alle, die von Berufs wegen mit Gesundheit und Krankheit zu tun haben, sondern früher oder später jeder von uns. Mein besonderer Dank gilt Constance Donovan, Thomas Duffy, Margaret Farley, Robert Levine, Virginia Roddy und Howard Zonanna. Sie haben mir als Gruppe und in Einzelgesprächen einen Begriff von medizinischer Ethik vermittelt, der von Menschlichkeit, seelischer Größe und geistiger Redlichkeit geprägt ist.

Dank schulde ich auch Alan Mermann, einem weiteren Kommissionsmitglied, der von Haus aus Kinderarzt ist und als kongregationalistischer Pfarrer und Geistlicher unserer medizinischen Fakultät eine neue Lebensaufgabe gefunden hat. Er hat mein Verständnis dafür vertieft, wie wichtig es ist, daß Medizinstudenten und sterbende Patienten sich kennenlernen und miteinander Ängste und Hoffnungen teilen.

Ferenc Gyorgyey hat mir die Schätze der historischen Sammlung in der Cushing/Whitney Library in Yale erschlossen. Noch hilfreicher war mir all die gemeinsamen Jahre über seine Freundschaft und seine umfassende Bildung. Jay Katz hat im Gespräch und durch seine Bücher mein Bewußtsein für die Problematik der ärztlichen Entscheidung geschärft. Was er mir gegeben hat, geht weit über das hinaus, was man von einer Diskussion über klinische Befunde und die Gründe für die Wahl einer bestimmten Therapie erwarten kann. Meine Frau Sarah Peterson hat mir ein Gespür für etwas gegeben, das manchmal Caritas und manchmal Liebe genannt wird. In beidem zeigt sich ein Verstehen des anderen und ein unauslöschlicher Glaube. In der Bibel heißt es: »Wenn ich mit Menschen- und mit Engelszungen redete, und hätte der Liebe nicht, so wäre ich ein tönend Erz oder eine klingende Schelle.« Nicht nur der einzelne, sondern auch Gruppen und Berufsstände – vor allem aber wir Ärzte – können aus diesen Worten lernen.

In den vergangenen zehn Jahren hat mich Robert Massey mit seiner Freundschaft reich beschenkt. Er hat als praktizierender Internist, als Dekan der medizinischen Fakultät und als Medizinhistoriker und kritischer Beobachter der Entwicklung der Medizin heute mehreren Ärztegenerationen ein vertieftes Verständnis der ärztlichen Kunst und Pflicht gegeben, das weit über Tagesprobleme und engstirnige berufsständische Belange hinausgeht. Für mich war er kritischer Gesprächspartner, Orakel und Autorität in allen Fragen klassischer Bildung, einschließlich lateinischer Grammatik. Fast alles,

worüber ich in diesem Buch schreibe, habe ich mit ihm diskutiert. Seine Zuversicht, daß ein solches Unternehmen seine Berechtigung hat, war mir während der langen Monate des Schreibens eine Quelle der Kraft.
Jedes Kapitel dieses Buches ist von einer oder mehreren Autoritäten auf dem betreffenden Fachgebiet kritisch gegengelesen worden. Immer habe ich wertvolle Hinweise erhalten, wie der Stoff klarer und verständlicher darzustellen sei. Die Kapitel über Herzkrankheiten haben Mark Applefeld, Deborah Barbour und Steven Wolfson gelesen; die Seiten über das Altern und die Alzheimersche Krankheit wurden von Leo Cooney gelesen; das Kapitel über gewaltsamen Tod und Selbstmord von Daniel Lowe; die Kapitel über Aids von Gerald Friedland und Peter Selwyn; die Seiten über die klinischen und biologischen Aspekte der Krebskrankheiten von Alan Sartorelli und Edwin Cadman; die Diskussion der Arzt-Patient-Beziehung schließlich von Jay Katz. Spezialisten dieser Gebiete werden sicher leicht erkennen, was ich meinen Beratern verdanke – ihnen meine Hochachtung zu bezeugen, ist mir eine Ehre. Ihre Hilfsbereitschaft übertraf alle meine Erwartungen.
Ich darf weitere Personen nennen, die mir bei der Beantwortung fachlicher Fragen und bei der Suche nach Quellen behilflich waren: Wayne Carver, Janis Glover, James M. L. N. Horgan, Ali Khodadoust, Laurie Patton, Johannes van Straalen, Mary Weigand, Morris Wessel, Ann Williams, Yan Zhangshou und meine nimmermüde Sekretärin Rafaella Grimaldi. G. J. Walker Smith wertete mit mir eine Reihe von Autopsien aus und half mir, deren Befunde im größeren Rahmen der Alterungsprozesse zu interpretieren. Alvin Novick öffnete mir während eines gemeinsam verbrachten Vormittags die Augen für politische und sehr persönliche Aspekte von

Aids, von denen ich bis dahin nur eine vage Ahnung gehabt hatte. Es war für Al gewiß nicht leicht, einem Fremden gegenüber von seinen seelischen Qualen und seiner immer noch anhaltenden Trauer zu sprechen, aber er fand dann doch die Kraft dazu. Ich werde es ihm nie vergessen. Irma Pollock, die ich seit meiner Kindheit bewundere, sprach trotz der Pein der Erinnerung über die Tragödie der Alzheimerschen Krankheit, denn sie wollte damit anderen helfen. Ihre Geschichte hat mein Vertrauen in die Kraft selbstloser Liebe gestärkt.

Das gesamte Manuskript wurde mehreren Personen ganz verschiedenen Hintergrunds zur kritischen Lektüre vorgelegt; ihr Urteil war für mich sehr hilfreich: Joan Behar, Robert Burt, Judith Cuthbertson, Margaret De-Vane und James Ponet. Selbstverständlich gaben auch Bob Massey und Sarah Peterson kritische Hinweise, die mich Kapitel für Kapitel beim Schreiben des Buches begleiteten. Bob drückt sich dabei sehr diplomatisch aus, aber meine Frau kennt kein Pardon, wenn es darum geht, »Gefasel zu erkennen und Abschweifungen zu verhüten«, wie ich selbst einmal gesagt habe. Ich habe die von ihr rot angestrichenen Passagen immer geändert.

Schließlich noch ein Wort zu meinen neuen Freunden aus der Welt des Büchermachens. Dieses Buch wäre nie entstanden, hätte nicht Glen Hartley die Idee dazu gehabt. Auch der Titel stammt von ihm. Auf Anregung von Dan Frank traten er und Lynn Chu mit einer Aufgabe an mich heran, die ich nicht ablehnen konnte. Das Manuskript, das schließlich dabei herauskam, trägt das Siegel seiner Kompetenz als Lektor. Nur seine Autoren wissen, was sie seiner klugen Führung verdanken. Sonny Mehta betreute das Projekt umsichtig von Anfang bis Ende als Verleger und Hauptförderer. Wenn es im Verlagswesen eine Mannschaft von Champions gibt, dann diese.

Im zwanzigsten Jahrhundert soll es angeblich keine Musen mehr geben, aber ich habe dennoch eine gefunden. Ihr Name ist Elisabeth Sifton. Ich habe mich bemüht, meine Ideen so in Sprache zu kleiden, daß sie Gefallen daran findet. Ich könnte mir keinen größeren Lohn vorstellen als ihre Anerkennung.

Noch ein anderes Wort von Laurence Sterne gilt für dieses Buch: »Jedermanns Witz muß aus seiner eigenen Seele kommen und aus keiner anderen.« Das hier ist mein Buch. Gewiß, ich habe Anregung und Hilfe von vielen erfahren, dennoch behaupte ich, daß es in allen seinen Teilen – in jedem zutreffenden und jedem abwegigen Gedanken, jeder wahren und jeder falschen Aussage, jedem hilfreichen Gedanken und jeder unbrauchbaren Interpretation – mein Buch ist. Der Geist dieses Buches ist meiner, denn es kommt aus meiner Seele.

S.B.N.

Einleitung

Jeder möchte wissen, was beim Sterben vor sich geht, auch wenn nur wenige das offen aussprechen. Ob wir uns unser eigenes Sterben vorstellen, ob wir besser verstehen wollen, was mit todkranken Mitmenschen geschieht oder, wahrscheinlicher, ob wir der Faszination des Todes erliegen, die aus dem Unbewußten in uns emporsteigt – der Gedanke an das Lebensende zieht uns alle an. Für die meisten Menschen bleibt der Tod geheimnisumwittert; er ängstigt sie und fasziniert und erregt sie zugleich. Gerade was uns angst macht, zieht uns unwiderstehlich an, so als gehe von der Gefahr ein Reiz aus, der an tiefe Schichten unserer Persönlichkeit appelliert. Die Motten und die Kerzenflamme, die Menschen und der Tod – hier wie dort wirkt eine ähnliche Anziehungskraft.

Kein Mensch scheint seelisch in der Lage, den Gedanken an seinen Tod zu ertragen, die Vorstellung dauernder Bewußtlosigkeit, in der nicht Leere oder Mangel ist, sondern schlicht nichts. Auch scheint dieses Nichts so verschieden von dem Nichts, das dem Leben voranging. Wie bei jedem Schrecken, der uns überkommt, und jeder Versuchung, die uns anfällt, suchen wir auch beim Tod nach Mitteln und Wegen, uns gegen seine Macht zu wappnen und uns aus seinem Bann zu lösen. Die beständige Nähe des Todes hat den menschlichen Geist schon früh zu Formen der bewußten oder unbewußten Verschleierung seiner Realität geführt, sei es im Märchen, in der Allegorie oder selbst im Witz. Seit einiger Zeit kommt dazu noch etwas Neues: Wir haben eine moderne Form des Sterbens geschaffen. Gestorben wird heute im Krankenhaus. Der Sterbende wird von der Außenwelt abgeschottet, klinisch sauber gehalten und zuletzt zum Begräbnis abtransportiert. Wir können heute nicht nur den Stachel des Todes, sondern die Macht der Natur schlechthin leugnen. Wir legen die Hand vor die Augen, um uns den Anblick des Schrecklichen zu ersparen, spreizen die Finger aber doch ein wenig, denn irgend etwas in uns kann einem heimlichen Blick nicht widerstehen.

Wir wünschen todkranken Menschen, die uns nahestehen, einen schönen Tod, und daß einige tatsächlich aus dem Leben scheiden, wie wir es uns vorgestellt haben, läßt uns an diesen hohen Erwartungen festhalten. In der abendländischen Kultur gibt es sie schon lange: Jahrhundertelang galt ein »guter Tod« als Zeichen für die Rettung der Seele und als erhebende Erfahrung für Freunde und Familienangehörige. In Literatur und Bildender Kunst wurde des guten Todes in der Ars moriendi gedacht, der Kunst des Sterbens. Ursprünglich war die Ars moriendi eine religiöse und geistliche Übung, die Kunst, wie William Caxton, der erste englische Buchdrucker und Verleger, im fünfzehnten Jahrhundert schrieb, »so zu sterben, daß die Seele des Menschen keinen Schaden nimmt«. Später entwickelte sich daraus die Vorstellung vom guten Tod und der richtigen Art zu sterben. Heute ist eine Ars moriendi kaum noch vorstellbar, und das liegt gerade an unseren Bemühungen, den Tod zu verbergen und klinisch sauber zu machen, vor allem aber, ihn möglichst zu steuern. Das Ergebnis sind Sterbeszenen, die nur noch in besonderen abgeschirmten Orten wie Intensivstationen, onkologischen Forschungskliniken und Notaufnahmen stattfinden. Der gute Tod wird immer mehr zum Mythos. Das war er für die meisten Sterbenden zwar schon immer, doch heute mehr denn je. Der wichtigste Bestandteil dieses Mythos ist das Ideal eines »würdigen Todes«.

In meinem Sprechzimmer hatte ich unlängst eine dreiundvierzigjährige Rechtsanwältin zur Untersuchung, die ich drei Jahre zuvor wegen Brustkrebs operiert hatte. Obwohl sie beschwerdefrei war und alles auf eine vollständige Heilung deutete, schien sie an dem bewußten Tag ungewöhnlich aufgeregt. Gegen Ende der Untersuchung fragte sie, ob sie noch für eine Aussprache bleiben dürfe. Dann berichtete sie vom Tod ihrer Mutter, die vor kurzem in einer anderen Stadt an dem gleichen Leiden gestorben war, von dem die Tochter sich mit an Sicherheit grenzender Wahrscheinlichkeit erholt hatte. »Meine Mutter starb nach einem qualvollen Todeskampf«, sagte sie. »Wie sehr sich die Ärzte auch bemühten, sie konnten ihr das Sterben nicht erleichtern. Alles war ganz anders, als ich es mir vorstellt hatte. Ich hatte an ein friedliches, geistig bewußtes Ende gedacht, an ein Gespräch über das Leben meiner Mutter und über uns beide. Doch es kam ganz anders – die Schmerzen waren zu groß, und sie hatte wohl zuviel Demerol bekommen.« Weinend sagte sie schließlich: »Dr. Nuland, der Tod meiner Mutter hatte keine Spur von Würde!«

Ich mußte meiner Patientin erst versichern, daß in der Art und Weise, wie ihre Mutter gestorben war, nichts Ungewöhnliches lag, und daß sie als Tochter nicht schuld daran war, daß ihre Mutter nicht den »geistig bewußten«, würdigen Tod gehabt hatte, den die Tochter sich für sie vorgestellt hatte. Die intelligente Frau war verzweifelt, weil all ihre Bemühungen und Erwartungen umsonst gewesen waren. Ich legte ihr dar, daß wir und die ganze Gesellschaft an die Möglichkeit eines würdigen Todes glauben, weil für uns dadurch eine Wirklichkeit erträglich wird, die nur allzuoft aus einer Reihe zerstörerischer Ereignisse besteht, in deren Verlauf sich die Persönlichkeit des Sterbenden Schritt für Schritt auflöst. Ich habe nur selten Würde beim Sterben erlebt.

Das Bemühen um Würde scheitert, wenn der Körper uns im Stich läßt. In seltenen, sogar höchst seltenen Fällen mögen einmalige Umstände dafür sorgen, daß ein Mensch mit ausgeprägter Persönlichkeit sein Leben in Würde beschließt. Daß so viele günstige Faktoren zusammenkommen, ist jedoch ungewöhnlich und darf nur bei sehr wenigen Menschen erwartet werden.

Ich habe dieses Buch geschrieben, um das Sterben zu entmythologisieren. Keinesfalls will ich ein Schreckensgemälde qualvoller und ekelerregender Verfallserscheinungen malen, vielmehr möchte ich ein getreues Bild der biologischen und klinischen Wirklichkeit geben, wie es den Aussagen von Sterbenden oder von Menschen, die Zeuge des Sterbens anderer geworden sind, entspricht. Nur wenn wir offen über das sprechen, was beim Sterben vor sich geht, können wir auch seinen schrecklichen Aspekten begegnen. Nur wenn wir die volle Wahrheit kennen und auf sie gefaßt sind, können wir uns von der Furcht vor der Terra incognita des Todes befreien, die uns sonst zu Selbstbetrug und Enttäuschung führt.

Zum Thema Sterben und Tod existiert bereits eine umfangreiche Literatur. Fast alle Titel bieten Hilfe bei der Bewältigung des seelischen Traumas an, das mit dem

Sterben und seinen Folgen verbunden ist. Auf den physischen Verfall wird dagegen in den meisten Fällen nicht weiter eingegangen. Nur in medizinischen Fachzeitschriften findet man Beschreibungen der Prozesse, durch die uns bestimmte Krankheiten die Lebenskraft und schließlich das Leben nehmen.

Meine Erfahrung als Arzt und mein lebenslanger Umgang mit dem Tod bestätigen für mich John Websters Bemerkung, daß dem Menschen »Zehntausende von Türen offenstehen, durch die er abgehen kann«. Mein Wunsch ist es, mitzuhelfen, daß das Gebet des Dichters Rainer Maria Rilke in Erfüllung geht: »O Herr, gieb jedem seinen eigenen Tod.« Vorliegendes Buch handelt von den Türen und Wegen, die zu diesem Ziel führen. Ich habe mich um Klarheit und Verständlichkeit bemüht, denn es soll helfen, Entscheidungen zu treffen, die uns, soweit die Umstände es erlauben, einen eigenen Tod ermöglichen.

Ich habe sechs der häufigsten Krankheiten unserer Zeit ausgewählt. Nicht nur weil sie die todbringenden Krankheiten sind, denen die meisten von uns einmal erliegen werden, sondern auch weil sie Merkmale gemeinsam haben, die repräsentativ für bestimmte lebensbeendende Prozesse sind. Kreislaufstillstand, mangelnde Sauerstoffversorgung der Organe, Aussetzen der Gehirntätigkeit, Absterben einzelner Organe und Erlöschen vitaler Zentralfunktionen: Über diese Waffen verfügt jeder der apokalyptischen Reiter des Todes. Wenn wir sie kennen, werden wir auch besser verstehen, wie wir an Krankheiten sterben, die nicht in diesem Buch beschrieben sind. Die ausgewählten Krankheiten sind die häufigsten Straßen des Todes; ihre gemeinsamen Merkmale charakterisieren jedoch jeden Tod, egal, wie ausgefallen die jeweilige tödliche Krankheit ist.

Meine Mutter starb eine Woche vor meinem elften Geburtstag an Dickdarmkrebs, und dieses Ereignis hat mein ganzes Leben geprägt. Was aus mir geworden oder nicht geworden ist, führe ich direkt oder indirekt auf ihren Tod zurück. Als ich mit dem Schreiben des Buches begann, lag der Tod meines Bruders, der ebenfalls an Dickdarmkrebs gestorben ist, etwas über ein Jahr zurück. Persönlich und beruflich lebe ich nun schon seit einem halben Jahrhundert im Bewußtsein der Gegenwart des Todes, und abgesehen von meinem ersten Lebensjahrzehnt arbeite ich ständig in seiner Nähe. In diesem Buch will ich berichten, was ich dabei erfahren und gelernt habe.

New Haven
Juni 1993

Sherwin B. Nuland

Hinweis des Verfassers

Mit Ausnahme von Robert DeMatteis sind die Namen aller Patienten und ihrer Angehörigen aus Diskretion geändert worden. Hinter der im achten Kapitel auftauchenden »Dr. Mary Defoe« stehen drei junge Ärztinnen des Yale New Haven Hospital.

I

Das erdrosselte Herz

Jedes Leben ist anders als alle Leben, die ihm vorangegangen sind. Das gleiche gilt für den Tod. Die Einzigartigkeit jedes Menschen zeigt sich selbst in seinem Sterben. Zwar wissen die meisten, daß verschiedene Krankheiten auf verschiedenem Weg zum Tod führen, aber nur die wenigsten erfassen die ganze Tragweite dieser Aussage. Denn es gibt unendlich viele Arten, wie sich der Geist des Menschen vom Körper trennt. Unsere Art zu sterben ist so charakteristisch für uns wie die unverwechselbaren Gesichtszüge, die wir der Welt ein Leben lang gezeigt haben. Jeder stirbt auf seine, auf unverwechselbare Weise.

In meiner ärztlichen Laufbahn bin ich früh dem unerbittlichen Antlitz des Todes begegnet. Beim erstenmal war es auf einen zweiundfünfzigjährigen Mann gerichtet, der als Privatpatient in einer großen Universitätsklinik scheinbar behaglich zwischen den gestärkten Laken seines frischbezogenen Bettes lag. Ich hatte gerade das dritte Jahr meines Medizinstudiums begonnen, und das Schicksal wollte es, daß ich meinen ersten Patienten und den Tod in derselben Stunde kennenlernte.

James McCarty, ein Mann von kräftiger Statur, arbeitete als Manager einer Baufirma. Vom geschäftlichen Erfolg verführt, hatte er Gewohnheiten angenommen, die, wie wir heute wissen, geradezu selbstmörderisch sind. Doch die Ereignisse, von denen hier die Rede ist, liegen fast vierzig Jahre zurück, und damals war über die Risiken des guten Lebens nur wenig bekannt. Der reichliche Genuß von Tabak, Rind- und Schweinefleisch, Speck und Butter galt damals zusammen mit einem sichtbaren Bauchansatz als Zeichen redlich verdienten Wohlstands. Als Manager war McCarty bewegungsfaul und träge geworden. Früher hatte er auf der Baustelle die Maurerkolonnen seiner prosperierenden Firma angeführt und selbst mit Hand angelegt, nun begnügte er sich damit, die Geschäfte vom Schreibtisch aus zu leiten. Den größten Teil des Tages saß er bequem in einem Drehsessel und gab Anordnungen. Von hier aus hatte er auch einen freien Ausblick auf den Golfplatz von New Haven und den Quinnipiack Club, in dessen Restaurant er sich täglich das Mittagessen gönnte, das einer erfolgreichen Führungskraft zustand.

Ich werde nie vergessen, wie McCarty ins Krankenhaus eingeliefert wurde und was noch in derselben Nacht geschah. Das aufwühlende Stakkato der Ereignisse jener Nacht hat sich meinem Gedächtnis augenblicklich und für immer eingeprägt.

An einem schwülwarmen Septemberabend kam McCarty gegen acht Uhr in die Notaufnahme. Er klagte über beklemmende Schmerzen hinter dem Brustbein, die in den Hals und den linken Arm ausstrahlten. Die Schmerzen hatten vor einer Stunde begonnen. Zuvor hatte er wie üblich recht üppig zu Mittag gegessen, einige Zigaretten geraucht und einen Anruf von seiner Tochter erhalten, der ihn beunruhigte. Sie war das jüngste seiner

Kinder und hatte gerade ein Studium an einem damals sehr renommierten College begonnen.
Der Assistenzarzt, der McCarty in der Notaufnahme zuerst untersuchte, bemerkte dessen aschgraue Gesichtsfarbe, erhöhte Transpiration und unregelmäßigen Puls. Bis das Gerät zur Ableitung eines Elektrokardiogramms herbeigeschafft und der Patient an den Apparat angeschlossen war, vergingen etwa zehn Minuten. In dieser Zeit hatte sich sein Aussehen gebessert und sein unregelmäßiger Herzschlag normalisiert. Das Elektrokardiogramm zeigte jedoch, daß er einen Herzinfarkt erlitten hatte, das heißt, ein kleiner Herzwandbezirk war beschädigt worden. Der Zustand McCartys schien sich allerdings wieder stabilisiert zu haben, deshalb wurde er auf eine Station eingewiesen. In den fünfziger Jahren gab es noch keine besonderen Intensivstationen für Infarktkranke. In der Zwischenzeit war auch sein Hausarzt eingetroffen und hatte sich selbst überzeugt, daß es seinem Patienten wieder bessergehe und keine akute Gefahr mehr bestehe.
Gegen elf Uhr abends kam McCarty in die Innere Abteilung. Ich kam zur gleichen Zeit von einer Party meiner Studentenverbindung. An jenem Abend hatte ich dienstfrei. Eine Flasche Bier und die ausgelassene Stimmung unter den Kommilitonen hatten mein Selbstbewußtsein gehoben. Ich wollte noch einmal auf der Station vorbeischauen, der ich erst am Morgen zugeteilt worden war. Es war meine erste Ausbildungsphase in der Inneren Abteilung. Medizinstudenten, die nach dem Physikum ihre ersten Erfahrungen im Umgang mit Patienten machen, brennen vor Tatendrang, und ich war keine Ausnahme. Ich fuhr auf die Station in der Hoffnung, mich bei einem interessanten Neuzugang nützlich machen zu können. Falls bei einer Notaufnahme eine Rückenmarkspunktion

vorzunehmen oder ein Beatmungstubus einzuführen war, wollte ich gleich zur Stelle sein.

Auf dem Gang der Station begegnete ich Dave Bascom, dem Assistenzarzt. Er nahm mich gleich am Arm, als sei er erleichtert, mich anzutreffen. »Kannst du mir aushelfen? Joe [der diensthabende Student] und ich, wir sind am Ende des Gangs mit einem Poliokranken mit Bulbärsymptomen beschäftigt. Es geht ihm gar nicht gut. Du würdest mir einen großen Gefallen tun, wenn du den Neuzugang übernehmen könntest, einen Patienten mit Herzinfarkt. Er ist gerade auf Zimmer 507 gebracht worden. Willst du?«

Und ob ich wollte! Deswegen war ich ja noch einmal auf die Station gekommen. Vor vierzig Jahren gestand man Medizinstudenten sehr viel mehr Selbständigkeit zu als heute. Wenn ich die Aufnahmeuntersuchung zu aller Zufriedenheit machte, konnte ich sicher sein, auch bei McCartys weiterer Behandlung hinzugezogen zu werden. Ich wartete also gespannt einige Minuten, bis eine Krankenschwester meinen neuen Patienten von der Rollbahre in sein Bett umgebettet hatte. Als die Schwester dann zum anderen Ende der Station eilte, um bei der Versorgung des Poliokranken mit anzupacken, war der Augenblick meines Auftritts gekommen. Ich trat in McCartys Krankenzimmer und schloß die Tür hinter mir. Ich wollte vermeiden, daß Dave, wenn er zufällig vorbeikam, mir die Aufgabe wieder aus der Hand nahm. McCarty empfing mich mit einem dünnen, gezwungenen Lächeln. Meine Anwesenheit schien ihn nicht gerade zu beruhigen. Noch Jahre später habe ich mich gefragt, was diesem hypertonischen Mann, der in seinem beruflichen Leben rauhe, kräftige Bauarbeiter kommandiert hatte, wohl durch den Kopf gegangen sein mag, als er mein Milchgesicht sah (ich war damals gerade zweiundzwanzig) und mich sagen hörte, ich sei gekommen, um seine Anamnese zu erheben und die Aufnahmeuntersuchung zu machen. Wie dem auch sei, er hatte nicht viel Zeit darüber nachzudenken. Ich hatte mich gerade zu ihm aufs Bett gesetzt, da warf er plötzlich den Kopf nach hinten und stieß einen unartikulierten Schrei aus, der tief aus der Brust kam, von dort, wo sein krankes Herz saß. Mit beiden Fäusten schlug er sich gleichzeitig und mit aller Kraft auf den Brustkorb, während Gesicht und Hals augenblicklich anschwollen und sich purpurrot verfärbten. Die Augen traten hervor, als wollten sie aus den Höhlen springen. McCarty tat noch einen tiefen, röchelnden Atemzug, dann starb er.

Ich rief ihn beim Namen, dann rief ich nach Dave, obwohl ich doch wußte, daß mich in dem hektischen Krankenzimmer am anderen Ende des Ganges niemand hören würde. Zwar hätte ich hinlaufen und Hilfe holen können, aber dabei wären kostbare Sekunden verlorengegangen. Ich tastete nach McCartys Halsschlagader; sie war ohne Puls. Aus Gründen, die mir bis heute rätselhaft sind, blieb ich bei alledem seltsam ruhig. Ich entschied, auf eigene Faust zu handeln. Daß mir daraus später Vorwürfe gemacht werden könnten, nahm ich in Kauf. Auf keinen Fall wollte ich einen Menschen in meiner Gegenwart sterben lassen, ohne vorher irgend etwas versucht zu haben, um sein Leben zu retten. Für mich gab es keine andere Wahl.

Damals gab es in jedem Krankenzimmer, das mit einem Herzpatienten belegt war, ein großes, in Musselin gewickeltes Paket, das ein Besteck für eine Thorakotomie enthielt. Mit diesem Besteck konnte im Fall eines Herzstillstands der Brustkorb des Patienten geöffnet werden. Die äußere Herzmassage bei unversehrtem Brustkorb war damals noch nicht bekannt. Die übliche Technik bestand darin, das Herz offenzulegen und mit der Hand anhaltend rhythmisch zu massieren.

Ich riß die sterile Verpackung auf und ergriff das Skalpell, das zuoberst in einer eigenen Hülle bereitlag. Was ich im folgenden tat, lief automatisch ab, obwohl ich nie zuvor andere bei einem solchen Eingriff gesehen, geschweige denn ihn selbst vollzogen hatte. Zu meinem eigenen Erstaunen legte ich schwungvoll einen Schnitt, der unterhalb der linken Brustwarze begann und sich so weit nach hinten zog, wie es die halb aufrechte Lage des Patienten zuließ. Nur ein wenig schwärzliches Blut sikkerte aus den Arterien und Venen, die ich mit dem Skalpell durchtrennt hatte, eine echte Blutung war nicht zu beobachten. Hätte es noch eines Beweises für den Herzstillstand als Todesursache bedurft, hier war er. Noch ein Schnitt durch den blutleeren Muskel, und ich war in der Brusthöhle. Ich griff nach dem Rippenspanner, einem gegabelten stählernen Instrument, setzte es zwischen den Rippen ein und stellte die Sperrklinke so ein, daß ich mit der Hand zwischen den Rippen durchgreifen konnte und das zu fassen bekam, was ich für McCartys stillstehendes Herz hielt.

Als ich den Herzbeutel, die bindegewebige Hülle des Herzens, berührte, merkte ich, daß sein Inhalt zuckte. Unter meinen Fingerspitzen spürte ich eine flimmernde Bewegung, die ich aus den Beschreibungen der Lehrbücher als Kammerflimmern erkannte. Kammerflimmern ist die letzte hektische Tätigkeit des Herzens, ehe es für immer stillsteht. Mit bloßer Hand nahm ich eine Schere und schnitt den Herzbeutel ganz auf. Ich nahm McCartys zuckendes Herz so sanft wie möglich in die Hand und begann es rhythmisch zu massieren. Mit einer solchen Herzmassage soll der Blutfluß zum Gehirn aufrechterhalten werden, bis dem Patienten mit einem elektrischen Apparat ein kräftiger Stromstoß versetzt wird, der das Herz wieder zur Arbeit im Takt zwingt.

Ich hatte gelesen, daß ein flimmerndes Herz dem Masseur das Gefühl gibt, er halte einen Haufen nasser, gallertartiger, sich windender Würmer in der Hand, und dieser Vergleich traf die Wirklichkeit genau. Der Herzmuskel setzte meiner pressenden Hand immer weniger Widerstand entgegen, woraus ich entnehmen konnte, daß sich das Herz nicht mit Blut füllte und meine Bemühungen, es zum Pumpen zu bewegen, vergebens waren, zumal die Lungen keinen Sauerstoff mehr enthielten. Dennoch ließ ich nicht nach. Da geschah plötzlich etwas, das mich vor Grausen erstarren ließ. Der tote McCarty, dessen Seele schon längst ihre sterbliche Hülle verlassen hatte, warf noch einmal den Kopf nach hinten, die glasigen toten Augen mit stierem Blick an die Decke gerichtet, und schickte einen keuchenden Laut wie das Bellen des Höllenhunds zum fernen Himmel. Erst später ging mir auf, daß dieses Keuchen McCartys Todesröcheln war. Das Geräusch entsteht durch Muskelkrämpfe im Kehlkopf, wenn der Säurespiegel des Blutes bei einem gerade gestorbenen Menschen rasch ansteigt. Damit gab er mir gewissermaßen zu verstehen, daß meine Bemühungen, ihn wieder ins Leben zu holen, vergebens waren.

Allein mit der Leiche im Krankenzimmer, schaute ich in die glasigen Augen des Toten und bemerkte etwas, das ich schon früher hätte sehen können. McCartys weit geöffnete Pupillen waren starr und reagierten nicht mehr auf Lichteinfall. Das war ein Zeichen für Hirntod. Ich wandte mich von dem Gemetzel ab, das ich auf dem Bett angerichtet hatte, und merkte erst jetzt, daß meine Kleider ganz naß waren. Der Schweiß strömte mir über das Gesicht, meine Hände und mein weißer Arztkittel

waren mit dem schwärzlichen Blut besudelt, das aus McCartys leblosem Körper gesickert war, als ich seine Brust geöffnet hatte. Plötzlich brach ich in Tränen aus. Ich erinnere mich noch, daß ich meinen Patienten anflehte, er möge weiterleben. Ich schrie ihm seinen Namen ins linke Ohr, als könne er mich noch hören. Ich vergoß Tränen der Wut und der Enttäuschung über mein und sein Versagen.
Dann ging die Tür auf und Dave stürzte herein. Mit einem Blick erfaßte er die Situation, und als er mich so unkontrolliert schluchzen sah, verstand er alles. Er trat zu mir ans Bett, legte mir den Arm um die Schulter, als wären wir Schauspieler in einem alten Kriegsfilm, und sagte ganz ruhig: »Ist ja gut, mein Junge, ist ja gut. Du hast getan, was du konntest.« Wir setzten uns, und dann zählte mir Dave geduldig die klinischen und biologischen Gründe auf, weshalb James McCartys Tod unausweichlich gewesen war. Ich erinnere mich freilich nur noch an die mitfühlenden Worte, die er abschließend sagte: »Shep, jetzt weißt du, was es heißt, Arzt zu sein.«

Dichter, Philosophen, Chronisten, Humoristen und weise Männer haben oft über den Tod geschrieben, aber ihn nur selten mit eigenen Augen gesehen. Ärzte und Krankenschwestern sehen ihn oft, schreiben aber selten darüber. Die meisten Menschen sehen den Tod ein- oder zweimal im Leben in Situationen, an denen sie emotional so beteiligt sind, daß sie keine verläßlichen Erinnerungen daran behalten. Überlebende von Massensterben entwickeln rasch so starke Abwehrmechanismen gegen den Schrecken, den sie erlebt haben, daß alptraumhafte Bilder die Erinnerung an die realen Ereignisse verstellen. Daher gibt es nur wenige verläßliche Berichte über die Art und Weise, wie wir sterben.

Heutzutage erleben nur wenige das Sterben von Angehörigen und Freunden mit. Nur wenige Kranke sterben noch zu Hause, und wer in diese Lage kommt, befindet sich gewöhnlich im Endstadium einer tödlichen Krankheit oder eines chronischen Siechtums. Dann sorgen Medikamente oder schmerzstillende Mittel dafür, daß die biologischen Vorgänge, die während des Sterbens ablaufen, wirkungsvoll kaschiert werden. Etwa 80 Prozent der Amerikaner und 70 Prozent der Deutschen sterben im Krankenhaus, wo sie von den Menschen, die ihnen im Leben am nächsten gestanden haben, für die Zeit ihres Sterbens abgeschirmt werden.

Um den Tod rankt sich eine ganze Mythologie. Wie die meisten Mythologien entspringt auch sie einem Bedürfnis der Menschen. Mythen vom Tod sollen einerseits Ängste eindämmen, andererseits aber auch Wünsche niederhalten. Sie haben die Aufgabe, den Schrecken zu bannen, den die Wirklichkeit für uns hat. Obwohl viele hoffen, der Tod möge schnell kommen oder sie im Schlaf überraschen, stellen wir uns die letzte Stunde unseres Lebens am liebsten als würdevollen Abschluß vor, als Ende bei klarem Bewußtsein, das es uns ermöglicht, die Summe unseres Lebens zu ziehen. So sieht das Ideal aus, wenn nicht der Sprung in schmerzfreie Bewußtlosigkeit vorgezogen wird.

Die bekannteste bildliche Darstellung des ärztlichen Berufes im angelsächsischen Kulturkreis verdanken wir Sir Luke Fildes. Das Gemälde trägt den Titel *Der Doktor* und stammt aus dem Jahr 1891. Die Szene zeigt ein schlichtes Fischerhaus an der englischen Küste. Ein kleines Mädchen liegt ruhig und offensichtlich ohne Bewußtsein auf seinem Lager, in Erwartung des nahen Todes. Man sieht die traurigen Eltern und einen nachdenklichen, mitfühlenden Arzt, der am Bett des Mädchens sitzt und ohnmächtig mit ansehen muß, wie der Tod von ihr Besitz ergreift. Auf Befragen hat der Maler später von seinem Bild gesagt: »Für mich ist die dargestellte Szene erschütternder als jedes noch so schreckliche Thema und trotzdem schöner.«

Fildes hätte es eigentlich besser wissen müssen. Vierzehn Jahre zuvor hatte er miterlebt, wie sein Sohn an einer jener Infektionskrankheiten starb, die im späten neunzehnten Jahrhundert kurz vor Anbruch der modernen Medizin noch so viele Kinder hinwegrafften. Es ist nicht bekannt, welcher Krankheit Phillip Fildes erlag, aber gewiß war seinem jungen Leben kein friedvolles, »schönes« Ende beschieden. War es Diphtherie, erstickte er; war es Scharlach, lag er vermutlich mit hohem Fieber bis zum Schluß im Delirium; war es Hirnhautentzündung, müssen ihn Krämpfe und rasende Kopfschmerzen geplagt haben. Aber vielleicht ist das Kind in *Der Doktor* ja bereits durch diese Feuer gegangen und hat nun die Ruhe des Komas erreicht. Was auch in den Stunden vor ihrem »schönen« Tod geschah, es muß für das Mädchen und seine Eltern unerträglich gewesen sein. Nur wenigen ist es vergönnt, sanft in die ewige Nacht hinüberzugleiten.

Francisco de Goya ist achtzig Jahre vor Fildes ehrlicher gewesen, vielleicht, weil er in einer Zeit lebte, in der der Tod allgegenwärtig war. Sein Bild mit dem Titel *Diphtherie* ist in realistischem Stil gemalt, dem in der damaligen Zeit ein Realismus im gesamten europäischen Geistesleben entsprach. Man sieht darauf einen Arzt, der mit einer Hand den Kopf seines jungen Patienten festhält, während er sich anschickt, die Finger der anderen Hand in den Hals des Jungen zu schieben, um ihn von dem membranartigen Belag im Kehlkopf zu befreien, der sonst zum Erstickungstod führen würde. Der spanische Titel des Gemäldes, der zugleich die Krankheit bezeichnet, zeigt nicht nur, mit welcher Direktheit Goya sein Thema angeht, sondern zeugt auch von der Vertrautheit seiner Zeitgenossen mit dem Tod. Er lautet *El Garrotillo* nach dem Erdrosselungseffekt, mit dem die Krankheit ihre Opfer tötet. Eine so direkte Konfrontation mit der Wirklichkeit des Todes gibt es, zumindest im Westen, schon lange nicht mehr.

Aber die Wahl des Wortes »Konfrontation« läßt mich, aus welchen bewußten oder unbewußten Motiven auch immer, innehalten. Ich muß mich an dieser Stelle fragen, ob nicht gelegentlich auch ich, nach fast vierzig Jahren Erfahrung mit Sterbenden wie James McCarty, gewissen falschen Vorstellungen unserer Zeit aufsitze. Danach stellt der Tod die letzte und vielleicht entscheidende Herausforderung im Leben eines Menschen dar: ein gnadenloser Kampf, den es zu bestehen gilt. Der Tod erscheint als erbitterter Feind, über den ein Sieg errungen werden muß. Dies kann entweder mit den Waffen der High-Tech-Medizin erfolgen, oder aber man fügt sich bewußt in den Tod und erwartet sein Kommen in jener gelassenen Verfassung, für die der gegenwärtige Sprachgebrauch die Formel vom »würdigen Tod« bereitstellt. Der »würdige Tod« ist in unserer Gesellschaft Ausdruck der Sehnsucht, einen schönen Triumph über die mächtige und oft abstoßende Realität zu erringen, die das Leben in seinen letzten Zügen prägt.

In Wirklichkeit aber ist der Tod keine Konfrontation. Er ist nur ein Ereignis in jener Reihe fortlaufender Rhythmen, die der Natur unterlegt sind. Nicht der Tod, sondern die Krankheit ist der eigentliche Feind des Lebens, sie ist die bösartige Macht, die bekämpft werden muß. Der Tod ist das Schweigen der Waffen, wenn nach erbittertem Kampf die Schlacht verloren ist. Selbst die

Konfrontation mit der Krankheit sollte in dem klaren Bewußtsein unternommen werden, daß viele Krankheiten des Menschen lediglich geeignete Wege für jene letzte Reise sind, mit der jeder von uns in die physische und vielleicht auch geistige Nichtexistenz zurückkehrt, die wir bei unserer Empfängnis verlassen haben. Jeder Triumph über eine Krankheit, wie glänzend der Sieg auch ausfallen mag, ist doch nur ein Aufschub angesichts des unvermeidlichen Endes.

Die Menschheit verdankt der medizinischen Wissenschaft, daß zwischen reversiblen (also heilbaren) und irreversiblen pathologischen Prozessen unterschieden werden kann. Außerdem entwickelt die moderne Medizin ständig neue Therapien und Medikamente, so daß die Waage immer mehr zugunsten eines längeren Lebens ausschlägt. Leider hat die Medizin uns auch in der irrigen Haltung bestärkt, die Gewißheit unseres Sterbens zu leugnen. Obwohl viele am Ideal der exakten Naturwissenschaften geschulten Ärzte das Gegenteil behaupten, wird die Medizin doch stets das bleiben, was schon die alten Griechen in ihr sahen: nämlich eine Kunst. Sie stellt hohe Anforderungen an den praktizierenden Arzt, denn er muß für seinen Patienten unter verschiedenen Therapien auswählen, deren Erfolgsaussichten »gewiß«, »wahrscheinlich«, »möglich« oder »unverantwortbar« sind und die man nur vage gegeneinander abgrenzen kann. Die von keiner Wissenschaft kartierbaren Räume des Wahrscheinlichen und des Möglichen sind das Feld, auf dem der verantwortungsbewußte Arzt seine Kunst zumeist ausüben muß, und nur die im Laufe eines Arztlebens gesammelten Erfahrungen können ihm hier weiterhelfen.

Damals, als James McCarty so plötzlich starb, konnte es mit seinem kranken Herzen nur ein tödliches Ende nehmen. Zwar war Anfang der fünfziger Jahre über Herzkrankheiten vieles bekannt, aber es gab nur wenige Therapiemöglichkeiten, die obendrein oft nicht ansprachen. Heute hat ein Patient mit McCartys Leiden gute Chancen, das Krankenhaus nicht nur lebend, sondern mit einem gestärkten Herzen zu verlassen, so daß er einige Jahre gewonnen hat. Die naturwissenschaftlich arbeitende Labormedizin hat solche Fortschritte gemacht, daß die 80 Prozent der Patienten, die einen ersten Infarkt überleben, allen Grund haben, ihr Herzversagen für einen Glücksfall zu halten: Denn dadurch kam ihre Krankheit ans Licht, solange sie noch therapierbar war; unentdeckt hätte sie leicht zum Tod führen können.

Tatsächlich hat sich die medizinische Forschung so positiv entwickelt, daß die Behandlungserfolge bei Herzkrankheiten viel eher im Bereich der Gewißheit als in dem der Wahrscheinlichkeit liegen. Das heißt aber nicht, daß aus dem kranken Herzen nun ein unsterbliches geworden wäre. Auch wenn die große Mehrheit der Herzkranken den ersten Infarkt überlebt, sterben immer noch jährlich über eine halbe Million Amerikaner an der einen oder anderen Form von McCartys Leiden. Bei weiteren 4,5 Millionen wird die Krankheit neu diagnostiziert. 80 Prozent der Personen, die schließlich einem Herzleiden erliegen, werden Opfer einer ganz bestimmten Spielart: Die koronare Herzerkrankung, auch Koronarsklerose genannt, ist in den Industriestaaten die häufigste Todesursache.

James McCarty starb, weil sein Herz nicht ausreichend mit Sauerstoff versorgt wurde. Es bekam nicht genug Sauerstoff, weil es an Hämoglobin fehlte, dem eisenhaltigen Blutfarbstoff, der den Sauerstoff transportiert; das Hämoglobin fehlte, weil zu wenig Blut zugeführt wurde; die Blutzufuhr war unzureichend, weil die Kranzarterien, die das Herz mit Blut versorgen, wegen Verkalkung unelastisch und verengt waren. Daß es zu Arteriosklerose gekommen war, liegt an einem Bündel von Ursachen, zu denen McCartys üppige Mahlzeiten, sein Tabakkonsum, mangelnde körperliche Betätigung, Bluthochdruck und eine bestimmte erbliche Veranlagung gehören. Wahrscheinlich hatte der Anruf seiner verwöhnten Tochter auf die stark verengten Kranzarterien denselben krampfauslösenden Effekt wie auf seine im Zorn geballten Fäuste. Unter der kurzen Verkrampfung des ganzen Körpers war vermutlich ein Kalkdepot in den Arterien gerissen, und Teile waren in den Blutstrom einer Hauptarterie geraten. An einem dieser Teilchen, auch Plaques genannt, hatte sich ein Blutgerinnsel gebildet, das dann die bereits verengten Gefäße vollends verstopfte. Eine solche Unterbrechung der Blutzufuhr heißt Ischämie. Schon eine kurzfristige Unterversorgung mit Blut kann ausreichen, um einen Teil des Herzmuskels oder Myokards absterben zu lassen und den Herzschlag aus dem normalen Takt zu bringen und in ein chaotisches Flimmern zu verwandeln.

Es ist aber auch möglich, daß McCartys Herzmuskel noch keinen Schaden wegen Blutmangels genommen hatte. Ischämie allein kann nämlich ebenfalls für das Herzflimmern verantwortlich sein, vor allem dann, wenn ein Herz durch einen vorangegangenen Infarkt bereits angegriffen ist. Die gleiche Wirkung kann auch von den adrenalinähnlichen Stoffen ausgehen, die der Körper in Streßsituationen produziert. Was auch letztlich ausschlaggebend gewesen sein mag, auf jeden Fall brach das Erregungsleitungssystem zusammen, das die Herztätigkeit steuerte, und dies zog unweigerlich James McCartys Tod nach sich.

Wie viele andere medizinische Bezeichnungen hat auch

das Wort »Ischämie« eine interessante und lehrreiche Geschichte. Wir werden ihm im Verlauf der Fallgeschichten, die alle von Tod und Sterben erzählen, immer wieder begegnen. Mit ihm wird eine Tendenz bezeichnet, die in allen lebensbeendenden Prozessen gegenwärtig ist. Der Herzstillstand wegen mangelnder Blutversorgung ist an Dramatik sicherlich nicht zu überbieten, aber er ist nur ein Beispiel unter vielen für einen Prozeß, der bei vielen todbringenden Krankheiten einsetzt und in dessen Verlauf die Zufuhr von Sauerstoff und Nährstoffen abgeschnitten wird.

Der Begriff der Ischämie und das Wort selbst wurden Mitte des neunzehnten Jahrhunderts von einem ebenso genialen wie unternehmungslustigen Mann aus Pommern geprägt, der seine facettenreiche Karriere als Enfant terrible der Wissenschaft begann und sechzig Jahre später allgemein als »Papst der deutschen Medizin« anerkannt wurde. Kein anderer hat soviel zum Verständnis jener Prozesse beigetragen, die in Zellen und Organen des Menschen eine verheerende Wirkung ausüben, wie Rudolf Virchow (1821–1902).

Virchow, der fünfzig Jahre lang als Professor der Pathologie an der Universität Berlin wirkte, schrieb mehr als zweitausend Bücher und Artikel nicht nur über medizinische Themen, sondern auch über Anthropologie und deutsche Politik. Als preußischer Abgeordneter und als Mitbegründer und Führer der Deutschen Fortschrittspartei setzte er dem selbstherrlichen Otto von Bismarck so sehr zu, daß dieser ihn schließlich zum Duell herausforderte. Virchow hatte die Wahl der Waffen, was er dazu nutzte, Bismarcks Ansinnen ins Lächerliche zu ziehen: Das Duell fand nie statt, weil Virchow darauf bestand, es mit Skalpellen auszufechten.

Neben zahlreichen anderen Forschungsinteressen galt

Rudolf Virchows besondere Aufmerksamkeit der Frage, wie Krankheiten die Arterien, Venen und die in ihnen transportierten Blutprodukte beeinflussen. Er brachte als erster Licht in die Vorgänge, die wir Embolie, Thrombose und Leukämie nennen, und er prägte auch die Begriffe zu ihrer Beschreibung. Auf der Suche nach einem Ausdruck, der den Prozeß benennt, in dem Zellen und Gewebe plötzlich von der Blutversorgung abgeschnitten werden, griff er auf das griechische *ischano* zurück, was soviel heißt wie »ich halte zurück«. Dies wiederum geht auf eine indogermanische Wurzel *seoh* zurück, die soviel wie »festhalten« oder »aufhalten« bedeutet. In Verbindung mit dem Wort *haima* oder »Blut« hatten die Griechen den Ausdruck *ischaimos* gebildet, worunter sie einen Blutstau verstanden. Virchow bezeichnete mit dem Wort Ischämie die Folgen, die aus mangelnder oder gänzlich ausbleibender Blutzufuhr entstehen, ganz gleich, ob es sich um eine Zelle oder einen Abschnitt des Herzmuskels oder um ganze Gliedmaßen handelt.
Mangel ist jedoch ein relativer Begriff. Wenn die Tätigkeit eines Organs zunimmt, wächst sein Sauerstoffbedarf und damit auch sein Bedarf an Blut. Wenn sich verengte Arterien nicht weiten können oder wenn sie sich aus bestimmten Ursachen verkrampfen und den Zufluß weiter einschränken, wird der gesteigerte Blutbedarf nicht befriedigt, und das Organ wird rasch ischämisch. Bei akutem Sauerstoffmangel sendet das Herz Schmerzsignale aus, bis seinem Bedarf nach mehr Blut Genüge getan wird. Dies geschieht gewöhnlich dadurch, daß der Betroffene, vom Schmerz in der Brust gewarnt, langsamer wird oder ganz mit der Tätigkeit aufhört, die dem Herzmuskel solche Schmerzen verursacht.
Nehmen wir ein Beispiel aus einem anderen Bereich. Ein Wochenendsportler, der jedes Frühjahr, wenn es warm

wird, wieder anfängt zu joggen, kann leicht Opfer eines überanstrengten Wadenmuskels werden. Die vermehrte Blutzufuhr, die sein untrainierter Muskel braucht, und die Blutmenge, die seine ebenfalls untrainierten Arterien aufnehmen und transportieren können, stehen in keinem Verhältnis zueinander. Die Folge kann Ischämie sein. Die Wade erhält nicht genug Sauerstoff, verkrampft sich und verursacht dem Hobby-Sportler stechende Schmerzen. Läuft er dennoch weiter, riskiert er, daß ein Teil des Muskelgewebes abstirbt, ein Vorgang, der unter dem Begriff Infarkt bekannt ist. Der heftige Schmerz in der überanstrengten Wadenmuskulatur wird Krampf oder Muskelkater genannt. Rührt der Schmerz vom Herzmuskel her, verwenden wir den eleganteren Ausdruck *Angina pectoris.* Angina pectoris ist jedoch nichts anderes als ein Muskelkater des Herzens. Hält er lange genug an, kommt es zu einem Myokardinfarkt.
Angina leitet sich von dem lateinischen Verb *angere,* »zusammenschnüren, würgen«, her, und *pectoris* ist der Genitiv des lateinischen *pectus,* »Brust«. Einem anderen, in den alten Sprachen beschlagenen Arzt, dem Engländer William Heberden (1710–1801), verdanken wir den Namen der Krankheit und eine sehr präzise Beschreibung ihrer Symptome. In einer 1768 erschienenen Erörterung der verschiedenen Formen von Brustschmerzen schreibt er:

> Auf ein weiteres Brustleiden soll ausführlich eingegangen werden. Es kommt nicht selten vor und zeichnet sich durch auffällig starke Symptome aus, die der akuten Gefahr für den Kranken entsprechen. Nach dem Ort des Krankheitsgeschehens und dem Gefühl des Zusammenschnürens, das für den Patienten mit Angst verbunden ist,

> darf es mit einigem Recht *angina pectoris* genannt werden.
> Personen, die daran leiden, werden beim Gehen (vor allem bergauf und oft nach dem Essen) von einem drückenden, heftigen Schmerz befallen, der ihnen unerträglich und lebensbedrohend scheint, wenn er noch weiter zunehmen oder anhalten würde. Sobald sie aber stillstehen, läßt der Schmerz und alles Unbehagen nach.

Heberden verfügte über genügend Fallbeispiele – »fast hundert Kranke mit diesem Leiden« –, um Vorkommen und Verlauf der Krankheit zu studieren:

> Vor allem Männer sind für dieses Leiden anfällig, besonders wenn sie die Fünfzig überschritten haben.
> Tritt es länger als ein Jahr auf, verfliegen die Beschwerden nicht mehr so schnell, wenn in der jeweiligen Tätigkeit innegehalten wird; außerdem überfallen sie die Kranken nicht mehr nur beim Gehen, sondern auch im Liegen, besonders wenn sie auf der linken Seite liegen. Sie müssen sich dann sofort erheben. In einigen besonders hartnäckigen Fällen traten die Schmerzen auch beim Reiten und Fahren in Kutschen auf, ja sogar beim Husten und Schlucken, beim Stuhlgang, beim Sprechen und bei jeder Aufregung des Gemüts.

Heberden war besonders vom unaufhaltsamen Fortgang der Krankheit beeindruckt: »Auch ohne jede besonderen Vorkommnisse strebt das Leiden einem Höhepunkt zu. Dann brechen die Opfer plötzlich zusammen und sterben fast auf der Stelle.«

James McCarty wurde nicht durch Anfälle von Angina pectoris vorgewarnt; er starb gleich beim erstenmal, als sein krankes Herz an akutem Sauerstoffmangel litt. Das Gehirn starb ab, weil das flimmernde und bald darauf stillstehende Herz nicht mehr für die Zufuhr frischen Bluts sorgen konnte. Dem Tod des Gehirns folgten nach und nach die anderen Organe und Gewebe seines Körpers.

Vor ein paar Jahren machte ich die Bekanntschaft eines Mannes, der auf wundersame Weise solch einen Anfall überlebte, obwohl anfangs alles auf einen plötzlichen Herztod deutete. Irv Lipsiner ist ein großer, kräftig gebauter Börsenmakler, der sein Leben lang Sport getrieben hat. Obwohl er wegen eines alten Zuckerleidens regelmäßig Insulin brauchte, hatte dieser Defekt seiner robusten Gesundheit nichts anhaben können, zumindest schien es so. Allerdings hatte er mit siebenundvierzig einen leichten Herzanfall, genau in dem Alter, in dem sein Vater an der gleichen Krankheit starb. Lipsiners Herzmuskel behielt nur einen minimalen Schaden zurück, und Lipsiner führte sein gewohntes aktives Leben auch nach dem Anfall ohne Einschränkung weiter.

An einem späten Sonntagnachmittag des Jahres 1985, Lipsiner war mittlerweile achtundfünfzig, hatte er auf einem der Hallencourts in Yale bereits über zwei Stunden Tennis gespielt, als zwei seiner Mitspieler das Feld verließen und ein Wechsel vom Doppel zum Einzel nötig wurde. Der Ballwechsel begann gerade wieder, als Lipsiner ohne vorherige Warnzeichen ohnmächtig zu Boden fiel. Der Zufall wollte es, daß auf dem Nachbarplatz zwei Ärzte spielten. Sie eilten Lipsiner zu Hilfe, der reglos, mit glasigen Augen und ohne Atmung dalag. Sein Herz schlug nicht mehr. Die Ärzte vermuteten Kammerflimmern und begannen sofort mit einer äußeren Herz-

massage. Als schließlich der Rettungswagen eintraf, hatte Lipsiner bereits auf die lebensrettenden Maßnahmen angesprochen. Das Herz begann wieder regelmäßig zu schlagen. Man verfrachtete ihn in den Rettungswagen und setzte ihm einen Beatmungstubus in die Luftröhre. Bei der Ankunft in der Notaufnahme des Yale New Haven Hospital kam er wieder zu Bewußtsein. Als er wieder sprechen konnte, fragte er in seiner schnoddrigen Art, »was der ganze Zauber soll«.
Nach zwei Wochen konnte Lipsiner vollständig erholt aus dem Krankenhaus entlassen werden. Ein paar Jahre später traf ich ihn auf seiner Ranch, wo er Pferde züchtet. Täglich nimmt er sich Zeit zum Reiten oder Tennisspielen, gewöhnlich im Einzel. Irv Lipsiner beschrieb seinen Herzanfall auf dem Tennisplatz so:

> Ich weiß nur noch, daß ich einfach zusammengeklappt bin, ohne irgendwelche Schmerzen zu spüren. Plötzlich gingen die Lichter aus, wie wenn man in einem kleinen Zimmer das Licht ausknipst. Nur daß in meinem Fall alles wie in Zeitlupe verlief. Anders gesagt, es ging nicht *so* aus [er schnalzte mit den Fingern], sondern mehr *so* [er machte eine ruhige, langsame Handbewegung nach unten, wie ein Flugzeug, das sich in weitem Bogen der Landepiste nähert], ganz allmählich und fast wie in einer Spirale, ungefähr ... *so* [er schürzte die Lippen und blies die Atemluft sanft aus]. Der Wechsel von hell zu dunkel war eindeutig, aber er ging ganz allmählich vonstatten.
> Ich merkte, daß ich in Ohnmacht fallen würde. Mir war, als würde mir die Lebenskraft genommen. Es war – ich erinnere mich da an eine Szene – es war wie damals mit meinem Hund. Ein

Auto hatte ihn angefahren. Als ich ihn so daliegen sah – er war schon tot –, war es immer noch der gleiche Hund, aber irgendwie geschrumpft. Er war in seiner ganzen Erscheinung geschrumpft, und genauso fühlte ich mich auch auf dem Tennisplatz. Ich fühlte mich wie ... pfft [er machte ein Geräusch wie Luft, die aus einem Ballon strömt].

Für Lipsiner ging das Licht aus, weil das Gehirn plötzlich nicht mehr mit Blut versorgt wurde. Als der restliche Sauerstoff des stagnierenden Bluts aufgebraucht war, ließ die Gehirntätigkeit nach, und Lipsiner schwanden die Sinne, nicht auf einmal, wie wenn man einen Schalter ausknipst, sondern allmählich, wie wenn man einen Regler zurückfährt. Dies bewirkte sein zeitlupenhaftes Eintauchen in die Bewußtlosigkeit. Ohne schnelle Hilfe hätte er sterben können. Die beiden Ärzte brachten mit Mund-zu-Mund-Beatmung Sauerstoff in die Lunge des Bewußtlosen und pumpten mit Herzmassage wieder Blut in die lebenswichtigen Organe, bis das Herz, aus welchen Gründen auch immer, wieder zu schlagen begann. Wie in den meisten Fällen von Herzversagen außerhalb des Krankenhauses war auch bei Irv Lipsiner Kammerflimmern die Ursache des Zusammenbruchs.

Lipsiner spürte keine Schmerzen. Die wahrscheinliche Ursache des Kammerflimmerns war eine vorübergehende chemische Reizung einer besonders empfindlichen Stelle des Herzmuskels, die ihm von dem Infarkt aus dem Jahr 1974 geblieben war. Warum es gerade an jenem Samstagnachmittag dazu kam, ist schwer zu sagen. Möglicherweise hat sich Lipsiner beim Tennis so verausgabt, daß zuviel Adrenalin in seinen Blutkreislauf ausgeschüttet wurde. Daraufhin könnte sich eines der Kranzgefäße verkrampft und das Flimmern ausgelöst haben. Solche unkalkulierbaren Ereignisse sind charakteristisch für koronare Herzerkrankungen. Lipsiner trug keinen weiteren Schaden am Herzen davon, dennoch spielte er von da an nie mehr länger als zwei Stunden hintereinander Tennis.

Daß er vor dem Kammerflimmern keine Schmerzen spürte, ging vielleicht auf seinen Diabetes zurück. Die meisten Herzkranken, die plötzlich zusammenbrechen, spüren den für die Ischämie charakteristischen Schmerz. Der ischämische Herzschmerz setzt wie der Schmerz bei einem Wadenkrampf unvermittelt und heftig ein. Alle Patienten, die ihn verspürt haben, beschreiben ihn als beklemmend, so als würde das Herz in einem Schraubstock zusammengepreßt. Manchmal tritt er als unerträglicher Druck auf, so als würde ein übergroßes Gewicht auf der Brust lasten, und strahlt entweder in den linken Arm oder in Hals und Kiefer aus. Der Schmerz ist auch für Personen, die ihn bereits kennen, mit großen Ängsten verbunden, denn jedesmal fürchten sie (und diese Furcht ist durchaus begründet), daß ihr Tod unmittelbar bevorsteht. Der Betroffene bricht in kalten Schweiß aus, ihm wird übel, und in manchen Fällen muß er sich auch übergeben. Oft fühlt er Atemnot. Ist der ischämische Zustand nicht binnen zehn Minuten behoben, kann der Sauerstoffmangel zu irreversiblen Schäden führen. Dann stirbt der Herzmuskel teilweise ab, ein Vorgang, der Herzinfarkt genannt wird. Ist es soweit gekommen oder hat der Sauerstoffmangel das Reizleitungssystem des Herzens gestört, sterben 20 Prozent der Betroffenen an den Folgen der Attacke, noch ehe sie die Notaufnahme eines Krankenhauses erreichen. Diese Zahl halbiert sich, wenn eine Einlieferung ins Krankenhaus innerhalb der »goldenen Stunde«, wie Kardiologen sie nennen, möglich ist.

Insgesamt sterben zwischen 50 und 60 Prozent der Patienten mit ischämischem Herzleiden innerhalb einer Stunde nach dem akuten Anfall, ob es nun ihr erster Anfall oder ein späterer ist. Da jährlich 1,5 Millionen Amerikaner einen Herzinfarkt erleiden (davon 70 Prozent zu Hause), nimmt es nicht wunder, daß die koronare Herzerkrankung die häufigste Todesursache in den Vereinigten Staaten wie übrigens auch in allen anderen Industrieländern ist. Fast alle, die einen Infarkt überleben, erliegen früher oder später dem wachsenden Unvermögen des Herzens, die nötige Pumpleistung zu erbringen.

Berücksichtigt man alle natürlichen Umstände, sterben ungefähr 20 bis 25 Prozent der Amerikaner einen plötzlichen Tod. Darunter versteht man, daß der Tod unerwartet innerhalb weniger Stunden nach den ersten Symptomen bei Personen eintritt, die weder im Krankenhaus liegen noch zu Hause krank sind. Von diesen Todesfällen gehen 80 bis 90 Prozent auf Erkrankungen des Herzens zurück, die übrigen Ursachen sind Erkrankungen der Lunge, des zentralen Nervensystems oder der Aorta, auch Hauptschlagader genannt, also jenes Blutgefäßes, in das die linke Herzkammer ihr Blut pumpt. Tritt der Tod nicht nur plötzlich, sondern auf der Stelle ein, ist die Todesursache fast ausnahmslos eine Ischämie des Herzmuskels.

Personen, die an koronarer Herzerkrankung leiden, haben charakteristische Eßgewohnheiten; sie rauchen und achten nicht auf ausreichende körperliche Betätigung und einen normalen Blutdruck. In manchen Fällen liegt eine erbliche Belastung vor, wenn etwa schon die Eltern und Großeltern ein schwaches Herz hatten oder an Diabetes litten. In anderen Fällen liegt der Typus der aggressiv-dynamischen Persönlichkeit vor, den Kardiologen als Typ A bezeichnen. Personen, deren Herzmuskel sich bei einem Anfall von Angina pectoris verkrampft, ähneln dem übertrieben strebsamen Schulkind, das sich sofort meldet, wenn der Lehrer nach Freiwilligen Ausschau hält: »Ich kann es besser als alle anderen!« Der Typus ist unverwechselbar und prädestiniert für den Herztod. Es ist selten Zufall im Spiel, wenn Menschen an Herzinfarkt sterben.

Schon lange ehe die experimentelle Forschung nachwies, welche Gefahren Cholesterin, Zigarettenrauchen, Diabetes und Bluthochdruck bergen, konnten die Ärzte charakteristische Merkmale bei infarktgefährdeten Personen feststellen. William Osler, der Verfasser des ersten großen amerikanischen Lehrbuchs der Medizin aus dem Jahr 1892, hätte James McCarty vor Augen haben können, als er schrieb: »Nicht der sensible Neurotiker ist für Angina pectoris prädestiniert, sondern der eher hemdsärmelige, robuste Charakter, der ehrgeizige Mann, für den es im Leben immer heißt: ›Volle Kraft voraus!‹« Oder frei nach Matthäus 7, 20: An ihrem Tourenzähler werdet ihr sie erkennen.

Trotz aller Fortschritte in der Medizin erliegen immer noch viele Menschen ihrem ersten Herzanfall. Wie Lipsiner, der noch einmal Glück hatte, leiden viele gar nicht an einem geschädigten Herzmuskel; ihnen wird eine plötzliche Rhythmusstörung zum Verhängnis, die infolge von Sauerstoffmangel (manchmal auch von lokalen chemischen Störungen) am Erregungsleitungssystem des Herzens auftritt. Häufig sind die Leitungsbahnen durch vorausgegangene Schäden sensibilisiert, ob diese nun erkannt wurden oder nicht. Doch wenn Menschen heute an koronarer Herzerkrankung sterben, dann gewöhnlich nicht so plötzlich wie McCarty. Vielmehr verschlechtert sich der Zustand ihres Herzens nur allmählich, mit vielen warnenden Anzeichen und Gelegenheiten zu erfolgreicher Behandlung, ehe schließlich der tödliche Schlag kommt. Das Absterben von Abschnitten des Herzmuskels kann sich über Monate und Jahre hinziehen, bis das ständig geforderte Organ einfach stehenbleibt. Es kann die Leistung nicht mehr erbringen, weil ihm die Kräfte ausgehen oder weil das Steuerungssystem, das die Erregungsleitung koordiniert, die Ausfälle nicht länger kompensieren kann. Die moderne medizinische Forschung hat so viele neue Therapien und Medikamente entwikkelt, daß die behandelnden Ärzte, die die Medizin nach wie vor als eine Kunst ausüben, durch geschickte Wahl und Dosierung der zur Verfügung stehenden Medikamente den Herzkranken lange Perioden ohne Beschwerden verschaffen können.

Dennoch sterben täglich fünfzehnhundert Amerikaner an Herzversagen, ob die Krankheit nun unerwartet ausbricht oder sich allmählich entwickelt. Auch wenn die Zahl der Opfer dank Vorbeugung und moderner Behandlungsmethoden seit den sechziger Jahren stetig abgenommen hat, ändert ein verzögerter Verlauf der Krankheit doch nicht die allgemeinen Aussichten für die überwiegende Mehrheit derer, die heute oder in den nächsten zehn Jahren am Herzen erkranken. Herzkrankheiten sind wie viele andere todbringende Krankheiten ein stetig fortschreitender Prozeß, dessen Rolle in der Ökologie des Erdballs letztlich darin besteht, für das Ende des menschlichen Lebens zu sorgen.

Will man die verschiedenen Ereignisse verstehen, die zum schrittweisen Leistungsabbau des Herzens führen, muß man zuerst einmal die erstaunlichen Fähigkeiten dieses Organs aufzeigen. Solange das Herz gesund ist, erfüllt es seine komplexe Aufgabe mit verblüffender Präzision.

II

Eine Pumpe, die plötzlich aussetzt

Jedes Schulkind weiß, daß das Herz die Gestalt eines stumpfen Kegels hat. Es besteht fast ganz aus einem Muskel, Myokard genannt, der einen zentralen Hohlraum umschließt. Dieser Hohlraum ist in vier Teile geteilt. Eine vertikal von vorn nach hinten laufende Scheidewand, das Septum, teilt das Herz in eine rechte und eine linke Hälfte; das Septum wird im rechten Winkel von einer weiteren Scheidewand geschnitten, die jede Herzhälfte nochmals in einen oberen und einen unteren Teil untergliedert. Da die beiden vom Septum geteilten Hälften über eine gewisse Unabhängigkeit voneinander verfügen, werden sie oft das rechte und das linke Herz genannt. In der Mitte der Scheidewand zwischen unterem und oberem Teil einer Herzhälfte befindet sich eine Öffnung mit einem Ventil, durch das Blut aus dem oberen Hohlraum, dem Vorhof, in die untere Kammer, auch Herzkammer oder Ventrikel genannt, fließen kann. Beim gesunden Herzen sind die Ventile oder Segelklappen fest verschlossen, wenn die Herzkammer gefüllt ist. So kann das Blut nicht in den Vorhof zurückströmen. Die Vorhöfe empfangen in erster Linie Blut, während

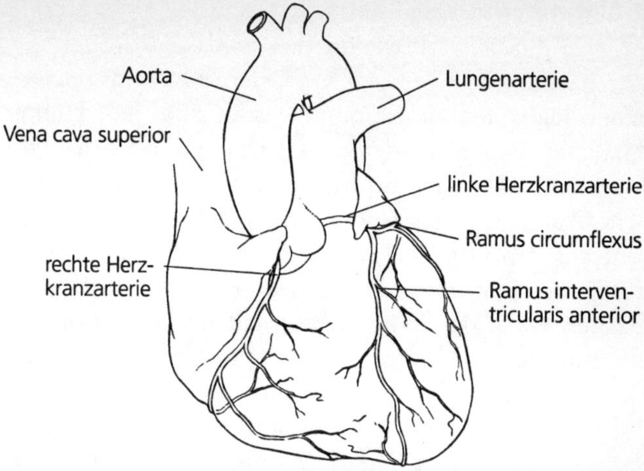

Äußere Darstellung eines normalen erwachsenen Herzens mit den Kranzgefäßen

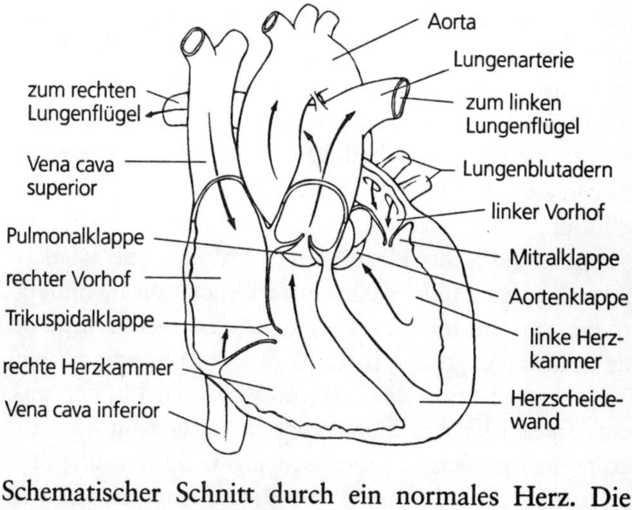

Schematischer Schnitt durch ein normales Herz. Die Pfeile zeigen den Weg des Blutes.

die Ventrikel pumpen. Daher ist die Wand der Vorhöfe nicht so muskelstark wie die der Ventrikel.
Wir haben also eigentlich zwei Herzen, die nebeneinander liegen und am Septum befestigt sind. Jede Hälfte hat einen empfangenden und einen pumpenden Teil. Allerdings haben die beiden Herzen recht unterschiedliche Aufgaben. Das rechte nimmt das sauerstoffarme Blut aus den Organen und Geweben auf und treibt es durch die Lungen, wo es erneut mit Sauerstoff aufgeladen wird; das linke Herz erhält das sauerstoffreiche Blut aus der Lunge und pumpt es in den übrigen Körper. Aufgrund dieser deutlich erkennbaren Aufgaben unterscheiden Ärzte schon seit Jahrhunderten den großen (Körper-)Kreislauf vom kleinen (Lungen-) Kreislauf.
Ein vollständiger Kreislauf beginnt mit den beiden Hohlvenen, die das sauerstoffarme Blut aus den oberen und unteren Körperregionen aufnehmen; mit Blick auf Fassungsvermögen, Ursprung und relative Lage der beiden Gefäße fanden griechische Ärzte schon vor über zweitausendfünfhundert Jahren prägnante Namen für diese Gefäße: Vena cava superior und Vena cava inferior, obere und untere Hohlvene. Beide Venen leeren ihr Blut in den rechten Vorhof, von wo es durch die Ventilmündung der dreiteiligen Segelklappe oder Trikuspidalklappe in die rechte Herzkammer strömt. Diese wiederum stößt ihre Füllung mit einem Druck von 35 mmHg in die Lungenarterie, die sich kurz darauf gabelt und in die beiden Lungenflügel führt. In der Lunge findet ein Gasaustausch statt, das heißt, das Blut wird in den mikroskopisch kleinen Lungenbläschen erneut mit Sauerstoff versorgt. Das nun wieder hellrote Blut beendet den kleinen Kreislauf, indem es über die Lungenvenen in den linken Vorhof fließt, weiter in die linke Herzkammer

strömt und von dort bis in die entferntesten Zellen des großen Zehs gepumpt wird.

Da ein ausreichendes Schlagvolumen erst bei einem Druck von annähernd 120 mmHg erreicht wird, hat die linke Herzkammer mit einem Muskelgewebe von bis zu 1,5 Zentimeter Dicke die stärkste Wand der Herzkammern. Mit jeder Kontraktion werden rund 70 Milliliter Blut ausgeworfen, das sind bei 100 000 Herzschlägen täglich rund 7000 Liter. Die Mechanik dieser Pumpe ist ein Wunderwerk der Natur.

Der komplizierte Ablauf bedarf einer besonderen Steuerung. Über mikroskopisch feine Fasern laufen Signale, die ihren Ursprung in einem winzigen, ellipsenförmigen Muskelzellgeflecht haben, das im rechten Vorhof im vorderen Umfang der Mündung der oberen Hohlvene liegt. An dieser Stelle beginnt das Blut seine Reise durch Herz und Lungen, deshalb könnte es keinen geeigneteren Ort für den Ursprung der Erregung geben. Das Sinusknoten genannte Zentrum ist der Schrittmacher für den Herzschlag. Ein Faserstrang leitet die Signale dieses Zentrums zu einem zwischen den Vorhöfen und Herzkammern gelegenen Relais, dem Atrioventrikularknoten. Von dort werden sie über das His-Bündel, das sich später auffächert, an die Muskeln der Herzkammern weitergegeben. Das His-Bündel ist nach seinem Entdekker benannt, dem Schweizer Anatom Wilhelm His, der den größten Teil seiner beruflichen Laufbahn an der Universität Leipzig verbrachte.

Der Sinusknoten ist der eigentliche Generator des Herzens; zwar können afferente Nerven die Schlagfrequenz beeinflussen, aber allein die vom Sinusknoten ausgehenden elektrischen Impulse sorgen für die staunenswerte Regelmäßigkeit der Herzaktion. Der Anblick des schlagenden Herzens in seiner stolzen Unabhängigkeit hat die großen Geister der Antike tief beeindruckt. So mußten sie zu der Auffassung kommen, daß der Sitz der Seele nur in diesem scheinbar eigengesetzlich arbeitenden Organ liegen könne, das mit einer geradezu überirdischen Präzision arbeitete.

Das Blut passiert nur die Herzkammern und kann dem Herzmuskel von dort keine Nährstoffe zuführen. Mit rhythmischen Schlägen wird es von der Herzpumpe weiter durch den Körper getrieben. Zur Versorgung des schwerarbeitenden Herzmuskels mit Energie und Nährstoffen ist eine besondere Gruppe von Blutgefäßen zuständig, die wegen ihrer Lage und der Art und Weise, wie sie sich um das Herz schmiegen, Herzkranz- oder Koronargefäße genannt werden. Äste der Hauptkoronararterien führen bis zur Herzspitze hinab und versorgen über feine Verästelungen den rhythmisch schlagenden Herzmuskel mit sauerstoffreichem Blut.

In gesundem, elastischem Zustand versehen die Herzkranzgefäße ihren Dienst tadellos; sind sie jedoch krankhaft verengt, versagen sie gerade dann, wenn das Herz am meisten auf sie angewiesen ist. Wie wenig Verlaß in diesem Fall auf sie ist, zeigt die Tatsache, daß fast die Hälfte der Todesfälle in den Vereinigten Staaten auf kranke Herzgefäße zurückgehen. Die Gefäße, die nach dem Motto »heute so, morgen so« arbeiten, sind dem schwachen Geschlecht gegenüber allerdings rücksichtsvoller als gegenüber den Herren der Schöpfung. Infarkte sind bei Frauen nicht nur seltener, Frauen erleiden sie auch erst in höherem Alter. Frauen sind bei ihrem ersten Infarkt im Durchschnitt Mitte Sechzig, während Männer solche schweren Attacken bereits zehn Jahre früher bekommen. Obwohl die Koronararterien erst in diesem Alter so weit verkalkt sind, daß der Herzmuskel nicht mehr hinreichend mit Sauerstoff versorgt wird, beginnt dieser Prozeß schon in jüngeren Jahren. Aus einer oft zitierten Untersuchung von Soldaten, die im Koreakrieg gefallen sind, geht hervor, daß drei Viertel der jungen Toten bereits arteriosklerotische Gefäßveränderungen aufwiesen. In unterschiedlichem Maß können solche Veränderungen bei jedem erwachsenen Amerikaner diagnostiziert werden, denn der Prozeß beginnt in der Jugend und setzt sich mit zunehmendem Alter fort.

Das Material, das die Gefäße verstopft, sind gelblichweiße Partikel, Plaques genannt, die sich an der Innenwand festsetzen und die Lichtung immer mehr verengen. Plaques bestehen aus Zellen und Bindegewebe sowie im Kern aus Kalkteilchen und Lipiden, von Griechisch *lipos,* »Fett« oder »Öl«. Da ein großer Teil einer Plaque aus Lipiden besteht, verwendet man auch die Bezeichnung Atherom, von Griechisch *athere,* »Schleim« oder »Brei«, und *oma,* womit ein Wuchern oder eine Geschwulst gemeint ist. Da die Atheromatose bei weitem die häufigste Ursache für Arteriosklerose darstellt, wird sie gewöhnlich als Atherosklerose bezeichnet, als Verhärtung der Gefäße durch Atherome.

Je weiter eine Atheromatose fortschreitet, desto mehr breitet sie sich aus, indem sie mit benachbarten Plaques zusammenwächst und gleichzeitig Kalzium aus dem Blutstrom aufnimmt. Daraus resultieren Ablagerungen entlang den Gefäßwänden, die immer enger und unelastischer werden. Man hat eine atherosklerotische Arterie mit einem alten, vielbenutzten Rohr verglichen, das durch Ablagerungen von Rost und Sedimenten langsam verstopft wird.

Schon bevor Angina pectoris und Herzinfarkt als Folgen von verkalkten Herzkranzgefäßen erkannt wurden, hatten einige Ärzte Beobachtungen an den Herzen jener

Kranken gemacht, die an eben diesem Prozeß starben. Derselbe Edward Jenner, der 1798 die erste Pockenschutzimpfung durchführte, war auch ein tüchtiger Pathologe. Er hatte es sich zur Gewohnheit gemacht, möglichst viele seiner Patienten nach ihrem Tod zu obduzieren. Damals war es üblich, daß die behandelnden Ärzte auch die Obduktion vornahmen. Die Befunde bestärkten ihn in seiner Vermutung, daß die Gefäßverengungen, die er beim Obduzieren an den Herzarterien seiner Patienten feststellte, in direkter Beziehung zu den Symptomen von Angina pectoris standen, die er zu Lebzeiten der Patienten beobachtet hatte. In einem Brief an einen Kollegen berichtet er, was ihm bei einer Obduktion aufgefallen war:

> Mein Skalpell stieß auf etwas Hartes, in das sich Kerben schneiden ließen. Ich erinnere mich noch genau, wie ich zur Decke emporsah, die alt und rissig war, da ich zuerst meinte, Gips sei von oben heruntergefallen. Bei genauerer Untersuchung kam jedoch die wirkliche Ursache ans Licht: Die Herzkranzgefäße waren ganz verknöchert.

Trotz Jenners Beobachtungen und der wachsenden Erkenntnis, daß verkalkte Kranzgefäße das Herz selbst schädigen, dauerte es bis 1878, ehe ein Arzt einen Myokardinfarkt korrekt diagnostizierte. Dr. Adam Hammer aus St. Louis, ein gebürtiger Deutscher, der nach der gescheiterten Revolution von 1848 als politisch Verfolgter nach Amerika ausgewandert war, schickte einer medizinischen Fachzeitschrift in Wien einen Artikel mit dem Titel »Ein Fall von thrombotischem Verschlusse einer der Kranzarterien des Herzens«. Man hatte Hammer zum Fall eines vierunddreißigjährigen Mannes konsultiert, dessen Zustand sich nach einem Kollaps so dramatisch verschlechterte, daß der baldige Tod zu erwarten war. Zwar wußten die Ärzte damals schon, welche Folgen Mangeldurchblutung für den Herzmuskel hat, aber daß der Infarkt mit atherosklerotischen Vorgängen zusammenhing, hatte noch niemand erkannt. Während Hammer hilflos zusehen mußte, wie der Patient starb, äußerte er gegenüber einem Kollegen die Vermutung, daß eine völlig verstopfte Herzarterie Ursache für das Absterben von Teilen des Herzmuskels gewesen sei. Hammer hielt eine Obduktion für notwendig, um seine neue Theorie beweisen zu können. Es war nicht leicht, die Einwilligung der trauernden Familie des Verstorbenen zu erhalten, doch der erfahrene Arzt Hammer überwand ihre Bedenken, indem er im richtigen Augenblick ein altbewährtes Mittel gegen sich sträubende Mitmenschen präsentierte: ein mit Banknoten gefülltes Kuvert. In seinem Artikel konstatiert er nüchtern: »Vor diesem mächtigen Mittel weichen auch die hartnäckigsten Skrupel, einschließlich der religiösen.« Am Ende wurden Hammers Bemühungen belohnt. Ein gelbbraunes Myokard (die Färbung weist auf einen Infarkt hin) und eine völlig verstopfte Herzarterie bestätigten seine Vermutung.

In den folgenden Jahrzehnten wurde das Verhältnis zwischen koronarer Herzerkrankung und Infarkt Schritt für Schritt aufgeklärt. Mit der Erfindung des Elektrokardiogramms im Jahr 1903 bekamen die Ärzte ein Mittel an die Hand, mit dem die Signale des Erregungsleitungssystems des Herzens aufgezeichnet werden konnten. Bald waren sie in der Lage, Abweichungen von der normalen Herzstromkurve als Zeichen für Infarktgefahr infolge mangelhafter Durchblutung zu deuten. Weitere Diagnosetechniken kamen hinzu, darunter die Entdeckung, daß

ein geschädigtes Myokard chemische Stoffe oder Enzyme absondert, deren Vorkommen im Blut ein Indiz für das Infarktgeschehen darstellt.
Ein einzelner Infarkt schädigt meist den drei oder vier Quadratzentimeter großen Bezirk der Muskelwand, der vorher von der verstopften Koronararterie versorgt wurde. In über der Hälfte aller Fälle ist ein Verschluß des absteigenden Astes der linken Koronararterie (Ramus interventricularis anterior) die Infarktursache. Dieses Blutgefäß verläuft über die vordere Wand der linken Herzhälfte bis zu deren Spitze. Es fächert sich dabei in immer feinere Verästelungen auf und dringt in das Myokard ein. Bei rund der Hälfte aller Infarkte wird die vordere Wand der linken Herzkammer in Mitleidenschaft gezogen. Die Rückwand dieser Herzkammer wird von der rechten Koronararterie versorgt, bei der 30 bis 40 Prozent aller Verschlüsse auftreten. Die seitliche Wand wird von dem in der Herzfurche verlaufenden Ast der linken Herzarterie (Ramus circumflexus) versorgt. Dieses Gefäß ist für weitere 15 bis 20 Prozent verantwortlich.
Die linke Herzkammer, die den größeren Teil der Pumpleistung des Herzens erbringt und das Blut durch den Körperkreislauf treibt, wird bei jedem Herzanfall beschädigt. Mit jeder Zigarette, jeder Messerspitze Butter, jeder Scheibe Braten und jeder geringfügigen Erhöhung des Blutdrucks verlieren die Herzarterien an Elastizität und können weniger rasch auf Veränderungen des Blutstroms reagieren.
Sobald eine Herzarterie vollständig verstopft ist, setzt die Sauerstoffzufuhr aus. Dauert der Sauerstoffmangel zu lange, können sich die ischämischen Muskelzellen nicht mehr erholen, und auf den Schmerz der Angina pectoris folgt unweigerlich der Infarkt. Der betroffene Herzmuskelbezirk, der wegen fehlender Durchblutung

schon jede Farbe verloren hat, stirbt ab. Ist der abgestorbene Bezirk nicht zu groß und ist es nicht zum Kammerflimmern oder einer anderen todbringenden Störung des Herzrhythmus gekommen, kann der nun dick angeschwollene Muskel weiterbestehen, bis er im Verlauf der allgemeinen Genesung vernarbt. Allerdings wirkt der vernarbte Bezirk nicht mehr beim Pumpen des übrigen Herzmuskels mit. Mit jedem Herzinfarkt, den ein Mensch übersteht, wird der vernarbte Bezirk seines Herzmuskels größer und entsprechend die Pumpleistung seines Herzens geringer.

Wenn die Atherosklerose fortschreitet, kann das Herz auch ohne akuten Herzanfall geschwächt werden. Gefäßverschlüsse in Verästelungen der Hauptarterien vollziehen sich ohne Symptome, schwächen aber dennoch die Kontraktionsfähigkeit des Herzens. Schließlich kann das Herz die geforderte Leistung nicht mehr erbringen. Dieser chronischen Herzinsuffizienz fallen rund 40 Prozent aller Patienten mit Durchblutungsstörungen der Herzkranzgefäße zum Opfer.

Welche Gefahren für den einzelnen Herzkranken in welchem Stadium seiner Erkrankung bestehen, darüber entscheiden die jeweiligen auslösenden Faktoren und der Grad der Gewebszerstörung. So kann in einem Fall eine Anlage zur Thrombose oder spastischen Reaktion den Ausschlag geben, in einem anderen ist es der kranke Herzmuskel, dessen Erregungsleitung so gestört ist, daß schon geringfügige Reizung zu Kammerflimmern führt. Manchmal ist es das Erregungsleitungssystem selbst, das träge wird und die Impulse nicht mehr im richtigen Rhythmus weitergibt, so daß das Herz langsamer schlägt und am Ende stehenbleibt. Schließlich kann auch eine Herzkammer durch Narbenbildung so geschädigt sein, daß sie das Blut, das aus dem Vorhof ein-

strömt, nicht mehr in hinreichendem Umfang in die Körper- oder Lungenarterie pumpen kann.
Zählt man die 20 Prozent der Herzkranken, die wie McCarty gleich beim ersten Anfall sterben, zu den Opfern hinzu, die erst nach wochen- oder jahrelanger Erkrankung ihrem Leiden erliegen, dann haben insgesamt 50 bis 60 Prozent aller plötzlichen Todesfälle koronare Herzerkrankung als Ursache. Die übrigen sterben nach langem Siechtum an einer der Spielarten der chronisch gewordenen dekompensierten Herzinsuffizienz. Obwohl (oder vielleicht gerade weil) die Sterblichkeit bei Herzanfällen in den letzten zwanzig, dreißig Jahren um 25 Prozent gesunken ist, hat der Anteil der Todesfälle bei dekompensierter Herzinsuffizienz um ein Drittel zugenommen.
Chronisch gewordene Herzinsuffizienz ist eine direkte Folge der verminderten Leistungsfähigkeit des infarktgeschädigten Herzmuskels. Die Kammermuskulatur treibt nicht mehr genügend Blut in den kleinen und großen Kreislauf. Das bereits in der Kammer befindliche Blut fließt teilweise in die Venen zurück und bewirkt einen Staudruck in den Lungen und den anderen Organen. Als Folge dieser Stauung wird wiederum ein Teil des Blutwassers durch die durchlässigen Wände der Kapillargefäße gepreßt und verursacht Gewebsschwellungen oder Ödeme. Organe wie die Leber oder die Nieren können dann nicht mehr ihre volle Leistung erbringen, ein Zustand, der noch dadurch verschlimmert wird, daß die geschwächte linke Herzkammer nicht genügend sauerstoffreiches Blut in den Körperkreislauf pumpt und damit die geschwollenen Organe nur unzureichend mit Sauerstoff versorgt. Der Kreislauf wird allgemein langsamer, gleichzeitig verringert sich der Blutstrom in und aus den Geweben.

Der Rückstau des nicht vollständig ausgetriebenen Bluts bläht die Herzkammern auf, die dann gedehnt bleiben. Der Kammermuskel schwillt an, ohne allerdings damit seine Schwäche kompensieren zu können. Das Herz wirkt insgesamt größer und imposanter, doch der Schein trügt, dahinter steht keine wirkliche Kraft. Das Herz erhöht die Schlagfrequenz, um mehr Blut auszutreiben, aber daraus wird bald ein Teufelskreis: Es muß immer schneller schlagen, um überhaupt mithalten zu können. Die Mehrleistung des gedehnten, schneller schlagenden Herzens erfordert mehr Sauerstoff, als die verengten Herzkranzgefäße heranführen können. In der Folge kann der angeschlagene Herzmuskel noch weiter geschädigt werden, oder es kommen neue Rhythmusstörungen hinzu. Manche sind tödlich, so zum Beispiel das Kammerflimmern, dem fast die Hälfte aller Patienten mit Herzinsuffizienz erliegen. So sehr sich das kranke Herz auch aufplustert, es führt einen aussichtslosen Kampf. Je mehr es die eigene Schwäche zu kompensieren sucht, desto schlimmer wird der Schaden. Ein Kardiologe formulierte einmal: »Herzinsuffizienz erzeugt weitere Herzinsuffizienz.« Wer ein solches Herz besitzt, hat schon mit dem Sterben begonnen.

Der Kranke gerät bei der kleinsten Anstrengung außer Atem, da weder das Herz noch die Lunge die geforderte Mehrleistung erbringen kann. In manchen Fällen ist es für den Betroffenen unmöglich, längere Zeit zu liegen; er braucht die aufrechte Haltung, damit die in der Lunge aufgestaute Flüssigkeit wieder abfließen kann. Ich hatte viele Patienten, die nur schlafen konnten, wenn ihnen mehrere Kissen unter Kopf und Schultern gestopft wurden, und selbst dann bekamen sie nachts noch Anfälle von beängstigender Atemnot. Patienten mit Herzinsuffizienz sind ständig müde und lustlos, eine Folge ihrer

Atembeschwerden und der mangelnden Nährstoffversorgung der Zellen.
Der erhöhte Druck, der von den Hohlvenen auf die Körpervenen ausgeübt wird, führt zu Wasseransammlungen in den Füßen und Knöcheln. Sind die Kranken bettlägerig, sammelt sich Blutwasser in Gesäß und Oberschenkeln. Heute ist dieser Anblick zwar selten geworden, aber während meines Medizinstudiums war es nicht ungewöhnlich, einen Patienten mit geschwollenem Bauch und geschwollenen Beinen aufrecht im Bett sitzen zu sehen, der geradezu konvulsivisch die Schultern hob und senkte und mit offenem Mund nach Atem rang, so als kämpfe er mit jedem Atemzug um sein Leben. Der weitgeöffnete Mund dieser Kämpfer auf verlorenem Posten zeigte eine blaue Färbung von Zunge und Lippen, die charakteristisch für desoxygenisiertes Gewebe ist. Der Mund war trocken wie Pergament, während der Patient an den Wasseransammlungen im übrigen Körper förmlich ertrank. Damals konnten die Ärzte kaum etwas für solche Patienten tun, die sie aus angstgeweiteten Augen anstarrten und die zugleich ihr eigenes schreckliches Keuchen hören mußten. Einem Herzkranken im Endstadium konnten nur Beruhigungsmittel verabreicht werden, mit dem sicheren Wissen, daß ihn jede Linderung der Qual dem Tod ein Stück näher brachte.
Obwohl selten geworden, spielen sich auch heute noch ähnliche Szenen ab. Unlängst schrieb mir ein Professor der Kardiologie: »Viele Patienten mit dekompensierter Herzinsuffizienz im Endstadium müssen ihre letzten Stunden oder sogar Tage in Qualen verbringen, während die Ärzte nur hilflos zusehen und allenfalls Morphium verabreichen können. Das ist kein leichter Tod.«
Nicht allein das Herz, auch die weitreichenden Schäden, die durch wäßrige, anämische Gewebe entstehen, führen

auf vielerlei Wegen zum Tod. Am Ende gehen die befallenen Organe selbst unter. Wenn die Nieren oder die Leber nicht mehr funktionieren, endet auch das Leben. Manche Herzkranke sterben schließlich an Nierenversagen oder Urämie, andere an Leberschaden, der häufig als Gelbsucht in Erscheinung tritt.

Das Herz stürzt nicht nur sich selbst in Überaktivität, es narrt auch andere Organe. Die Nieren wären durchaus in der Lage, mehr Salz und Wasser als gewöhnlich aus dem Blut zu filtern, um die Belastung des Herzens zu verringern, aber die dekompensierte Herzinsuffizienz verleitet sie geradewegs zur gegenteiligen Reaktion. Sie registrieren, daß ihnen weniger Blut als gewöhnlich zugeführt wird, und kompensieren diesen Mangel, indem sie Hormone ausschütten, die die bereits herausgefilterte Wasser- und Salzfracht wieder aufsaugen und in den Blutkreislauf zurückgeben. Folglich steigt das Flüssigkeitsvolumen im gesamten Körper weiter an, was die Schwierigkeiten des überlasteten Herzens noch erhöht. Das insuffiziente Herz ist Ursache für die Dysfunktion der Nieren; die Organe, die ihm einen Teil der Arbeit abnehmen könnten, bürden ihm neue Lasten auf.

Eine nasse Lunge und ein träger Kreislauf sind ideale Voraussetzungen für Bakterienherde und fortschreitende Entzündungen, daher sterben viele Herzpatienten an Lungenentzündung. Auch ohne Bakterien kann eine nasse Lunge zum Tod führen. Eine dramatische Verschlechterung ihres ödematösen Zustands, genannt akutes Lungenödem, ist eine häufige Todesursache bei Patienten mit chronischem Herzleiden. Auslöser kann ein neuer Infarkt oder eine vorübergehende Mehrbelastung sein, verursacht durch eine ungewohnte Anstrengung, eine unerwartete Aufregung oder auch nur eine zu stark gesalzene Speise (ich kenne den Fall eines Patienten, dem der Genuß einer Pastete zum Verhängnis wurde). Die überschüssige Blutflüssigkeit staut sich erst auf und überschwemmt dann die Lunge. Der Kranke wird sofort von Atemnot geplagt, er atmet keuchend, bis der mangelnde Sauerstoffgehalt des Blutes entweder sofort zum Hirntod führt oder Kammerflimmern oder eine andere nicht mehr therapierbare Herzrhythmusstörung auslöst. Überall auf der Welt sterben Menschen an diesen indirekten Folgen ihres Herzleidens.

Wie das Endstadium einer solchen Herzkrankheit aussieht, zeigt beispielhaft die Fallgeschichte eines Mannes, bei dessen Tod ich zugegen war. Horace Giddens könnte in der Kategorie der chronisch Herzkranken ein »Jedermann« genannt werden. Die Einzelheiten seiner Krankheit geben ein anschauliches Bild für den unaufhaltsamen Niedergang jedes Patienten mit koronarer Herzerkrankung.

Der fünfundvierzigjährige Giddens war ein erfolgreicher Bankier in einer Kleinstadt im Süden der Vereinigten Staaten. Dort kreuzten sich unsere Wege Ende der achtziger Jahre. Er war gerade von einem längeren Aufenthalt im Johns Hopkins Hospital in Baltimore nach Hause zurückgekehrt. Sein Hausarzt, der mit seinem Latein am Ende war, hatte ihn nach Baltimore geschickt, in der Hoffnung, die dortigen Spezialisten würden ein Mittel gegen die immer heftiger werdenden Anfälle von Angina pectoris und die sich stetig verschlimmernde Herzinsuffizienz finden. Die gängigen Therapien hatten bei ihm keinen Erfolg gezeigt, aber vielleicht konnte man das Fortschreiten der Krankheit wenigstens verlangsamen. Giddens, dessen Ehe sich zu einer privaten Hölle ausgewachsen hatte, war also nach Baltimore aufgebrochen, um Erleichterung für sein Herz zu finden und den Streitereien mit seiner Frau zu entgehen. Doch es war schon zu spät. Sein Leiden hatte ein Stadium erreicht, in dem ihm mit ärztlicher Kunst nicht mehr zu helfen war. Die Spezialisten des Johns Hopkins Hospital mußten ihm nach umfangreichen Untersuchungen und Tests schonend mitteilen, daß sie ihm nur noch schmerzlindernde Medikamente verordnen konnten. Für Horace Giddens gab es keine Gefäßchirurgie, keine Bypassoperation und keine Herztransplantation.

Ich war nur aus einem gesellschaftlichen Anlaß zugegen, als Giddens an jenem Abend mit der Gewißheit aus Baltimore zurückkam, daß er bald sterben würde. Obwohl seiner wenig mitfühlenden Frau bekannt sein mußte, daß er auf dem Heimweg war, tat sie so, als wisse sie den genauen Zeitpunkt seiner Ankunft nicht. Als er schließlich zur Tür hereinkam, saß ich still auf meinem Stuhl und hörte schweigend dem Gespräch der Familie zu. Auch für einen unbeteiligten Beobachter war es eine Pein, ihn zu sehen. Gestützt auf das treue Hausmädchen, schlurfte ein großer, ausgemergelter Mann mühsam nach Atem ringend ins Wohnzimmer. Der Fotografie nach zu urteilen, die auf dem Klavier stand, war er einmal ein athletischer, gutaussehender Mann gewesen, doch jetzt sprach aus seinem aschgrauen Gesicht nur noch Müdigkeit. Er bewegte sich steifbeinig, wie unter größter Anstrengung, und unsicher, als könne er das Gleichgewicht nicht halten. Man mußte ihm in einen Lehnsessel helfen.

Ich kannte Giddens Krankengeschichte, die neben Anfällen von Angina pectoris auch mehrere vollausgebildete Myokardinfarkte aufwies. Während ich beobachtete, wie der Kranke bei jedem schmerzhaften Atemzug mit den Schultern bebte, versuchte ich mir gleichzeitig vorzustellen, wie wohl sein Herz aussehen mochte und welche Elemente zur jetzigen Insuffizienz geführt hatten.

Nach vierzig Jahren Praxis ist es mir zur Gewohnheit geworden, im Stillen solche Diagnosen anzustellen, wenn ich mich aus einem gesellschaftlichen Anlaß in Gegenwart eines Kranken befinde. Das ist für mich eine Übung, ein Selbsttest und in gewisser Weise auch eine Form des Mitleidens. Ich tue es regelmäßig, ohne daß ich noch darüber nachdenke, und ich bin sicher, daß es den meisten meiner Kollegen ähnlich geht.

Was ich hinter Horace Giddens Brustbein zu erkennen glaubte, war ein vergrößertes, gedehntes Herz, das nicht mehr imstande war, einigermaßen kraftvoll zu schlagen. Eine große weißliche Narbe zog sich über die Muskelwand, und weitere kleinere Bezirke waren ebenfalls verödet. In kurzen Abständen erfolgten unregelmäßige Kontraktionen des Herzmuskels, die von verschiedenen Stellen der linken Herzkammer ausgingen und einen normalen Schlagrhythmus verhinderten. Es schien so, als ob verschiedene Teile der Herzkammern aus dem Automatismus, der gewöhnlich die Herzaktion steuert, ausbrechen wollten, während der Sinusknoten vergeblich seine schwindende Autorität wiederherzustellen versuchte. Dieser Vorgang war mir wohlbekannt: Wegen Mangeldurchblutung gelangten die regulären Impulse des Sinusknotens nicht mehr zu den Herzkammern. Ohne die gewohnten Steuerungsbefehle begannen die Kammern ihrerseits, von beliebigen Stellen des Myokards aus eine Schlagfrequenz aufzubauen. Eine geringfügig erhöhte Belastung oder mangelnde Sauerstoffversorgung führt zu einem Zustand, den französische Kardiologen so treffend als »Kammernanarchie« bezeichnen. Spontane, uneffektive Kontraktionen durchlaufen das Myokard und stürzen das Herz in einen unkontrollierten Zustand, der zu ventrikulärer Tachykardie und Kammerflimmern führt. Aus Giddens unsicheren Bewegungen konnte ich un-

schwer entnehmen, daß er dem Endstadium der Krankheit sehr nahe war.
Die Vena cava und die Lungenvenen waren gedehnt und gespannt, denn das Blut staute sich wegen der unzureichenden Herztätigkeit auf. Die Lungenflügel ähnelten graublauen, durchtränkten Schwämmen. In ihrem ödematösen Zustand konnten sie sich kaum heben und senken, wie sie es früher getan haben, als sie noch zarte, rosige Blasebälge waren. Die blutstarrende Lunge, die ich vor meinem geistigen Auge sah, erinnerte mich an die Obduktion eines Mannes, der sich erhängt hatte. Sein fahlrotes Gesicht war aufgedunsen gewesen, die plethorischen Züge hatten kaum noch Menschenähnlichkeit gehabt.
Giddens hatte ein honoriges Leben geführt und mit der Langmut des Philosophen eine boshafte Gattin ertragen, die ihn quälte, wo sie nur konnte. Für ihn zählten nur seine siebzehnjährige Tochter, die ihn verehrte, und die Erfüllung seiner beruflichen Pflichten. Als Bankier hatte er sich das Vertrauen der Mitbürger erworben, die seine Rechtschaffenheit und sein Geschick im Umgang mit ihren Spareinlagen schätzten. Doch jetzt war er nach Hause gekommen, um zu sterben.
Beim Anblick von Giddens' Nasenflügeln, die bei jedem mühsamen Atemzug bebten, fiel mir unwillkürlich auf, daß seine Nasenspitze und ebenso seine Lippen sich leicht bläulich verfärbt hatten. Die wasserdurchtränkte Lunge ließ keine ausreichende Sauerstoffversorgung mehr zu. Der mühsame, schlurfende Gang war die Folge angeschwollener Knöchel und Füße, die über den Rand seiner Schuhe quollen, so sehr hatte das Blutwasser das Gewebe aufgetrieben. Im durchtränkten Körper des Kranken gab es kein Organ mehr, daß nicht ödematös gewesen wäre.

Die unzureichende Pumpleistung des Herzens erklärte nur zum Teil, warum Giddens so mühsam ging. Er mußte sich bei jedem Schritt bewußt sein, daß auch nur die geringste Anstrengung jederzeit einen der gefürchteten Anfälle von Angina pectoris auslösen konnte. Die haarfeinen Gefäße der verkalkten Herzkranzarterien drosselten die Blutzufuhr auf ein Mindestmaß.
Als Giddens im Lehnsessel saß, sprach er kurz mit seiner Familie, ohne von mir Notiz zu nehmen. An Leib und Seele erschöpft, erhob er sich dann wieder und stieg mühsam die Treppe hinauf; er hielt mehrmals inne und sprach ein paar Worte zu seiner Frau, bis er schließlich das Schlafzimmer erreichte. Was er tat, erinnerte mich an ein Verhalten, das sich viele Herzkranke zu eigen machen, um das fortgeschrittene Stadium ihres Leidens zu kaschieren. Ein Patient, der bei einer alltäglichen Besorgung von einem Anfall von Angina pectoris überrascht wird, hält inne und schaut sich scheinbar interessiert eine Schaufensterauslage an, bis der Schmerz nachläßt. Der Medizinprofessor, ein gebürtiger Berliner, der mir gegenüber zum erstenmal dieses Verhalten beschrieb, mit dem der Patient den Schein wahrt (und manchmal sein Leben rettet), nannte es sehr plastisch »Schaufenster schauen«. Auch Giddens verfiel auf diese Taktik und verschaffte sich damit kleine Atempausen, die ihm auf dem Weg ins Bett einen schlimmeren Anfall ersparten.
An einem regnerischen Nachmittag nur zwei Wochen später starb Horace Giddens. Wieder war ich zugegen, und wieder konnte ich nichts für ihn tun. Ich mußte dasitzen und zusehen, wie seine Frau ihm mit Worten zusetzte, bis er sich plötzlich mit der Hand an die Kehle fuhr, als wolle er die Bahn zeigen, die seine Herzschmerzen nahmen. Er wurde noch blasser als gewöhnlich,

rang nach Atem und suchte zitternd nach dem Fläschchen mit der Nitroglyzerinlösung, das auf einem niedrigen Tisch vor seinem Rollstuhl stand. Zwar erreichte er es noch mit den Fingern, doch zitterte er zu sehr. Er warf es um, das Glas zerbrach, und die kostbare Lösung, die ihm das Leben hätte retten können, indem sie die Herzarterien ein wenig erweiterte, floß auf dem Fußboden aus. Der Angstschweiß brach ihm aus, er flehte seine Frau an, das Hausmädchen zu rufen, das wußte, wo er das Ersatzfläschchen aufbewahrte. Doch sie rührte sich nicht. Von Panik ergriffen, wollte er um Hilfe rufen, aber aus seiner Kehle kam nur ein heiseres Flüstern, das für niemanden außerhalb des Raumes zu hören war. Sein Gesichtsausdruck war herzzerreißend, als er merkte, daß alle Mühe umsonst war.

Ich fühlte in mir den Drang, Giddens zu Hilfe zu eilen, aber irgend etwas hielt mich zurück. Ich rührte mich nicht und die anderen auch nicht. Verzweifelt riß er sich vom Rollstuhl los und stürzte auf die Treppe zu, nahm auch die ersten Stufen wie ein Läufer, der die letzten Reserven mobilisiert, um das Ziel zu erreichen. Auf der vierten Stufe stolperte er, rang nach Atem, griff nach dem Geländer und schleppte sich mit äußerster Anstrengung bis zum Treppenabsatz. Wie gelähmt schaute ich die Treppe hinauf zu ihm und sah, wie seine Beine unter ihm wegsackten. Wir alle hörten den dumpfen Aufprall des nach vorn kippenden Körpers.

Noch steckte ein Funken Leben in ihm. Mit der kühlen Berechnung einer Mörderin wies seine Frau zwei Hausangestellte an, ihn in sein Zimmer zu tragen. Erst dann wurde der Hausarzt der Familie benachrichtigt. Innerhalb weniger Minuten und noch vor Eintreffen des Arztes war der schwergeprüfte Giddens tot.

Ich vermute, daß Horace Giddens an Kammerflimmern

gestorben ist, aber es kann auch ein akutes Lungenödem oder ein kardiogener Schock gewesen sein. Bei letzterem ist die linke Herzkammer zu schwach, um den für das Überleben nötigen Blutdruck aufrechtzuerhalten. Bei koronarer Herzerkrankung im Endstadium muß in den meisten Fällen mit einem dieser drei todbringenden Vorgänge gerechnet werden. Sie können im Schlaf auftreten und so rasch ablaufen, daß nur ein paar Minuten bis zum Eintritt des Todes vergehen. Ist ein Arzt zugegen, können die schlimmsten Schmerzen mit Morphium oder anderen Narkotika gelindert werden. Dank moderner High-Tech-Medizin kann das Eintreten dieser Vorgänge auf Jahre hinausgezögert werden. Dennoch hat jeder Sieg über koronare Herzkrankheiten immer nur aufschiebende Wirkung, da die Atherosklerose weiter fortschreitet. Auch in Zukunft werden jährlich über eine halbe Million Amerikaner an diesem Leiden sterben, weil die Ordnung der Natur es verlangt. Es mag paradox klingen, aber der natürliche Tod ist der einzige Weg, wie die Gattung Mensch ihr Fortleben sichern kann.

Der Leser hat vielleicht inzwischen gemerkt, weshalb ich dem armen Horace Giddens nicht zu Hilfe eilen konnte, als er vor meinen Augen starb. Ich erlebte seine Tragödie als Zuschauer in der siebten Reihe eines Theaters, in einer Neuinszenierung von Lillian Hellmans Stück *The Little Foxes*. Hellmans klinisch akkuraten Bericht über eine fiktive Person, die um die Jahrhundertwende an einer ischämischen Herzerkrankung stirbt, hätte auch ein Kardiologe nicht besser schreiben können. Ganze Sätze meiner Beschreibung habe ich aus Frau Hellmans Bühnenanweisungen übernommen. Der Herzspezialist, der Giddens im Johns Hopkins Hospital untersuchte, hatte sein Vorbild zweifellos in demselben William Osler, dessen Lehrmeinung weiter oben zitiert wurde.

Die Autorin vermittelt ein genaues Bild der Art und Weise, wie auch heute noch viele Opfer koronarer Herzerkrankungen sterben. Denn mag die moderne Medizin in ihrem Kampf gegen Herzleiden auch große Fortschritte gemacht und den atherosklerotischen Prozeß verlangsamt und Schmerzen gelindert haben, die letzte Phase im Überlebenskampf eines kranken Herzens sieht auch an der Schwelle zum einundzwanzigsten Jahrhundert oft noch genauso aus wie die ergreifende Szene, die Horace Giddens vor hundert Jahren zu durchleiden hatte.
Zwar sterben immer noch viele Herzkranke wie James McCarty gleich bei der ersten Attacke, aber der Krankheitsverlauf der meisten Patienten folgt dem Muster Horace Giddens', bei dem nach dem ersten Infarkt oder eindeutigen Symptomen für Durchblutungsstörungen der Herzkranzgefäße eine schonende Lebensweise vorerst Rückfälle verhindert. Zu seiner Zeit bedeutete das, ein Leben ohne körperliche und psychische Anstrengungen führen zu müssen. Gegen Angina pectoris wurde Nitroglyzerinlösung verschrieben, außerdem ein schwaches Beruhigungsmittel zur Dämpfung der Angstgefühle. Vielleicht war ein gewisser therapeutischer Nihilismus unter den damaligen Universitätsärzten der Grund dafür, weshalb keine Digitalispräparate empfohlen wurden, die die Kontraktionsfähigkeit der Herzkammern erhöht hätten. Digitalis hätte den Muskelkrampf, der Giddens schließlich zum Verhängnis wurde, nicht verhindert, aber es wäre ein wirksames Mittel gegen die chronische Stauungsherzinsuffizienz gewesen, die ihm in seinen letzten Monaten so sehr zu schaffen machte.
Heute ist vieles anders. Die Palette der Möglichkeiten zur Behandlung koronarer Herzerkrankungen gibt ein Bild der Errungenschaften moderner Medizin und reicht von Vorschlägen zu einer herzschonenden Lebensweise

bis zu Herztransplantationen. Durchblutungsstörungen treten auf vielerlei Weise auf, und der Herzmuskel braucht Hilfe gegen jede dieser Spielarten. Die Kunst des Kardiologen besteht darin, die für den Kranken geeignete Hilfe zu finden. Dazu muß man sich zuerst über die Natur der Krankheit Klarheit verschaffen und dann über die einzelnen Schritte der auszuwählenden Therapie. Ein Kardiologe wird also damit beginnen, den Zustand des Herzens und der Herzkranzgefäße festzustellen, muß aber zugleich die Möglichkeit in Betracht ziehen, daß bei einer drohenden Verschlechterung sofort geeignete Maßnahmen ergriffen werden müssen. Hierzu sind eine Reihe von Tests entwickelt worden, deren Bezeichnungen den Patienten und ihren Familien und Freunden mittlerweile vertraut sind: Thallium-Belastungstest, Herzbinnenraumszintigraphie, Angiogramm des Herzens, Ultraschallechokardiographie und Überwachung mit einem Holter-Monitor, einem Gerät zur fortlaufenden EKG-Registrierung, um nur einige zu nennen.

Selbst mit den objektiven Daten, die solche Tests liefern, kann der Arzt seinem Patienten noch keinen wirklich hilfreichen Rat geben, solange er nicht dessen Lebensumstände und Persönlichkeit kennt. Es genügt nicht, das Schlagvolumen zu bestimmen, also die Menge Blut, die mit jeder Kontraktion in die Arterie ausgeworfen wird, oder die Gefäßlichtung zu messen, die in den verengten Herzkranzarterien noch vorhanden ist. Gleiches gilt für die Herzmuskelkontraktionen, die Leistungskraft des Herzens, die Reizempfindlichkeit des Erregungsleitungssystems und die anderen Krankheitsfaktoren, die allesamt in Labors und Röntgenabteilungen minutiös bestimmt werden können. Der Kardiologe muß eine genaue Vorstellung von den Belastungen haben, die das

Leben seines Patienten prägen, und er muß abschätzen können, inwieweit sie abbaubar sind.
Familiäre Verhältnisse, Eß- und Rauchgewohnheiten, der Wille, dem ärztlichen Rat Folge zu leisten, Pläne und Hoffnungen für die Zukunft, Pflege und Betreuung in einem verläßlichen Netz von Familienangehörigen und Freunden, Persönlichkeitstypus und Bereitschaft zu notwendigen Verhaltensänderungen, all das sind Faktoren, die bei der Therapiewahl und der Einschätzung der Langzeitprognose berücksichtigt werden müssen. Eine besondere Befähigung des Kardiologen liegt darin, das Vertrauen seines Patienten zu erwerben und ihn genau kennenzulernen. Jeder Arzt muß sich über dieses Grundmerkmal der ärztlichen Kunst im klaren sein: daß Untersuchungen und Medikamentengabe von begrenztem Nutzen sind, wenn das Gespräch mit dem Patienten fehlt.
Nach Untersuchung und Gespräch folgt die Behandlung. Ziel soll es sein, den Streß, dem das Herz ausgesetzt ist, so weit wie möglich abzubauen, langfristig seine Leistungsreserven zu aktivieren und die in der Untersuchungsphase entdeckten spezifischen Anomalien zu beseitigen. Alle Therapien zielen darauf ab, den Fortgang der Atherosklerose zu hemmen, wenn auch kein Zweifel darüber besteht, daß dieser Prozeß nicht gestoppt werden kann. Weiterhin herrscht Einigkeit darüber, daß das Herz durchaus keine simple Pumpe ist, sondern ein sensitives Organ, das auf äußere Einflüsse reagiert, das sich anpassen und in begrenztem Umfang auch regenerieren kann.
William Heberden hat 1772, ohne es zu wissen, ein mustergültiges Beispiel dafür gegeben, wie ein Übungsprogramm die Fähigkeit des Herzens anregen kann, im Augenblick erhöhter Anforderung mit gesteigerter Leistung zu antworten. Im Zusammenhang mit Patienten, die an Angina pectoris litten, schrieb er: »Unter ihnen ist einer,

der es sich selbst zur Aufgabe gemacht hat, täglich eine halbe Stunde lang Holz zu sägen, und der als so gut wie geheilt gelten darf.« Auch wenn heutzutage die Handsäge durch den Heimtrainer ersetzt wird, bleibt das Prinzip doch das gleiche.
Schon heute kann der Kardiologe aus einer großen Palette von Herzmedikamenten wählen, mit denen Durchblutungsstörungen des Herzmuskels und der Kranzgefäße wirksam bekämpft werden können, und in Zukunft wird es gewiß noch mehr geben. Es gibt sogar Medikamente, die, in den ersten Stunden eines Koronarverschlusses angewandt, das neue Blutgerinnsel wieder auflösen. Andere Medikamente senken die Reizbarkeit des Herzmuskels, verhindern Krämpfe, erweitern die Herzkranzarterien, stärken den Herzschlag, verlangsamen Schlagfrequenzen, bauen überhöhten Wasser- und Salzgehalt bei dekompensierter Herzinsuffizienz ab, wirken antithrombotisch, senken den Cholesterinspiegel und den Blutdruck, dämpfen Angstgefühle usw. Alle diese Mittel bergen allerdings das Risiko unerwünschter oder sogar gefährlicher Nebenwirkungen, für deren Behandlung selbstverständlich wieder andere Medikamente zur Verfügung stehen. Kardiologen wandeln heute auf dem schmalen Grat zwischen zwei Gefahren: einerseits den Patienten so sehr zu entwässern, daß er zu schwach wird, um ein normales Leben zu führen, und andererseits ihm zuviel Flüssigkeit im Gewebe zu belassen, so daß er Gefahr läuft, Opfer einer ernsten Herzinsuffizienz zu werden.
In keinem anderen Bereich der Medizin haben die Hexenkünste der Elektronik soviel Furore gemacht wie in der Behandlung von Herzleiden. Das Hauptanwendungsgebiet ist zwar die Diagnose, aber auch die Therapie hat vom Wissen der Physiker und Ingenieure profitiert, die

auf diesem Spezialgebiet arbeiten. Mittlerweile gibt es Herzschrittmacher, die die Arbeit des Sinusknotens verrichten; sie gewährleisten eine regelmäßige Schlagfolge. Mit Defibrillatoren können flimmernde Herzkammern wieder zur Arbeit im Takt gezwungen werden; Defibrillatoren haben außerdem den Vorteil, implantierbar zu sein, so daß sie auf Rhythmusstörungen sofort reagieren können.

Kardiologen haben in Zusammenarbeit mit Chirurgen Operationsverfahren entwickelt, bei denen Umleitungen um Verschlüsse in Herzkranzarterien gelegt und verengte Gefäße mittels Ballonkatheter wieder geweitet werden, so daß die Blutzufuhr gewährleistet ist. Solche Verfahren werden als Blutumleitung mit Hilfe eines Bypass-Transplantats bzw. als Angioplastie bezeichnet. Und wenn alle anderen Therapiemöglichkeiten erschöpft sind, kann einem Patienten, der die entsprechenden Kriterien erfüllt, ein gesundes Spenderherz eingepflanzt werden. Die genannten Verfahren haben, sofern der Kandidat sorgfältig ausgewählt ist, hohe Erfolgsraten. Dessen ungeachtet schreitet die Atherosklerose nach jedem Eingriff weiter fort und bedroht das Leben des Patienten. Geweitete Arterien verstopfen oft wieder, implantierte Gefäße entwickeln Atherome, und Durchblutungsstörungen in den Herzkranzgefäßen bedrohen erneut den Herzmuskel. So sehr diese Prozesse auch verzögert werden, am Ende erliegen Patienten mit koronarer Herzerkrankung ihnen doch.

Manche sterben plötzlich und unerwartet in einer Phase der Therapie, in der sie auf dem Weg der Genesung schienen, andere erliegen den allmählichen Auswirkungen der dekompensierten Herzinsuffizienz. Die chronische Spielart dieses Leidens zeigt dank moderner Behandlungsmethoden nicht mehr so oft die dramatischen

Symptome von einst, dennoch bleibt sie ein todbringender Prozeß, dem viele Patienten mit Durchblutungsstörungen der Herzkranzgefäße zum Opfer fallen. Ist das Herz erst einmal so schwach, daß sich eine chronische Insuffizienz einstellt, sind die Aussichten auf Heilung gering. Annähernd die Hälfte der Erkrankten stirbt innerhalb von fünf Jahren. Zwar ist die Sterblichkeit bei Herzanfällen in den vergangenen zwanzig Jahren um 35 Prozent gesunken, aber dafür sind die Zahlen bei Herzinsuffizienz dramatisch gestiegen und werden in Zukunft weiter steigen. Immer mehr Menschen sterben wie Horace Giddens und immer weniger wie James McCarty.

Hierfür gibt es mehrere Gründe. Der auffälligste ist wohl, daß nicht nur die Ärzte, sondern auch die Einrichtungen des öffentlichen Gesundheitswesens heutzutage effizienter mit Notfällen wie einem Myokardinfarkt umgehen können. Rasche Erste Hilfe durch gut ausgebildete Sanitäter und schneller Transport in die Notaufnahme eines Krankenhauses haben die Versorgung des Infarktkranken in den entscheidenden ersten Stunden erheblich verbessert. Auch die Intensivpflege im Krankenhaus hat für Fortschritte gesorgt. Doch ein anderer Faktor ist zumindest genauso wichtig. Der Fortschritt in der allgemeinen Gesundheitspflege ist die Ursache dafür, daß immer mehr Menschen ein hohes Alter erreichen. Mit zunehmendem Alter läßt aber oft die Pumpleistung des Herzens nach, und folglich breitet sich unter der wachsenden Zahl der Alten auch Herzinsuffizienz immer mehr aus. Bei Personen unter fünfundfünfzig Jahren geht die Herzinsuffizienz zurück, der absolute Anstieg geht allein auf die über Fünfundsechzigjährigen zurück. Bei über zwei Millionen Amerikanern ist das Herz so insuffizient, daß die Betroffenen ihre Aktivitäten ein-

schränken und Einbußen an Lebensqualität hinnehmen müssen. Überschreitet die Insuffizienz ein gewisses kritisches Maß, liegt die Sterblichkeit bei 50 Prozent binnen zwei Jahren. Jährlich sterben immer noch 35000 Menschen an diesem Leiden. Das sind zwar erheblich weniger als die 515000 Menschen, die einen Herzanfall erleiden, aber absolut gesehen bleibt es eine große Zahl. All diejenigen, deren Herz nicht nach Kammerflimmern oder plötzlichem Stillstand seinen Dienst versagt, sterben schließlich aus den oben angegebenen Ursachen. Die Atmung reicht nicht mehr aus, um das Blut mit genügend Sauerstoff zu versorgen, die Nieren oder die Leber können nicht länger schädliche Stoffe ausscheiden, Bakterien schleichen sich in den Körper ein, oder der Blutdruck ist nicht mehr hoch genug, um alle lebenswichtigen Organtätigkeiten, vor allem aber die Gehirnfunktion, aufrechtzuerhalten. Letzteres wird kardiogener Schock genannt. Neben dem akuten Lungenödem ist der kardiogene Schock der häufigste Grund für die Einlieferung in die Notaufnahme oder die Verlegung auf die Intensivstation. Die Kranken und ihre medizinischen Verbündeten bleiben im Kampf gegen diese Krankheiten meist Sieger, zumindest vorübergehend.
Ich habe schon oft Notfallteams bei ihrem hektischen Kampf um Menschenleben beobachtet. In der Vergangenheit habe ich selbst als Helfer diesen Kampf mitgefochten, daher kenne ich die paradoxe Mischung, die menschliches Leid und die grimmige Entschlossenheit des Rettungsteams eingehen. Es ist der gleiche Geist, der die Ärzte und ihre Helfer zu leidenschaftlichen Kämpfern zusammenschmiedet. Die hektische Betriebsamkeit des Teams ist bezeichnend für das ganze Unternehmen, das aber oft von Erfolg gekrönt ist.
So hektisch die Rettungsmaßnahmen auch aussehen

mögen, immer folgen sie demselben Grundmuster. Der Patient, der infolge mangelnder Gehirndurchblutung fast immer bewußtlos ist, wird von einem Team in Empfang genommen, das ihn aus der Zone akuter Lebensgefahr holen soll, indem das Kammerflimmern beendet oder das akute Lungenödem behoben wird oder beides. Der Patient erhält einen Beatmungstubus, durch den Sauerstoff in die Lunge gepreßt wird, wo er sich rasch ausbreitet. Flimmert das Herz, legt man dem Patienten große Metallelektroden an die Brust und jagt ihm einen Stromstoß von 200 Joule durch das Herz, um das rasende Kammerflimmern zu stoppen und den Herzmuskel wieder zu taktmäßigem Schlagen zu zwingen, was auch häufig gelingt.

Wenn kein regelmäßiger Schlagtakt zustande kommt, beginnt ein Mitglied des Teams mit der äußeren Herzmassage. Dazu drückt er im Bereich des unteren Brustbeindrittels auf den Brustkorb und wiederholt dies etwa fünfzig- bis siebzigmal in der Minute. Das Herz wird zwischen Brustbein und Wirbelsäule zusammengedrückt und Blut strömt in den Kreislauf. Beim Loslassen entsteht im Brustkorb ein Unterdruck, der das Herz erneut füllt. So können das Gehirn und andere lebenswichtige Organe mit Blut versorgt werden. Bei erfolgreicher äußerer Herzmassage ist ein Puls sogar am Hals und in der Leistengegend spürbar. Anders als man vielleicht denken könnte, zeigt die äußere Herzmassage bei unversehrtem Brustkorb weit bessere Resultate als die direkte Herzmassage, die das einzige bekannte Verfahren war, als ich vor vierzig Jahren meine dramatische Begegnung mit James McCarty hatte.

Schlägt das Herz wieder regelmäßig, werden intravenöse Zugänge zur Infusion von Herzmedikamenten angelegt und zentrale Venenkatheter in die Hauptvenen eingeführt. Die über Infusionen verabreichten Medikamente dienen verschiedenen Zwecken: Sie steuern den Herzrhythmus, vermindern die Reizbarkeit des Myokards, kräftigen die Herzkontraktion und bauen die Flüssigkeit in der Lunge ab, damit sie über die Nieren ausgeschieden werden kann. Jede Wiederbelebung ist anders. Zwar ist das Ablaufmuster stets das gleiche, aber die einzelnen Phasen, die Reaktion auf Massage und Medikamente und nicht zuletzt die Fähigkeit eines jeden Herzens, wieder einen normalen Schlagrhythmus aufzubauen, sind immer ganz verschieden. Eine weitere Konstante, ob nun darüber gesprochen wird oder nicht, besteht darin, daß Ärzte, Krankenschwestern und Helfer nicht nur gegen den Tod, sondern auch gegen die eigene Unsicherheit kämpfen. In den meisten Fällen von Wiederbelebung kann diese Unsicherheit auf zwei Hauptfragen reduziert werden: Tun wir das Richtige? Sollen wir überhaupt etwas tun?

Nur zu oft nützt keine der Maßnahmen. Selbst wenn auf beide Hauptfragen mit einem entschiedenen Ja zu antworten ist, kann das Kammerflimmern nicht mehr korrigierbar sein, das Myokard auf Medikamente nicht mehr ansprechen, das immer müder werdende Herz nicht mehr pumpen, und dann sind alle Rettungsversuche vergebens. Wenn das Gehirn länger als die kritischen zwei bis vier Minuten von der Sauerstoffzufuhr abgeschnitten bleibt, ist der Schaden irreversibel.

Tatsächlich überleben nur wenige einen Herzstillstand; dies gilt besonders für die, die bereits ernsthaft krank sind und im Krankenhaus von ihm ereilt werden. Nur 15 Prozent der Krankenhauspatienten unter der Altersgrenze von siebzig Jahren und fast keiner der über Siebzigjährigen darf hoffen, mit dem Leben davonzukommen, auch wenn das Wiederbelebungsteam mit seinen

Bemühungen Erfolg hat. Bei einem Herzstillstand außerhalb des Krankenhauses überleben nur 20 bis 30 Prozent der Betroffenen, und es sind fast ausschließlich diejenigen, die rasch auf die Herzmassage ansprechen. Wenn bis zur Ankunft in der Notaufnahme keine positive Reaktion auf die Wiederbelebungsmaßnahmen erfolgt ist, sinken die Chancen für das Überleben des Patienten auf Null. Die große Mehrheit der Patienten, die auf die Herzmassage ansprechen, leiden wie Irv Lipsiner an Kammerflimmern.

Auch das Scheitern folgt einem bestimmten Ablaufschema. Die bisher angestrengt arbeitenden jungen Männer und Frauen müssen erkennen, daß die Pupillen des Patienten nicht mehr auf Lichteinfall reagieren, sich weiten und schließlich zu großen schwarzen Kreisen erstarren. Widerwillig stellt das Team seine Bemühungen ein. Wo gerade noch hektisch um ein Menschenleben gerungen wurde, breitet sich nun dumpfe Niedergeschlagenheit aus.

Der Patient stirbt allein unter Fremden. Zwar will jeder im Team nur das Beste für den Patienten, jeder zeigt Mitgefühl und tut alles, um das Leben des Patienten zu retten, aber dennoch bleiben es Fremde. Von Würde kann hier keine Rede sein. Wenn die Samariter der Reanimationsmedizin ihre Arbeit aufgeben müssen, gleicht die Notaufnahme einer Walstatt nach verlorener Schlacht, ähnlich wie McCartys Krankenzimmer nach seinem Tod an jenem Frühlingsabend vor über vierzig Jahren: In der Mitte liegt ein lebloser Körper, für den sich keiner mehr interessiert, obwohl noch vor wenigen Augenblicken darum gekämpft wurde, den Menschen zu retten, dessen Geist diesen Körper bewohnte.

Der Tod in der Notaufnahme ist der Endpunkt einer Kette biologischer Ereignisse. Ob nun die Erbanlagen oder falsche Lebensgewohnheiten den Ausschlag gegeben haben oder wie in den meisten Fällen eine Verbindung beider Faktoren, die Herzkranzgefäße des Patienten waren jedenfalls nicht mehr imstande, genügend Blut zur Sauerstoffversorgung des Herzmuskels heranzuführen; der Herzschlag wurde langsamer, das Gehirn blieb zu lange ohne Sauerstoff, und der Tod wurde unausweichlich. Annähernd 350 000 Amerikaner erleiden jedes Jahr einen Herzstillstand, der für die meisten tödlich endet. Knapp ein Drittel dieser dramatischen Szenen spielen sich im Krankenhaus ab. Oft gibt es keine Vorzeichen, die auf das unmittelbar bevorstehende Ende deuten. Egal wie oft sich ein Herz in der Vergangenheit in ischämischem Zustand befunden hat, sein plötzlicher Stillstand kann ganz unerwartet kommen. Bei 20 Prozent der Patienten kann das Ereignis wie bei Irv Lipsiner sogar ohne jede Schmerzen eintreten. Die geheimnisvolle Aura eines solchen Todes ist das Werk der Lebenden, denn der menschliche Geist fordert einen solchen Tribut. So triumphiert das Leben über die unschönen Ereignisse, die den meisten Menschen nicht erspart bleiben, wenn sie sterben oder ihr Leben sich dem Ende nähert. Das Sterben ist kein Vorrecht des Herzens. Vielmehr ist es ein Prozeß, an dem alle Gewebe des Körpers teilhaben, ein jedes in seiner Art und in der ihm eigenen Geschwindigkeit. Das treffende Wort ist hier tatsächlich »Prozeß«, nicht »Ereignis« oder »Augenblick« oder ein anderer Ausdruck, der einen Zeitpunkt bezeichnet, an dem der Geist den Körper verläßt. Frühere Generationen haben den Stillstand des allmählich langsamer schlagenden Herzens als markantes Zeichen für das Lebensende genommen, ihnen schien die plötzliche Stille nach dem letzten Herzschlag wie ein stummes Signal für den Eintritt des Todes. Ein solcher Augenblick konnte

in den Chroniken festgehalten werden, er war der Schlußpunkt nach dem letzten Wort.
Heutzutage bestimmt der Gesetzgeber mit angemessener Vagheit den Tod als das Aufhören der Gehirnfunktion. Mag das Herz auch noch zucken und das Knochenmark weiterhin neue Zellen produzieren, so kann doch kein Mensch den Tod seines Gehirns überleben. Das Gehirn stirbt allmählich, wie Irv Lipsiner es erlebt hat. Auch alle anderen Zellen sterben langsam ab, auch die gerade erst im Knochenmark entstandenen. Der schrittweise Untergang von Organen und Gewebe in den Stunden vor und nach der offiziellen Todesbescheinigung stellt den eigentlichen biologischen Prozeß des Sterbens dar. Was dabei geschieht, bleibt einer späteren Erörterung vorbehalten, zunächst soll beschrieben werden, wie es sich mit dem langen Vorstadium des Sterbens, dem hohen Alter, verhält.

III

Unser Leben währet siebzig Jahre

Niemand stirbt an Altersschwäche, zumindest würden amtliche Statistiker das so statuieren, wenn sie die Welt regierten. Alljährlich im Januar, wenn der Winter sein hartes Regiment führt, veröffentlicht die amerikanische Regierung den »Vorläufigen Bericht über die Sterbestatistik«. Weder unter den fünfzehn häufigsten Todesursachen noch irgendwo sonst in dieser amtlichen Erhebung gibt es eine Rubrik für diejenigen, deren Lebensflamme einfach erloschen ist. Mit manischer Genauigkeit führen die Verfasser des Berichts für jeden Achtzig- oder Neunzigjährigen klinische Begriffe auf, die ihm einen pathologischen Befund zuweisen. Selbst die wenigen Hundertjährigen entgehen dem strengen Begriffsschema der Statistiker nicht. Jedermann hat an einer benennbaren Krankheit zu sterben, so will es nicht nur das US-Gesundheitsministerium, sondern auch die Weltgesundheitsbehörde WHO. In den fünfunddreißig Jahren meiner Praxis als Arzt habe ich nie die Kühnheit besessen, die Diagnose »Alterstod« auf einen Totenschein zu schreiben, denn ich wußte nur zu gut, daß mir ein Beamter das Formular mit der Bemerkung zurücksenden wür-

de, ich hätte mich nicht an das Gesetz gehalten. An Altersschwäche zu sterben, ist überall auf der Welt ungesetzlich.
Für Statistiker gibt es offensichtlich keine natürlichen Phänomene, sofern sich diese nicht genau definierten Kategorien zuordnen lassen. Die jährliche Sterbestatistik ist akkurat und ohne Originalität, die hier ja auch fehl am Platze wäre, aber sie spiegelt das wirkliche Leben (und Sterben) meiner Ansicht nach nicht getreu wider. Ich bin fest davon überzeugt, daß viele Menschen den Alterstod sterben. Was ich als praktizierender Arzt auch auf den Totenschein geschrieben habe, um dem Amt für Bevölkerungsstatistik Genüge zu tun, ich tat es wider besseres Wissen.
Gegenwärtig leben 5 Prozent der alten Menschen der Vereinigten Staaten in Pflegeheimen. Die große Mehrheit der Insassen, die dort länger als ein halbes Jahr bleibt, wird das Heim nicht lebend verlassen, außer vielleicht zu einem kurzen letzten Aufenthalt in einem Krankenhaus, wo irgendein junger Assistenzarzt dann mit einem akkurat ausgefüllten Totenschein ihr Ableben bescheinigt. Aber woran sterben die vielen alten Menschen eigentlich? Zwar geben die Ärzte pflichtbewußt genau definierte Ursachen wie Hirnschlag, Herzversagen oder Lungenentzündung an, doch eigentlich sind die Menschen gestorben, weil etwas in ihnen verschlissen war. Vor dem Aufschwung der naturwissenschaftlichen Medizin leuchtete dies jedem ein. So schrieb der einundsiebzigjährige Thomas Jefferson, der führende Kopf der amerikanischen Unabhängigkeitsbewegung, am 5. Juli 1814 an den achtundsiebzigjährigen John Adams: »Die Maschinen unserer Körper sind nun siebzig oder achtzig Jahre gelaufen. Verschlissen, wie sie sind, müssen wir damit rechnen, daß hier ein

Zapfen, dort ein Rädchen, hier ein Ritzel, dort eine Feder den Dienst versagen. Und wenn sie auch nach einer Reparatur wieder für eine Weile laufen, über kurz oder lang werden sie doch einmal für immer stillstehen.«

Wie immer es sich auch konkret physisch zeigt, ob als Veränderung im Großhirn oder als Trägheit des senilen Immunsystems, was auf jeden Fall zur Neige geht, ist die individuelle Lebenskraft. Ohne ein Gegner jener Mediziner zu sein, die auf zellpathologische Prozesse verweisen, um den naturwissenschaftlichen Charakter ihrer Weltsicht zu unterstreichen, glaube ich doch für meinen Teil, daß diese Mediziner das eigentliche Problem gar nicht sehen.

Ich war noch kaum zu bewußtem Leben erwacht, da konnte ich schon die ersten Beobachtungen machen, wie jemand ganz allmählich den Alterstod starb. Der Statistiker ist noch nicht geboren, der mich davon überzeugen könnte, daß die Todesursache, wie sie auf dem Totenschein meiner Großmutter steht, etwas anderes ist als eine Ausflucht, um nicht ein ehernes Naturgesetz nennen zu müssen. Meine Großmutter war bei meiner Geburt achtundsiebzig, obwohl ihre vergilbten Einwanderungspapiere ihr erst dreiundsiebzig Jahre bescheinigten. Fünfundzwanzig Jahre zuvor auf Ellis Island, der kleinen Insel vor New York, hatte sie es für geraten gehalten, sich jünger zu machen, als sie tatsächlich war. Man hatte ihr gesagt, die Zahl neunundvierzig sei im Vergleich zu vierundfünfzig akzeptabler für den streng und soldatisch wirkenden amerikanischen Einwanderungsbeamten, der ihr in einer Uniform mit gelben Messingknöpfen gegenübersaß und ihr direkte Fragen stellte, von deren Beantwortung, so nahm sie an, ihr Schicksal abhing. Wie man sieht, bin ich nicht der ein-

zige in meiner Familie, der aus Furcht vor staatlicher Repression manchmal fünf gerade sein läßt.
In unserer Vierzimmerwohnung in der Bronx lebten drei Generationen miteinander, insgesamt sechs Personen: meine Großmutter, meine ledige Tante Rose, meine Eltern, mein älterer Bruder und ich. Damals war es undenkbar, ein betagtes Familienmitglied in eines der wenigen Heime zu schicken. Selbst wenn der Wille dazu vorhanden war, was selten vorkam, wäre es nicht möglich gewesen. Vor einem halben Jahrhundert hätte man einer Familie, die eine Großmutter ins Altenheim abschiebt, den Vorwurf gemacht, sich herzlos aus der Verantwortung zu stehlen.
Meine High-School lag nur einen Häuserblock von unserem Mietshaus entfernt, und selbst für den Weg ins College brauchte ich nicht mehr als zwanzig Minuten. Jeden Morgen steckte meine Großmutter ein Butterbrot und einen Apfel in eine braune Papiertüte, die ich dann mit den Schulbüchern unter den Arm klemmte, wenn ich mich auf den Schulweg machte. Auf dem Weg schlossen sich mir Kameraden an, die ich schon seit meinem Schulantritt kannte. Zu Beginn der zweiten Unterrichtsstunde am Morgen war die Tüte bereits fettig von der dicken Schicht Butter, die meine liebevolle Großmutter mir immer großzügig aufs Brot strich. Bis heute kann ich keine Fettspuren auf braunem Papier sehen, ohne ein wehes Gefühl in der Brust zu spüren.
Jeden Morgen verließen meine Tante Rose und mein Vater schon in aller Frühe das Haus und fuhren mit der Untergrundbahn nach Manhattan, wo sie als Schneider in der Bekleidungsbranche arbeiteten. Meine Mutter starb, als ich elf war, und so zog mich meine Großmutter groß. Abgesehen von einem Krankenhausaufenthalt wegen einer Blinddarmentzündung und zwei zweiwöchigen

Ferienlagern, die ein betuchter Verwandter für mich bezahlte, habe ich die meiste Zeit meiner Kindheit und Jugend in ihrer Nähe verbracht. Ohne mir darüber im klaren gewesen zu sein, habe ich so die ersten achtzehn Jahre meines Lebens mit angesehen, wie sie langsam dem Tod entgegenging.

Wenn sechs Personen in einer Wohnung mit vier kleinen Zimmern zusammenleben, gibt es nur wenige Geheimnisse. In den letzten acht Jahren vor ihrem Tod teilte meine Großmutter ein Schlafzimmer mit meiner Tante und mir. Bis zu dem Tag, an dem ich das College abschloß, machte ich meine Hausaufgaben an einem Kartentisch, den ich in unserem Wohnzimmer aufgestellt hatte. Währenddessen gingen nur ein paar Schritte von mir die übrigen anwesenden Familienmitglieder ihren Tätigkeiten im Haushalt nach. War ich mit den Hausaufgaben fertig, klappte ich Tisch und Stuhl zusammen und verstaute sie hinter der stets offenen Tür, die auf die kleine Diele führte. Wenn ich auch nur einen Fetzen Papier im Wohnzimmer liegen ließ, durfte ich mich auf eine Bemerkung meiner Großmutter gefaßt machen.

Allerdings nannten wir das weibliche Oberhaupt unserer Familie nicht »Großmutter«, denn sie sprach nur wenige Wörter der Sprache ihrer neuen Heimat. Mein Bruder und ich sagten »Babe« zu ihr, das jiddische Wort für »Großmutter«. Für sie waren wir Herschel (mein Bruder hieß Harvey) und Shepsel. Bis heute nennen mich alle Shep, und das verdanke ich meiner Babe.

Das Leben meiner Babe war nicht leicht gewesen. Ihr Mann war ihr wie so viele andere osteuropäische Einwanderer in das goldene Land ihrer Träume vorangegangen und hatte die beiden Söhne mitgenommen, während sie für mehrere Jahre mit den vier kleinen Töchtern in ihrem abgelegenen Heimatdorf in Litauen zurückblieb.

Wenige Jahre nachdem die Familie wieder vereint war und in einer überfüllten Wohnung an der Lower East Side in New York wohnte (andere Verwandte hatten hier ebenfalls ein Unterkommen gefunden), starben mein Großvater und die beiden Söhne rasch hintereinander, ob an Tuberkulose oder Grippe blieb ungeklärt.
Damals arbeiteten drei der vier Töchter in der Bekleidungsbranche, wo sie zwar ausgebeutet wurden, aber immerhin etwas Geld verdienten. Als meine Babe eine finanzielle Beihilfe von einer jüdischen philanthropischen Gesellschaft erhielt, kratzte sie alle verfügbaren Dollars zusammen und machte eine Anzahlung auf eine Farm mit achtzig Hektar Land in der Nähe von Colchester in Connecticut. Dort gab es bereits eine kleine Kolonie litauischer Landsleute. Meine Großmutter bestellte die Felder mit Hilfe von Saisonarbeitern. Gewöhnlich waren es polnische Einwanderer, die auch nicht mehr Englisch sprachen als sie. Wie es diese kleine Frau, die kaum einen Meter fünfzig maß, aber über einen eisernen Willen und viel Energie verfügte, geschafft hat, diese schwierige Zeit durchzustehen, ist mir rätselhaft. Die Farm warf kaum Ertrag ab. Wenn überhaupt Geld ins Haus kam, dann von den Verwandten und Freunden aus der alten Heimat, die vorübergehend hier in Pension wohnten, um der tuberkuloseverseuchten Enge des Zehnten Bezirks in Manhattan zu entgehen.
Im verwirrenden Rummel des amerikanischen Way of life übernahm Babe die Rolle einer jiddischen *mater et magistra* in einer weitverzweigten Schar junger Einwanderer, für die sie Zuflucht und Quelle innerer Stärke wurde. Obwohl sie keinen halbwegs verständlichen englischen Satz zuwege brachte, begriff sie doch auf ihre Weise die Regeln und den Rhythmus des amerikanischen Lebens. Während es in der alten Heimat »Wun-

derrabbis« gegeben hatte, fand die immer größer werdende Sippe in der neuen Heimat ein weibliches Orakel und verlieh ihm die jiddische Ehrenbezeichnung »Tante«. Als »Tante Pesche«, was mit Tante Pauline nur unzureichend wiedergegeben ist, flößte sie der großen Schar selbsternannter Neffen und Nichten, von denen manche kaum jünger als sie selbst waren, die so dringend benötigte Zuversicht ein.

Die Farm mußte schließlich aufgegeben werden, als drei der vier Mädchen heirateten. Schon lange vorher war die älteste Tochter Anna in den Zwanzigern an Kindbettfieber gestorben, und ihr junger Mann war fortgegangen, um ein neues Leben zu beginnen. Das Kind, ein Junge, blieb bei der trauernden Babe, die ihn auf der Farm wie ihren eigenen Sohn großzog. Er war fast zwanzig, als die Farm verkauft wurde und unsere Zeit in der Bronx begann.

Als ich elf Jahre war, lebte von den Kindern meiner Großmutter nur noch Tante Rose. Eines war schon im Kleinkindalter gestorben, die anderen in Amerika, dem Land ihrer Träume, in das sie mit soviel Hoffnung gekommen waren. Babe war neunundachtzig, eine kleine, müde Person, die nur noch für ihre drei Enkelkinder lebte: meinen Bruder und mich und meine dreizehnjährige Kusine Arline. Arline war zwei Jahre vorher zu uns gezogen, nachdem ihre Mutter an Nierenversagen gestorben war. Dann, als meine Mutter nicht lange nach meinem elften Geburtstag an Krebs starb, zog sie zur Familie ihres Vaters. Wer die Geschichte von Babes Witwenschaft schreiben wollte, hätte vor allem über Mühsal, Krankheit und Tod zu berichten. Ihr Mann und sechs Kinder waren ihr ins Grab vorangegangen und mit ihnen auch Babes Hoffnungen. Übrig blieben nur noch Tante Rose und wir drei Kinder, die bereits in Amerika

geboren waren, dem Land, das meiner Großmutter das Herz gebrochen hatte.
Es muß nach dem Tod meiner Mutter gewesen sein, als mir zum erstenmal bewußt wurde, wie alt Babe eigentlich war. Soweit ich zurückdenken kann, habe ich aus Übermut mit der schlaffen, losen Haut auf ihren Handrücken oder an ihren Ellbogen gespielt. Zuerst zog ich daran wie an einem weichgekauten Sahnebonbon, dann beobachtete ich mit immer gleichem Erstaunen, wie sich die Haut wieder langsam, mit sirupähnlicher Viskosität an ihren Platz zurückzog. Babe gab mir dann immer einen kräftigen Klaps auf die Hand und zeigte sich über meine Frechheit verärgert. Ich lachte herausfordernd, bis ihre Augen verrieten, daß sie selbst Vergnügen an meinen Neckereien hatte. In Wirklichkeit mochte sie es, wenn ich so mit ihrer welken Haut spielte. Später merkte ich, daß ich eine Delle in das Gewebe an ihrem Schienbein machen konnte, indem ich die strumpfbedeckte Haut kräftig mit der Fingerspitze gegen den Knochen drückte. Es dauerte eine ganze Weile, bis sich die Delle wieder auffüllte. Wir saßen dann still da und beobachteten gemeinsam, wie sie allmählich verschwand. Im Laufe der Zeit wurden die Dellen immer tiefer, und das Auffüllen dauerte immer länger.
Babe bewegte sich in ihren Pantoffeln mit großer Vorsicht von einem Zimmer ins andere. Mit den Jahren wurde ihr Gang zu einem Schlurfen, und schließlich schob sie sich ganz langsam vorwärts, wobei immer beide Füße auf dem Boden blieben. Mußte sie sich aus irgendeinem Grund rascher als gewöhnlich bewegen oder hatte eines von uns Kindern sie aus der Fassung gebracht, geriet sie schnell in Atemnot. Dann schien sie leichter atmen zu können, wenn sie die Luft durch den offenen Mund einsog. Manchmal streckte sie sogar die

Zunge ein wenig über die Unterlippe heraus, als könne sie auf diese Weise mehr Sauerstoff aufnehmen. Zwar wußte ich das damals nicht, aber sie zeigte allmählich alle Symptome einer chronischen Herzinsuffizienz. Sicher verschlimmerte sich die Insuffizienz noch dadurch, daß das Blut von alten Menschen erheblich weniger Sauerstoff aus dem verbrauchten Lungengewebe aufnehmen kann als das Blut von jungen.
Auch ihr Augenlicht wurde schwächer. Schon früh wurde es meine Aufgabe, ihr die Nadeln einzufädeln. Als sie merkte, daß ihr die Finger nicht mehr gehorchten, gab sie das Flicken ganz auf. Von da an mußten die Löcher in meinen Strümpfen und Hemden so lange warten, bis die immer erschöpfte Tante Rose an ihren wenigen freien Abenden Zeit zum Stopfen und Flicken fand. Über meine Versuche, mir das Nähen selbst beizubringen, lachte Babe nur. (Im Rückblick ist es kaum zu glauben, daß ich später Chirurg geworden bin; hätte Babe das noch erlebt, wäre sie sehr stolz, aber auch sehr erstaunt gewesen.)
Nach ein paar Jahren reichte Babes Augenlicht auch nicht mehr zum Abwaschen oder Fegen aus. Doch obwohl sie weder die Essensreste noch den Staub auf dem Boden sah, ließ sie sich diese Hausarbeiten nicht ausreden, so als wollte sie unbedingt einen Rest von Nützlichkeit behalten. Ihre hartnäckigen Versuche, weiterhin die Wohnung sauberzuhalten, gaben Anlaß zu täglichen Reibereien, und allmählich mußte sie das Gefühl bekommen, daß sie sich immer mehr von uns entfernte.
Mit dreizehn, vierzehn Jahren konnte ich an meiner Großmutter beobachten, wie die letzten Spuren ihrer kämpferischen Natur verschwanden und sie geradezu demütig wurde. Sie war immer sanft zu uns Kindern gewesen, doch Demut war etwas Neues. Vielleicht war es auch weniger Demut, als vielmehr eine Form des Rück-

zugs in sich selbst, als fügte sie sich in die Einsicht, daß ihre Kräfte immer mehr schwanden.

Dabei blieb es nicht. Babe wurde zunehmend unbeweglich und unsicher auf den Beinen. Schließlich schaffte sie es nicht mehr, nachts auf die Toilette zu gehen, und schlief von nun an mit einer großen, leeren Kaffeedose unter dem Bett. Fast jede Nacht weckten mich Geräusche, wenn sie im Dunkeln ungeschickt nach der Dose suchte oder wenn ihr dünner Strahl den Blechboden der Dose traf. Oft lag ich im morgendlichen Halbdunkel wach im Bett und lugte zu Babe hinüber, die in unbequemer Haltung neben ihrem Bett hockte. Mit der einen Hand hielt sie die Kaffeedose unter ihr Nachthemd, mit der anderen versuchte sie ihren wackeligen Körper gegen die Matratze abzustützen.

Damals verstand ich nicht, wieso Babe so oft nachts aufstehen und die Kämpfe mit der Kaffeedose austragen mußte. Erst viel später lernte ich, daß im hohen Alter das Fassungsvermögen der Harnblase beträchtlich abnimmt. Im Gegensatz zu vielen alten Menschen litt Babe aber nie an Inkontinenz, auch wenn es vermutlich ab und zu Vorfälle gegeben hat, von denen ich nichts erfahren habe. Erst in den letzten Monaten vor ihrem Tod verriet sie sich bisweilen durch einen schwachen Uringeruch, aber auch nur dann, wenn ich ganz in ihrer Nähe stand oder ihren gebrechlichen kleinen Körper in meine Arme nahm.

Babe verlor ihre letzten Zähne, als ich ein Teenager war. Sie hatte alle Zähne in einer Geldbörse gesammelt, die sie hinten in der obersten Schublade des Schreibtisches aufbewahrte, den sie mit Tante Rose teilte. Es gehörte zu den geheimen Ritualen meiner Kindheit, heimlich in der Schublade zu stöbern und mit leisem Schauder die zweiunddreißig gelblichweißen Zähne zu betrachten, von denen keiner dem anderen glich. Sie kamen mir vor wie kleine Meilensteine, die das langsame Altern meiner Großmutter und die Geschichte unserer Familie markierten.

Auch ohne Zähne schaffte es Babe, das meiste zu essen. Gegen Ende hatte sie aber auch dafür keine Kraft mehr, und ihre Ernährung ließ zu wünschen übrig. Die mangelnde Nährstoffzufuhr erhöhte noch den altersbedingten Muskelschwund, so daß sich ihre ganze Gestalt sichtbar veränderte. Aus der kräftigen, ein wenig untersetzten alten Dame wurde eine geschrumpfte, kleine Greisin. Ihre Falten wurden immer tiefer, ihre Hautfarbe zeigte überall die gleiche Blässe, ihre Gesichtshaut wirkte schlaffer denn je. Die Schönheit einer Dame der alten Welt, die sie sich bis ins neunte Lebensjahrzehnt hinein bewahrt hatte, schwand schließlich doch dahin.

Für vieles, was ich an meiner Großmutter in ihren letzten Lebensjahren beobachtete, gibt es einfache klinische Erklärungen, aber sie scheinen mir in mancher Hinsicht auch heute noch unbefriedigend. Gewiß spielen bestimmte Faktoren eine Rolle, etwa die verminderte Blutzufuhr zum Gehirn oder das altersbedingte Absterben von Gehirnzellen, ein Prozeß, der nur unter dem Elektronenmikroskop sichtbar gemacht werden kann. Aber wie nüchtern und distanziert klingt die rein biologische Beschreibung gerade jenes Organs, das einst eine Neunzigjährige in den Stand versetzte, klare und manchmal mutige Gedanken zu fassen. Auch die Arbeiten von Physiologen, Endokrinologen und Psychoneurologen und von Gerontologen, deren Disziplin sich in stürmischer Entwicklung befindet, können dazu beitragen, zu erklären, was sich vor meinen jugendlichen Augen abspielte. Doch gerade das Schauen ist es, was unsere ganze Aufmerksamkeit verdient, denn es enthüllt uns einen Pro-

zeß, an dem wir alle teilhaben. Wir können uns diesem Prozeß nicht entziehen, und dennoch versucht etwas in uns die Tatsache zu verdrängen, daß auch wir altern. Etwas in uns stemmt sich dagegen, daß unser Körper dem gleichen Prozeß unterliegt, der uns einmal zu Vergreisung und Tod führt.
Im Gehirn meiner Großmutter waren schon lange vor dieser Zeit Zellen abgestorben, so wie auch in mir Zellen absterben und in jedem anderen Menschen ebenfalls. Nur war meine Großmutter damals schon viel älter als ich heute, und sie hatte bereits den Rückzug aus der Welt angetreten. Deshalb verband sich der Zellenschwund bei ihr mit offenkundigen Verhaltensänderungen. Wie alle alten Leute wurde sie immer vergeßlicher und reagierte verärgert, wenn man sie daran erinnerte. Sie, die für ihre Offenheit im Umgang mit Menschen bekannt war, zeigte sich gereizt und ungeduldig gegenüber Personen, die nicht zum engen Familienkreis gehörten. Sie schien dann zum Leben zu erwachen, wenn sie Personen beleidigen konnte, die sich in der Vergangenheit ihrer Führung anvertraut hatten. Dann kam die Zeit, da sie auch in Gesellschaft nur noch still dasaß. Sie sprach nur noch, wenn es unbedingt sein mußte, und ohne rechte Anteilnahme.
Am auffälligsten war ihr langsamer Rückzug aus der Welt der anderen (freilich nur im nachhinein betrachtet, wie ich gestehen muß). In meiner Kindheit und sogar noch in meiner Teenagerzeit ging meine Großmutter an hohen Feiertagen zum Beten in die Synagoge. Mochte der Weg zur fünf Blöcke weiter gelegenen Synagoge auch noch so beschwerlich sein, sie pilgerte unbeirrt über das schadhafte Pflaster der Bronx, das Gebetbuch fest unter den Arm geklemmt, damit ihr nicht die Sünde unterlief, es auf den Boden fallenzulassen. Meine Auf-

gabe war es, sie dorthin zu begleiten. Wie sehr bereue ich heute jedes Wort der Klage, wie wünsche ich mir, ich hätte mich nicht bisweilen, nein sogar oft geschämt, mit dieser alten, schlurfenden Frau im schwarzen Kopftuch gesehen zu werden, diesem Relikt der schon längst untergegangenen Kultur des Schtetls, auch wenn sie sich hartnäckig weigerte, dies zur Kenntnis zu nehmen. Die Großeltern der anderen Kinder schienen soviel jünger, sie sprachen Englisch und waren unabhängig – meine Großmutter hingegen blieb der verschwundenen Welt des osteuropäischen Judentums verhaftet. Mehr noch, sie erinnerte mich an meinen Konflikt mit den emotionsgeladenen Resten einer Kultur, die ich heute euphemistisch mein Erbe nenne.

Mit der freien Hand hielt sich Babe an meinem Arm fest, manchmal klammerte sie sich auch an meinen Ärmel. So gingen wir geradezu beängstigend langsam durch die Straßen, dann die Treppe hinunter in den Betsaal der Synagoge (unsere Familie betete auf den billigsten Plätzen, und selbst die waren für uns noch teuer) und schließlich zu ihrem Platz neben anderen Frauen, die wir »älter« nannten, von denen aber nur wenige ebenso verstörend fremd oder abgehärmt aussahen wie sie. Dann verließ ich sie gewöhnlich. Sie beugte sich sogleich über das alte, tränengetränkte Buch, aus dem sie schon als Mädchen gebetet hatte. Die Gebete waren in Hebräisch und Jiddisch gedruckt, aber sie betete nur nach dem jiddischen Wortlaut, denn das war die einzige Sprache, die sie verstand. Während der ganzen langen Feiertagsliturgie sprach sie leise die vorgeschriebenen Worte. Mit jedem Jahr machte ihr das Lesen mehr Mühe, bis sie es am Ende nicht mehr konnte. Etwa fünf Jahre vor ihrem Tod schaffte Babe den Weg zur Synagoge nicht mehr, selbst wenn beide Enkel sie stützten. Dank ihrem immer noch intakten Langzeitgedächtnis rezitierte sie die Liturgie nun zu Hause, am offenen Fenster sitzend, wie sie es jeden Samstagmorgen all die Jahre lang getan hatte. Nach ein paar Jahren wurde ihr auch das zuviel. Die Sätze in ihrem Gebetbuch konnte sie kaum noch entziffern, und allmählich ließ sie auch ihr Gedächtnis für die Gebete im Stich. Schließlich hörte sie auf zu beten.

Mit dem Beten gab Babe fast alles andere auch auf. Sie aß kaum noch, verbrachte den größten Teil des Tages ruhig am Fenster sitzend und sprach manchmal vom Sterben. Aber sie war nicht krank. Gewiß hätte ein eifriger Arzt auf ihre Herzinsuffizienz und eine wahrscheinlich ebenfalls vorhandene Atherosklerose verweisen können. Vielleicht hätte er auch ein Digitalispräparat verschrieben. Mir scheint das allerdings genauso fragwürdig, wie wenn man dem Verschleiß ihrer Gelenke mit dem medizinischen Ausdruck Osteoarthrose mehr Würde hätte verleihen wollen. Natürlich hatte sie Osteoarthrose, und natürlich war ihr Herz chronisch insuffizient, aber nur, weil die Bolzen und Schrauben unter der Last der Jahre verschlissen waren. Babe war in ihrem ganzen Leben nie krank gewesen.

Statistiker und Kliniker bestehen auf präzisen Bezeichnungen, wenn ein schwacher Kreislauf oder ein altes Herz schließlich zum Tod führen. Das kann ich als Arzt auch akzeptieren, wenn damit nicht der Anspruch verbunden ist, daß mit der medizinischen Etikettierung aus einem natürlichen biologischen Zustand eine Krankheit wird. Wie die Nervenzellen können sich auch die Muskelzellen nicht reproduzieren, sie verschleißen mit zunehmendem Alter und sterben schließlich ab. Die biologischen Prozesse, die das ganze Leben über für den Ersatz von absterbenden Strukturen innerhalb der Zelle sorgen, können ihre Aufgabe nicht mehr erfüllen. Der

Mechanismus, dank dem regenerierte Teile der Zellmembran oder der interzellulären Strukturen an die Stelle abgestorbener oder abgenutzter Abschnitte treten können, funktioniert schließlich nicht mehr. Nach lebenslanger Aktivität erlöschen die regenerierenden Kräfte der Nerven- und Muskelzellen. Statt dessen gewinnt jener Prozeß die Oberhand, mit dem das Altern das eigentliche Ziel erreicht: die Zerstörung des Individuums. Wie die Zähne meiner Großmutter hören die Zellen des Herzmuskels eine nach der anderen auf zu leben, und das Herz verliert an Kraft. Der gleiche Prozeß läuft im Gehirn und im übrigen Nervensystem ab. Selbst das Immunsystem ist gegen das Altern nicht immun.
Biochemische Veränderungen innerhalb der Zelle führen zu sichtbaren Ergebnissen, wenn die Funktion ganzer Organe betroffen ist. Die Pumpleistung des Herzens nimmt im Ruhezustand langsam ab. Wenn körperliche Anstrengung oder Aufregung das Herz unter Streß setzen, kann es nicht mehr so rasch schlagen, daß eine ausreichende Durchblutung von Armen, Beinen, Lunge und den anderen Organen gewährleistet ist. Die maximale Schlagfrequenz, die ein vollkommen gesundes Herz erreichen kann, verringert sich jährlich um einen Schlag. Als Faustregel kann gelten, daß die Zahl 220 minus das jeweilige Alter die maximal erreichbare Schlagfrequenz ergibt. Mit fünfzig kann ein Herz wahrscheinlich nicht mehr als 170 Schläge pro Minute ausführen, auch wenn es noch so sehr unter Streß gesetzt wird. Das sind nur einige Beispiele, wie der alternde Herzmuskel immer mehr die Fähigkeit verliert, die vielfältigen Anforderungen des Alltagslebens zu erfüllen.
Das Blut zirkuliert in den Gefäßen langsamer. Die linke Herzkammer braucht länger für eine Füllung und entspannt sich nach einer Kontraktion länger. Der Herz-

schlag treibt weniger Blut aus als noch im Jahr zuvor, und selbst das Volumen der gefüllten Kammer wird kleiner. Vielleicht als Ausgleich für diesen Mangel steigt oft der Blutdruck. Zwischen dem sechzigsten und achtzigsten Lebensjahr nimmt er um 20 mmHg zu. Ein Drittel aller Personen über fünfundsechzig leidet an überhöhtem Blutdruck. Nicht allein der Herzmuskel, auch das Erregungsleitungssystem läßt mit zunehmendem Alter nach. Bei einem Fünfundsiebzigjährigen kann der Sinusknoten bis zu 90 Prozent seiner Zellen eingebüßt haben; das His-Bündel enthält weniger als die Hälfte seiner ursprünglichen Fasern. Mit dem Verlust an Muskeln und Nerven gehen Veränderungen einher, die an der Herzstromkurve eines EKGs leicht ablesbar sind.

Je mehr die Pumpe altert, desto dicker werden die Kammerwände und Ventile. Kalkablagerungen bilden sich im Muskel und an den Ventilen; das Myokard verfärbt sich gelbbraun, da sich Lipofuscin, ein Alterspigment, im Gewebe einlagert. Das Herz verrät sein Alter wie das von Wind und Wetter gegerbte Gesicht eines alten Seemanns. Auch für diese Veränderungen stehen selbstverständlich Krankheitsbezeichnungen bereit. Herzinsuffizienz ist bei Personen über fünfundsiebzig zehnmal häufiger als bei Personen zwischen fünfundvierzig und fünfundsechzig. Deswegen konnte ich so leicht Dellen in die hautnahen Gewebe meiner Großmutter drücken, und ohne Zweifel war dies auch die Ursache ihrer Kurzatmigkeit. Vermutlich deshalb äußert sich ein Herzanfall bei älteren Patienten auch als schwerer Infarkt und nicht in der sonst typischen Form anhaltender heftiger Brustschmerzen.

Nicht nur das Herz selbst, auch die Blutgefäße zeigen Altersveränderungen. Die Innenwände der Arterien werden dicker und damit unelastischer. Sie können sich nicht mehr zusammenziehen und dehnen wie in einem jugendlichen Körper. Folglich wird es für den Körper immer schwieriger, das zur Versorgung von Muskeln und Organen nötige Blutvolumen bedarfsgerecht zu regeln. Zudem schreitet die Atherosklerose mit jedem Jahr weiter fort. Auch ohne zusätzliche Belastung durch hohe Cholesterinwerte, Tabakkonsum oder Diabetes – Faktoren, die atherosklerotische Veränderungen auch in jüngeren Jahren verursachen – verengen sich die Arterienwände, weil aus dem ständigen, jahrzehntelangen Kontakt mit dem zirkulierenden Blut immer mehr Atherome entstehen.

Schon lange vorher erhalten die Organe weniger Nahrung, als sie zur Erfüllung ihrer Aufgaben eigentlich brauchen. Die Blutzufuhr zu den Nieren beispielsweise verringert sich mit jedem Jahrzehnt ab dem vierzigsten Lebensjahr um 10 Prozent. Zwar geht die Funktionsminderung der Organe nur zum Teil auf die nachlassende Herzleistung und verengte Blutgefäße zurück, aber diese Faktoren verschärfen die altersbedingten Veränderungen in den Nieren selbst. Im Alter zwischen vierzig und achtzig verliert eine normale Niere rund 20 Prozent ihres Gewichts und verödet in manchen Bezirken. Wenn sich obendrein die feinen Blutgefäße innerhalb der Niere verengen, nimmt der Blutfluß weiter ab. Das kann zur Zerstörung von Harnfiltern führen, die für die wichtigste Funktion der Niere, das Ausscheiden von Schlacken, Säuren und Salzen, verantwortlich sind. Im Alter kann die Hälfte der Harnfilter absterben.

Solche Veränderungen in der Struktur verringern die Leistungsfähigkeit der Niere. Mit zunehmendem Alter verliert sie die Fähigkeit, überschüssiges Kochsalz auszuscheiden bzw. den Stoff im Körper zurückzuhalten, wenn er gebraucht wird. Alte Menschen leiden daher oft an einem unstabilen Wasser- und Salzhaushalt mit der Folge, daß sich das Risiko eines Herzversagens oder der Dehydrierung des Körpers vergrößert. Kardiologen müssen deshalb einen heiklen Kurs steuern zwischen der Scylla des Herzversagens, induziert durch überhöhten Kochsalzgehalt, und der Charybdis der Austrocknung alten Gewebes.

Alle diese Störungen erhöhen das Risiko des Nierenversagens. Auch wenn es nicht zum akuten Versagen kommt, sondern nur zu einer Unterfunktion der Niere, erholt sich ein altes Organ viel langsamer als ein jugendliches. Die Altersniere ist streßanfällig: Tod durch Nierenversagen ist eine verbreitete Todesursache bei Menschen, die durch ein anderes Leiden wie etwa Krebs im Endstadium oder einen Leberschaden geschwächt sind. Die nicht ausgeschiedenen Giftstoffe stauen sich im Blut; andere Organe, vor allem das Gehirn, werden geschädigt. In solchen Fällen ist der Tod durch Blutharnvergiftung oder Urämie, dem oft ein Koma vorangeht, unausweichlich. Urämische Patienten sterben gewöhnlich an Herzrhythmusstörungen, weil die Nieren dem Blut das überschüssige Kalium nicht mehr entziehen können. Ein Nierenversagen stellt sich meist allmählich ein, dann aber kommt der Tod blitzartig in Form von Herzrhythmusstörungen. Den Opfern bleibt dann keine Zeit für letzte Worte oder Versöhnungen am Sterbebett.

Obwohl altersbedingte Veränderungen im Harnsystem vor allem in den Nieren auftreten, kann auch die Blase in Mitleidenschaft gezogen werden. Die Harnblase ist ein mit Schleimhaut ausgekleideter Hohlmuskel. Mit zunehmendem Alter verliert der Muskel seine Dehnbarkeit und kann nicht mehr soviel Urin wie früher fassen. Alte Menschen müssen ihre Blase öfter entleeren als junge, deswegen stand meine Großmutter nachts ein- oder zweimal auf und mühte sich im Dunkeln mit ihrer Kaffeedose ab.

Im Alter setzt oft auch die erlernte Kontrolle der Blasenentleerung aus, wenn die Koordination zwischen dem Hohlmuskel und den Schließmuskeln, die das Austreten des Urins verhindern, gestört ist. Die daraus resultierende Inkontinenz kann für manche alte Menschen weitreichende Folgen haben, wenn Infektionen, Prostataleiden, psychische Störungen oder Probleme bei der Medikamentengabe hinzutreten. Kann die Blase nicht vollständig entleert werden, kommt es leicht zu Infektionen der Harnwege, die gerade bei geschwächten alten Menschen hohe Risiken bergen.

Wie der Herzmuskel können sich auch Gehirnzellen nicht reproduzieren. Sie leben nur deshalb jahrzehntelang, weil ihre Strukturkomponenten immer wieder ausgetauscht werden. Innerhalb der Zelle ist so etwas wie ein Reparaturdienst tätig, der Verschleißteile, denen die Zellbiologen so merkwürdige Bezeichnungen wie Organellen, Enzyme und Mitochondrien gegeben haben, immer wieder auswechselt. Wie der ganze Körper hat auch jede Zelle ihre Äquivalente für die Schrauben und Rädchen, von denen Thomas Jefferson sprach. Funktioniert der Reparaturdienst nicht mehr richtig, dann überlebt die Nerven- oder Muskelzelle den ständigen Verlust wichtiger Komponenten nicht.

Der Reparaturdienst innerhalb der Zelle ist auf die Mitwirkung bestimmter Molekularstrukturen angewiesen. Doch die Moleküle haben in biologischen Systemen eine begrenzte Lebensdauer. Ist sie erreicht, verändern sie sich durch die ständige Kollision miteinander so sehr, daß sie keine neuen Ersatzteile hervorbringen können. Sind sie verschlissen, kann auch die Gehirnzelle, der sie dienen, nicht mehr weiterleben. Diesen biochemischen

Prozeß nennen die Biologen Zellaltern. Die Zelle stirbt langsam und ihre Nachbarn mit ihr. Ist ein bestimmtes Ausmaß erreicht, zeigt das Gehirn altersbedingte Ausfallerscheinungen.
Nach dem fünfzigsten Lebensjahr verliert das Gehirn alle zehn Jahre 2 Prozent seines Gewichts. Bei Babes Tod mit siebenundneunzig Jahren wog ihr Gehirn also rund 10 Prozent weniger als zum Zeitpunkt ihrer Ankunft in Amerika. Die Gyri, jene Windungen der Großhirnrinde, in denen sich die für unser Wahrnehmen und Denken entscheidenden Aktivitäten abspielen, schrumpfen am meisten. Gleichzeitig verbreitern sich die Furchen zwischen ihnen, ebenso die mit Gehirn-Rückenmarks-Flüssigkeit gefüllten Kammern tief in der Hirnsubstanz, die sogenannten Hirnventrikel. Gleichsam als äußeres Zeichen der biologischen Alterung tritt auch hier Lipofuscin auf und gibt den Zellen der weißen und grauen Substanz eine cremig-gelbe Färbung, die mit zunehmendem Alter dunkler wird. Auch das Altern hat seine eigentümliche Farbe.
Sind diese Veränderungen schon mit unbewehrtem Auge zu erkennen, so zeigt die mikroskopische Untersuchung das ganze Ausmaß der Gehirnschrumpfung. Besonders auffällig ist die Abnahme der Nervenzellen oder Neuronen als Folge des versagenden Reparaturdienstes in der Zelle. Die Vorgänge in der Großhirnrinde sind repräsentativ für das Ganze. Die im Stirnlappen gelegenen motorischen Zentren verlieren zwischen 20 und 50 Prozent ihrer Neuronen; das Sehzentrum im Hinterhauptslappen verliert rund 50 Prozent; die an der Grenze zwischen Stirn- und Scheitellappen gelegene Körperfühlsphäre verliert ebenfalls rund 50 Prozent. Glücklicherweise haben die Zentren für höhere intellektuelle Leistungen einen erheblich geringeren Zellverlust zu verschmerzen,

und vieles scheint dank Überlappung und Redundanz ausgeglichen zu werden. Möglicherweise erhöhen die verbliebenen Neuronen auch ihre Leistung, jedenfalls bleibt die Fähigkeit zum Denken und Urteilen bei den meisten Menschen bis ins hohe Alter ungeschmälert erhalten.

Die Ergebnisse der jüngsten Forschung legen sogar den Schluß nahe, daß bestimmte Neuronen der Großhirnrinde in reiferen Jahren zahlenmäßig zunehmen, und diese Zellen befinden sich gerade in den Zentren, die für die höheren intellektuellen Leistungen zuständig sind. Berücksichtigt man weiterhin die Beobachtung, daß die faserartigen Fortsätze oder Dendriten vieler Neuronen auch bei alten Menschen noch wachsen, sofern diese nicht an der Alzheimerschen Krankheit leiden, so drängen sich interessante Schlußfolgerungen auf: Neurologen könnten eine wissenschaftliche Erklärung für die sogenannte Altersweisheit gefunden haben, die wir uns alle für unseren Lebensabend wünschen.

Von diesen eng umschriebenen Bezirken abgesehen, verliert die Großhirnrinde nicht nur Neuronen; fast alle verbleibenden Neuronen zeigen eine verringerte Leistungsfähigkeit. Im Alltag können wir dies an den langsameren Bewegungen unserer älteren Mitmenschen und relativ früh auch an uns selbst beobachten. Das Gehirn arbeitet langsamer und braucht auch mehr Zeit, um sich von Schäden an seiner biologischen Substanz zu erholen – besonders von solchen, die sein Überleben in Frage stellen.

Besonders gefährlich sind Durchblutungsstörungen. Wird die Blutzufuhr zu bestimmten Bezirken des Gehirns unterbrochen (eine Katastrophe, die gewöhnlich plötzlich eintritt), kommt es zur Dysfunktion oder zum Absterben der Nervenzellen, die von der verstopften Arterie versorgt wurden. Das ist die eigentliche Bedeutung des Ausdrucks »Schlaganfall«. Schlaganfälle können vielerlei Ursachen haben, aber der häufigste ist bei älteren Menschen ein atherosklerotischer Verschluß von Zweigen der beiden großen Blutgefäße, die das Gehirn versorgen, der rechten und der linken inneren Halsschlagader. Annähernd 20 Prozent der Schlaganfallopfer, die ins Krankenhaus eingeliefert werden, sterben kurz nach dem ersten Anfall, weitere 30 Prozent bleiben bis zu ihrem Tod auf ständige Pflege angewiesen.

Zwar prangen auf den Totenscheinen der Opfer oft gewichtige Ausdrücke wie »zerebraler Insult« oder »akuter Hirninfarkt«, doch nicht die exakte medizinische Bezeichnung ist das wirklich Aufschlußreiche, sondern die Zahl, die unter der Rubrik »Alter« steht: fast immer ist sie hoch. Männer und Frauen über fünfundsiebzig erleiden zehnmal häufiger einen Schlaganfall als solche zwischen fünfundfünfzig und neunundfünfzig.

Tatsächlich stand »akuter Hirninfarkt« auf dem Totenschein meiner Großmutter. Heute weiß ich es besser, und auch schon damals war ich nicht überzeugt. Zwar erläuterte der Arzt, was dieser Ausdruck bedeutet, doch seine Diagnose leuchtete mir nicht ein, heute weniger denn je. Hätte er mit »akuter Hirninfarkt« das Ereignis lediglich benennen wollen, das Babe den Tod brachte, so wäre ich einverstanden gewesen. So aber schien er mir weismachen zu wollen, daß die Entwicklung, die ich über achtzehn Jahre lang verfolgt hatte, ihr Ende in einer akuten, genau definierten Krankheit gefunden habe, und das war für mich nicht nachvollziehbar.

Dies ist kein müßiger Streit um Worte. Hinter dem Unterschied zwischen Hirninfarkt als todbringendem Ereignis und dem Hirninfarkt als Todesursache verbirgt sich der grundlegende Unterschied zweier Weltanschauungen: Soll man sich weiterhin den ehernen Gesetzen unserer biologischen Existenz fügen oder soll es zum Feld der Wissenschaft gehören, auch mit jenen Mächten zu ringen, die für die Einhaltung der Grenzen unserer menschlichen Lebensform und unserer Kultur bürgen? Ich bin kein weltfremder Natürlichkeitsapostel – ich begrüße die Errungenschaften der modernen Wissenschaft. Ich plädiere nur dafür, daß wir unser vermehrtes Wissen auch mit gewachsener Einsicht nutzen. Im siebzehnten und achtzehnten Jahrhundert sprachen die ersten Vertreter der experimentellen Methode und der exakten Wissenschaften von der »Ökonomie der Lebewesen« und von der »Ökonomie der Natur« schlechthin. Wenn ich sie recht verstehe, so meinten sie damit das Gesetz, das den Fortbestand der Erde und aller Lebensformen garantiert. Dieses Gesetz, so will es mir scheinen, folgt dem gleichen darwinistischen Prinzip des Kampfes ums Überleben, das auch für die einzelnen Tier- oder Pflanzenarten gilt. Wenn das Leben auf unserem Planeten fortbestehen soll, darf die Menschheit nicht das Gleichgewicht – oder die Ökonomie – dadurch stören, daß sie gerade an dem wichtigsten Element herumexperimentiert, nämlich der ständigen Erneuerung und Auffrischung des Lebens innerhalb der Grenzen jeder Art. Tier- und Pflanzenarten können sich nur unter der Voraussetzung erneuern, daß die Individuen den Tod erleiden. Nichts anderes meint der Kreislauf der Natur. Diese Abfolge von Tod und Leben hat nichts Pathologisches, vielmehr ist sie geradezu das Gegenteil des Kranken. Wenn daher ein natürlicher Prozeß mit dem Namen einer Krankheit belegt wird, ist das bereits der erste Schritt dahin, Abhilfe schaffen und so dem Prozeß entgegenarbeiten zu wollen. Dem natürlichen Prozeß entgegenarbeiten heißt aber, den Fortbestand der ganzen

Schöpfung untergraben, denn dieser Prozeß ist letztlich Ausdruck eines universalen Gesetzes.
Weil es dieses Gesetz gibt, mußte Babe sterben, wie auch wir alle einmal sterben müssen. Ich hatte miterlebt, wie die Lebenskraft meiner Großmutter immer schwächer wurde, und ich war auch zugegen, als der Tod zum erstenmal mit Macht nach ihr griff. Es war frühmorgens an einem ganz gewöhnlichen Tag. Nach dem Frühstück saß ich noch am Küchentisch und las den Sportbericht der Tageszeitung, als mir plötzlich auffiel, wie merkwürdig Babe die Krümel vom Tisch zu wischen versuchte. Wir wußten längst, daß solche Hausarbeiten eigentlich über ihre Kräfte gingen, aber sie ließ sie sich nicht ausreden. Deshalb erledigte immer einer von uns, kaum war Babe mühsam aus dem Raum gegangen, die Arbeit, die sie unzureichend verrichtet hatte. Doch als ich an diesem Morgen von der Zeitung aufblickte, sah ich, daß ihre ausholenden Armbewegungen unkontrollierter waren als sonst. Die Hand bewegte sich zunächst kreisend, dann nur noch ziellos hin und her, ohne mit dem feuchten Lappen irgend etwas aufzuwischen. Babe sah starr geradeaus, als schaue sie durch das Fenster hinter mir nach draußen. Aus ihren Augen, die offensichtlich nichts mehr wahrnahmen, sprach dumpfe Teilnahmslosigkeit, ihre Miene war ohne Ausdruck. Selbst ein regloses Gesicht läßt immer noch etwas erkennen, doch als ich meine Großmutter so vollkommen geistesabwesend sah, wußte ich auf einmal, daß ich sie für immer verloren hatte. Ich rief noch »Babe, Babe«, aber es war schon zu spät. Sie hörte mich nicht mehr. Der Lappen fiel ihr aus der Hand, und sie glitt lautlos zu Boden.
Ich eilte zu ihr und rief sie beim Namen, aber alles Rufen war vergeblich. Damals begriff ich nicht, was eigentlich vor sich ging. Es gelang mir, sie vom Boden aufzuheben

und in das Zimmer zu tragen, das wir miteinander teilten. Dort legte ich sie auf mein Bett. Sie atmete laut schnarchend. Beim Ausatmen kam die Luft in langen kräftigen Stößen nur aus einem Mundwinkel und blähte die Wange wie ein nasses Segel. Ich erinnere mich nicht mehr, welche Seite es war, aber eine Hälfte ihres Gesichts wirkte schlaff und leblos. Ich stürzte zum Telefon und benachrichtigte einen Arzt, der seine Praxis ganz in der Nähe hatte. Dann rief ich meine Tante Rose in der Kleiderfabrik in der Seventh Avenue an. Rose traf noch vor dem Arzt ein, der sich nicht so rasch von seinem Wartezimmer voller Patienten lösen konnte. Wir wußten alle, daß er nichts mehr für meine Großmutter tun konnte. Als er schließlich kam, sagte er, Babe habe einen Schlaganfall erlitten und werde nur noch wenige Tage leben.

Doch sie strafte den Doktor Lügen. Sie hielt durch und wir mit ihr, keiner ließ sie im Stich – das war für uns alle selbstverständlich. Babe blieb in meinem Bett, Tante Rose nahm das Doppelbett, das sie mit ihrer Mutter geteilt hatte, und Harvey stellte mir sein Klappbett zur Verfügung, auf dem er sonst im Zimmer meines Vaters schlief. Damit blieb für ihn kein Bett mehr übrig, weshalb er die folgenden zwei Wochen auf dem Wohnzimmersofa schlafen mußte.

In den folgenden achtundvierzig Stunden wurden wir Zeugen eines Ereignisses, das unter den vielen Grausamkeiten, mit denen das Leben sich von seinen ältesten Freunden trennt, vielleicht am entmutigendsten ist. Babes geschwächtes Immunsystem und ihre verbrauchte alte Lunge hatten dem Ansturm der Bakterien nichts entgegenzusetzen. Das Immunsystem ist der unsichtbare Schild, der uns gegen die Angriffe potentiell lebensbedrohender äußerer Feinde schützt, die für das unbewehrte Auge ebenfalls unsichtbar sind. Ohne unser Wissen und bewußtes Mittun passen sich die Immunstrukturen der Zelle den ständig wechselnden Lebensumständen und ihren unsichtbaren Gefahren an. Die Natur als unser stärkster Schild, aber auch unser stärkster Gegner hat uns mit Abwehrkräften gewappnet, damit wir der Auseinandersetzung mit unserer Umwelt, die ja auch ein Teil der Natur ist und als solcher weiterexistieren soll, gewachsen sind. Wie alle anderen Lebewesen müssen auch wir uns den Gefahren des Kampfes ums Dasein stellen. Mit zunehmendem Alter wird unser Immunpanzer jedoch löcherig, denn das Immunsystem ist wie alles an unserem Körper dem Verschleiß ausgesetzt.

Die Schwächung des Immunsystems hat die besondere Aufmerksamkeit der gerontologischen Forschung auf sich gezogen. Gerontologen haben Defekte bei der Abwehrreaktion alter Menschen festgestellt, sogar Defekte beim Mechanismus der Identifizierung der Antigene. Schädliche Stoffe gelangen leichter in den Körper, da sie der Aufmerksamkeit der gealterten Immunwächter entgehen; sind sie erst einmal eingedrungen, überwältigen sie die geschwächten Verteidiger. In Babes Fall hieß das Ergebnis Lungenentzündung.

William Osler war gespaltener Meinung über die Lungenentzündung bei alten Menschen. In der ersten von insgesamt vierzehn Auflagen seines Standardwerks *Lehrbuch der internen Medizin* nennt er sie den »Erzfeind des hohen Alters«, doch später gelangt er zu einer konträren Einschätzung: »Man hat die Lungenentzündung den Freund des Greisenalters genannt. Von der akuten, kurzen, meist schmerzlosen Krankheit hinweggerafft, entgeht der Greis dem für ihn und die Umgebung so traurigen unaufhaltsamen Verfall.«

Ich kann mich nicht erinnern, ob der Arzt Penicillin verschrieb, um den »Freund des Greisenalters« zu bekämpfen, doch ich bezweifle es. Aus Motiven, die vielleicht selbstsüchtig waren, wollte ich nicht, daß Babe starb, und alle anderen Familienmitglieder dachten ebenso. Der Arzt war sicherlich realistischer und auch weiser als wir, die wir sie nicht gehen lassen wollten.
Babe fiel in einen komatösen Zustand und verlor dabei auch ihren Hustenreflex. Sie konnte sich nicht von dem zähen Schleim befreien, der bei jedem Atemzug für ein röchelndes Geräusch in der Luftröhre sorgte. Harvey ging zum Drugstore an der Ecke und entdeckte dort eine Vorrichtung, mit der der zunehmend eitrige Schleim abgesaugt werden konnte, der aus Babes Lunge aufstieg und das fatale Röcheln hervorrief. Die Vorrichtung bestand aus einem Glaszylinder mit zwei Mündungen, an die jeweils ein Stück Gummischlauch angeschlossen war. Harvey führte ein Schlauchende in Babes Luftröhre, das andere Ende steckte er sich in den Mund, dann saugte er den angesammelten Schleim ab. Tante Rose brachte es nicht über sich, an dem Schlauch zu saugen, und auch ich konnte es nur ab und zu. So erwies Harvey seiner Babe diesen Liebesdienst, oder zumindest glaubten wir, daß es ein solcher sei.
So kam es, daß Babe dank vereinter Anstrengungen und wohl auch, weil der Todesengel seine Meinung geändert hatte (für mich war er eine Schimäre, für gläubige Menschen aus der Alten Welt aber eine ernstzunehmende Realität), schließlich die Lungenentzündung und auch den Schlaganfall überlebte. Vielleicht haben unsere Tränen und Gebete mehr geholfen als Harveys Saugvorrichtung aus dem Drugstore und die letzten Kräfte des Immunsystems unserer Großmutter. Jedenfalls erwachte sie wieder aus dem Koma, erlangte den größten Teil ih-

rer Sprache und einen kleinen Teil ihrer Beweglichkeit wieder und lebte noch ein paar Monate, allerdings mehr für sich als für uns. Dann aber blieb ihre Lebensuhr endgültig stehen. An einem kalten Freitagmorgen im Februar erlag sie einem zweiten Schlaganfall. Gemäß jüdischem Gesetz wurde ihr toter Körper noch am späten Nachmittag desselben Tages bestattet.

Ich habe ein, wie manche es nennen, fotografisches Gedächtnis. Zwar läßt es mich manchmal gerade dann im Stich, wenn ich es am nötigsten brauche, aber meist leistet es mir beim Erinnern meines Lebens gute Dienste. Auf einige Bilder aus meinem reichen Gedächtnis würde ich allerdings lieber verzichten. Eines davon ist die Erinnerung an den achtzehnjährigen jungen Mann, der allein am offenen Sarg einer alten Frau steht, die er kaum wiedererkennt, obwohl er keine zwölf Stunden vorher unter Tränen ihre leblose Wange geküßt hat. Der Leichnam im Sarg sah so gar nicht der Babe ähnlich, die ich mein Leben lang gekannt habe. Ein zusammengekrümmtes Etwas, weiß wie Wachs, ein Körper, aus dem das Leben gewichen war.

Heutzutage sind Ärzte gewohnt, sich nur mit dem Leben und den lebensbedrohenden Krankheiten zu befassen. Selbst Pathologen, die Leichenöffnungen vornehmen, suchen nach Anhaltspunkten für künftige Therapien, die den Lebenden zugute kommen sollen. Im großen und ganzen stellen sie also die Uhr ein paar Stunden oder Tage bis zu dem Zeitpunkt zurück, als das Herz noch geschlagen hat, um herauszufinden, welches Ereignis den Tod des Patienten herbeigeführt haben könnte. Die wenigen, die eine klare Vorstellung vom Tod haben, sind gemeinhin Philosophen und Dichter, aber nicht Ärzte. In der Vergangenheit hat es allerdings Ärzte gegeben, die ein Verständnis dafür hatten, daß der Tod und seine Fol-

gen Teil der Conditio humana sind und daher durchaus die Aufmerksamkeit des Arztes verdienen.
Zu diesen Männern gehörte Thomas Browne. Er lebte in jenem staunenswerten siebzehnten Jahrhundert, in dem das wissenschaftliche Denken und die induktive Methode auch das Denken der gebildeten Laien beeinflußte und sie an den Wahrheiten zweifeln ließ, die ihren Vätern noch so teuer gewesen waren. Im Jahr 1643 veröffentlichte Browne sein Büchlein *Religio Medici. Ein Versuch über die Vereinbarkeit von Vernunft und Glauben,* ein kleines Juwel der kontemplativen Literatur. Er selbst nannte es »eine Übung zum eigenen Gebrauch«. Dem Essay wird gewöhnlich eine Sammlung von Beobachtungen beigegeben, die der Verfasser über das Sterben eines Mannes angestellt hat. Unter dem Titel »Brief an einen Freund« schreibt er: »Am Ende war er nur noch halb so groß und ließ vieles von sich zurück, das er nicht mitnehmen konnte.« Wie oft habe ich mit Familien am Totenbett gestanden und miterlebt, daß sie diesen Prozeß nicht wahrhaben wollten, der sich vor ihren Augen in oft erschreckender Weise abspielte. Sie fragen sich, warum alles so ganz gegen ihre Erwartung abläuft und warum offenbar nur sie allein solches Leid zu tragen haben. Ein solches beispielloses Leid war es, das ich bei Babes Tod empfand und das sich auch später immer wieder bei der Erinnerung an den so fremden Körper im Sarg einstellte.
Das Leben erfüllt Organe und Gewebe mit pulsierender Energie und unser Bewußtsein mit dem Stolz darauf, lebendig zu sein. Wenn es uns verläßt, mit einem Knall wie bei Irv Lipsiner oder mit einem langen Seufzer wie bei Babe, bleiben wir oft mit einem Objekt von befremdender Unwirklichkeit zurück. Als Charles Lamb den Leichnam des beliebten englischen Schauspielers R.

W. Elliston sah, war er so erschüttert, daß er später schrieb: »Beim Allmächtigen, wie klein Ihr scheint. So werden wir alle aussehen, Könige oder Kaiser, wenn wir von allem entblößt unsere letzte Reise antreten.« Browne selbst schrieb: »Wahrhaftig, ich fürchte den Tod nicht so sehr, als ich mich seiner schäme. Es ist der wahre Schimpf und Ruin unserer Natur, der uns in einem Augenblick so entstellen kann, daß unsere nächsten Freunde, ja unser Weib und Kind beklommen stehen und vor uns zurückweichen.«

Thomas Brownes oder Charles Lambs Worte hätten mich am Sarg meiner Großmutter trösten können. Vieles wäre an jenem Tag für mich leichter und die Erinnerung wäre weniger qualvoll gewesen, hätte ich damals gewußt, daß nicht nur meine Großmutter kleiner wurde, sondern jeder Verstorbene. Wenn der Geist den Körper verläßt, gehen mit ihm auch die schwellenden Kräfte des Lebens. Was bleibt, ist ein seelenloses Bündel aus Fleisch und Knochen, das an unserem Menschsein nur den geringsten Anteil hat.

Hätte ich damals Brownes Buch gekannt, wäre mir im Rückblick auf die letzten Jahre meiner Großmutter wohl die Erkenntnis gekommen, wie sehr das Sterben eine alle Menschen verbindende Erfahrung ist. Wenige Seiten vor der oben zitierten Stelle steht zu lesen: »Wieviel Mühsal und Schmerzen es uns kostet, auf die Welt zu kommen, wissen wir nicht, aber sie wieder zu verlassen ist verbürgtermaßen keine Kleinigkeit.«

IV

Wege alter Menschen in den Tod

Meine Großmutter hatte sich keine ausgefallene Art ausgesucht, um »die Welt zu verlassen«, wie es Thomas Browne ausdrückt. Nach der Weltgesundheitsorganisation steht der Schlaganfall in den entwickelten Ländern als Todesursache an dritter Stelle. In den USA erliegen ihm jährlich über einhundertfünfzigtausend Personen, etwa ein Drittel aller Betroffenen. Ein weiteres Drittel ist anschließend dauerhaft invalide. Mehr Todesopfer als Schlaganfälle fordern nur Herzerkrankungen und Krebs. Nach einer Periode der Rückläufigkeit hat sich der Schlaganfall in den letzten Jahren bei einer statistischen Häufigkeit von 0,1 bis 1,0 Fälle auf 1000 Personen jährlich eingependelt. Diese Zahl bezieht sich freilich auf die Gesamtheit der Bevölkerung. Das Risiko, einen Schlaganfall zu erleiden, wächst mit zunehmendem Alter. Wenn es auch noch keine genauen Schätzungen zum Risiko einzelner Bevölkerungsgruppen gibt, so ist doch immerhin so viel bekannt, daß von 1000 über fünfundsiebzig Jahre alten Menschen in den USA und Westeuropa jährlich zwischen 20 und 30 einen Schlaganfall erleiden. Das Risiko dieser Altersgruppe ist

damit ungefähr dreißigmal höher als beim Rest der Bevölkerung.
Der unpräzise Begriff des Schlaganfalls hat für so manche Verwirrung gesorgt. Für den Arzt ist ein Schlaganfall ein neurologisches Defizit, das durch eine plötzliche Unterversorgung des Gehirns mit Blut über die arteriellen Gefäße verursacht wird. Ein Schlaganfall im medizinischen Sinn liegt dann vor, wenn die Unterversorgung länger als vierundzwanzig Stunden anhält. Alles andere gilt als transitorische ischämische Attacke (TIA). Die Symptome der TIA verschwinden gewöhnlich innerhalb einer Stunde, in einigen Fällen dauern sie jedoch auch länger.
Wenn dem Leser die hier beschriebenen Vorgänge vertraut erscheinen, so kommt das nicht von ungefähr. Es handelt sich im Grunde um den gleichen Vorgang, wenn die Unterversorgung des Herzens mit arteriellem Blut eine Unterfunktion dieses lebenswichtigen Organs hervorruft. Der allgemeine Vorgang der Ischämie, der verringerten Blutzufuhr und somit mangelhaften Versorgung von Gewebe, läßt in den verschiedenen Regionen des Körpers nur allzuoft Zellen absterben. Einer Ischämie sind James McCarty und meine Babe zum Opfer gefallen, und die meisten heute lebenden Menschen werden an einer ihrer Spielarten sterben. Die Blutversorgung bricht beim Schlaganfall aus den gleichen Gründen zusammen wie beim Herzinfarkt. Die Ablagerungen an der Innenseite der Gefäßwände haben den kritischen Punkt erreicht und führen in einem Zweig der inneren Kopfschlagadern zum Verschluß. Dieser Verschluß kann auf zwei Arten zustande kommen. Entweder wird er durch Ablagerungen im Gefäß selbst verursacht oder durch ein abgelagertes Klümpchen, das sich in einem größeren Gefäß löst, zum Gehirn wandert und dort als Embolus ein bereits verengtes Gefäß vollends verstopft.

Ein Schlaganfall und die begleitende Ischämie kann auch durch eine Hirnblutung ausgelöst werden, eine andere mögliche Folge der Hirnarteriosklerose, die ein breit gefächertes Krankheitsbild hat. Bei älteren Menschen wird die Hirnblutung fast immer durch dauernden Bluthochdruck verursacht, der die arteriosklerotisch verhärteten Gefäßwände überstrapaziert. Platzt ein Gefäß schließlich an einer bestimmten Stelle im Hirn, dringt das Blut in das umliegende Hirngewebe ein. Eine solche Hirnblutung endet doppelt so oft tödlich wie ein Schlaganfall durch Gefäßverschluß, dem nur 20 Prozent der Betroffenen erliegen. 25 Prozent aller Schlaganfälle werden durch eine Hirnblutung hervorgerufen, für den Rest ist Gefäßverschluß verantwortlich.

Um die Hirntätigkeit aufrechtzuerhalten, ist eine große Menge Energie notwendig. Das Gehirn verdankt sie fast ausschließlich der Fähigkeit des Gewebes, Traubenzucker in seine Bestandteile Kohlendioxid und Wasser aufzuspalten, ein biochemischer Vorgang, für den viel Sauerstoff gebraucht wird. Da das Gehirn Traubenzucker nicht speichern kann, muß er über den arteriellen Blutkreislauf andauernd zugeführt werden. Das gleiche gilt für den Sauerstoff. Ein ischämisches Gehirn hat den noch vorhandenen Traubenzucker und Sauerstoff schon nach wenigen Minuten aufgebraucht und beginnt abzusterben. Nervenzellen reagieren auf die mangelnde Blutzufuhr besonders empfindlich. Bereits fünfzehn bis dreißig Minuten nach Aussetzen der regulären Versorgung treten irreversible Schäden auf. Eine Stunde nach Beginn einer Ischämie tritt zwangsläufig ein Infarkt an wichtigen Teilen der Hirnmasse ein.

Je nach Lage der betroffenen Gefäße hat der Schlaganfall das Absterben bestimmter Hirnregionen und damit unterschiedliche Symptome zur Folge. Obwohl mindestens ein halbes Dutzend Äste der inneren Kopfschlagader besonders stark vom Verschluß bedroht sind, ist an einem ischämischen Insult meistens ein Ast der paarweise angelegten mittleren Hirnschlagader oder Arteria cerebri media (ACM), wie sie wissenschaftlich heißt, beteiligt. Dieses Gefäß versorgt den Großteil der seitlichen Hirnrinde und einige tiefer gelegene Zentren mit Blut – wichtige sensorische und motorische Bereiche, die zum Beispiel für die Bewegung der Hände und Augen oder für das Hören verantwortlich sind. Zudem versorgt es jene Hirnregionen, die für die sogenannten »höheren Funktionen« des Gehirns wie die Wahrnehmung, das geordnete Denken, die willentlichen Bewegungen und die Koordination dieser Fähigkeiten verantwortlich sind. In der dominanten Hirnhälfte (bei Linkshändern die rechte, bei den übrigen 85 Prozent der Menschen die linke) versorgt die ACM die sensorischen und motorischen Regionen, die für das Sprechen verantwortlich sind. Diese besondere Aufteilung der Versorgungswege erklärt, warum viele Opfer von Schlaganfällen nicht mehr sprechen und schreiben oder Geschriebenes und Gesprochenes nicht mehr verstehen können.

Häufig wird der Verschluß der ACM, der zum Schlaganfall führt, nicht allein durch die Verengung des Gefäßes an der Verschlußstelle hervorgerufen, sondern auch durch abgelagerte Klümpchen, die sich aus der inneren Kopfschlagader gelöst haben, oder sogar durch ein kleines Blutgerinnsel beispielsweise aus dem Herzen. Solch ein Klümpchen bezeichnet man als Embolus, ein aus dem Griechischen stammender Begriff, der ebenfalls auf Rudolf Virchow zurückgeht und soviel wie »Keil« oder »Pfropfen« bedeutet. Ursprünglich wurde er aus zwei Wörtern mit der Bedeutung »hineinwerfen« gebildet. Bei dem Vorgang gerät also ein Pfropf in die Arterie, wird vom zirkulierenden Blut mitgerissen und bleibt schließlich in einem verengten Gefäß stecken, das er dann vollständig verschließt. Der Verschluß wird jedoch häufiger nicht durch einen Embolus, sondern nur durch die Ablagerungen an den Gefäßwänden verursacht. In beiden Fällen wird das von der Arterie versorgte Gewebe von der Zufuhr an Sauerstoff und Traubenzucker abgeschnitten, worauf sich wenige Minuten später die ersten Symptome einstellen. Wird die Verstopfung nicht binnen kurzem behoben, stirbt die betroffene Hirnregion ab.

Ob es sich um Zellverbände oder um unseren ganzen Planeten handelt – allem Sterben liegt wohl letztlich der Entzug von Sauerstoff zugrunde. Dr. Milton Helpern, der über zwanzig Jahre lang öffentlich bestellter Chefpathologe der Stadt New York war, brachte dies auf die klare Formel: »Der Tod kann durch ein breites Spektrum an Krankheiten und Störungen hervorgerufen werden, aber die eigentliche physiologische Ursache ist in allen Fällen der Zusammenbruch der Versorgung des Körpers mit Sauerstoff.« Auch wenn die Feststellung für einen gewissenhaften Biochemiker eine grobe Vereinfachung ist, ist sie doch allgemeingültig.

Kleinere Schlaganfälle mit leichten oder nicht wahrgenommenen Symptomen werden zunächst oft gar nicht erkannt. Wenn sie sich mit der Zeit häufen, bemerkt selbst ein Außenstehender die Anzeichen des schrittweisen Verfalls. Walter Alvarez aus Chicago, ein bedeutender Kliniker einer vergangenen Generation, zitierte einmal eine »geistreiche alte Dame« mit den Worten: »Der Tod holt mich stückchenweise.« Klinisch beschrieb er den Vorgang so:

> Sie sah, daß sie mit jedem Schwindelanfall, jeder Ohnmacht und jedem Zustand der Verwirrung

> etwas älter, schwächer und kraftloser wurde. Ihr Gang wurde langsamer, ihr Gedächtnis unzuverlässiger, ihre Handschrift schlechter lesbar und ihr Interesse am Leben geringer. Sie war sich bewußt, daß sie sich seit zehn oder mehr Jahren Schritt für Schritt dem Grab näherte.

William Osler sagte zum allmählichen geistigen Verfall von Patienten mit einer gestörten Durchblutung des Gehirns: »Diese Menschen brauchen zum Sterben genausoviel Zeit, wie sie zum Erwachsenwerden gebraucht haben.«

Fast 10 Prozent der alten Patienten, bei denen eine senile Demenz diagnostiziert wird, haben mehrere kleine Schlaganfälle hinter sich. Dieser Zusammenhang ist von Alvarez 1946 nach Beobachtungen am eigenen Vater vorgetragen worden. Charakteristisch für den Verfallsprozeß, der heute Multiinfarktdemenz heißt, ist eine unregelmäßige Folge plötzlicher Ereignisse, bei denen Schritt um Schritt geistige Fähigkeiten abgebaut werden. Erstmals beschrieben wurde diese Form der Gehirnarteriosklerose interessanterweise 1899 von Alois Alzheimer, der acht Jahre später die Entdeckung jener anderen Form der Demenz veröffentlichte, die heute seinen Namen trägt.

Der schleichende Prozeß, bei dem die Funktion eines vom Infarkt betroffenen Gehirns immer stärker beeinträchtigt wird, kann sich über mehr als ein Jahrzehnt hinziehen, bevor dann ein größerer Schlaganfall oder ein anderes Krankheitsereignis schließlich das Ende bringt.

Ein größerer Hirninfarkt, der durch Gefäßverschluß in der ACM ausgelöst wird, führt zu sensorischen Ausfällen und Lähmungen vor allem in der Gesichtshälfte und den Gliedmaßen, die auf der anderen Seite der betroffenen Hirnhälfte liegen. Ein solcher Infarkt führt zudem zu Aphasie, dem Verlust sprachlicher Fähigkeiten, wobei das Sprachverständnis oft einigermaßen gut erhalten bleibt. Der Verschluß anderer Gefäße äußert sich, je nach versorgter Hirnregion, in einem ganzen Spektrum von Symptomen, wobei die Versorgung allerdings teilweise durch intakte Gefäße in der Nachbarregion aufrechterhalten wird. Sprach- und Sehstörungen, Lähmungen, sensorische Ausfälle und Gleichgewichtsstörungen sind die häufigsten Erscheinungen des Schlaganfalls.

Ist der Schlaganfall besonders heftig, fällt der Betroffene ins Koma. Sind ausgedehnte Hirnregionen unterversorgt oder kommen Komplikationen wie ein abrupt abfallender Blutdruck oder Herzrhythmusstörungen hinzu, bleibt die übliche Erholung nach dem Anfall aus. Die Ischämie dehnt sich dann sogar in benachbarte Hirnregionen aus. Ab einem gewissen Punkt schwillt die Hirnmasse an und wird gegen die Hirnschale gepreßt, was zu weiteren Schädigungen führen kann. Ein Teil wird möglicherweise in eine Falte der Membranen gequetscht, die das »obere« vom »unteren« Hirn oder Stammhirn trennen, also die denkenden Hirnregionen von den Regionen, die für die lebensnotwendigen mechanischen Funktionen wie Herztätigkeit, Atmung, Verdauung und Blasenfunktion zuständig sind. Wenn es dazu kommt, werden die Zentren des Stammhirns, die die Herztätigkeit und die Atmung steuern, so stark geschädigt, daß der Tod eintritt. Der Patient stirbt an Herzrhythmusstörung oder an Atemstillstand mit Herzversagen.

Der Zusammenbruch von unmittelbar lebenswichtigen Funktionen ist nur eine von vielen möglichen Auswirkungen eines Schlaganfalls, an dem 20 Prozent oder – bei einer Hirnblutung als Ursache – noch mehr der

Betroffenen sterben. Bei einer entsprechend starken Schädigung werden alle Steuerungsfunktionen des Gehirns beeinträchtigt. Ein vorhandener Diabetes gerät so sehr außer Kontrolle, daß der Säuregehalt des Blutes zum Zusammenbruch der Lebensfunktionen führt. Eine Lähmung der Muskeln im Brustbereich kann zum Erstickungstod führen, oder der Blutdruck kann auf lebensgefährlich hohe Werte ansteigen – all dies sind die häufigsten tödlichen Komplikationen schwerer Schlaganfälle.

Bei meiner Babe kam eine weitere Komplikation hinzu: eine Lungenentzündung. Bei alten Menschen reagiert kein anderes Organ außer der Haut auf Umwelteinflüsse so empfindlich wie die Lunge. Ob durch äußere Einwirkung oder durch den normalen Alterungsprozeß – die Lunge verliert mit der Zeit an Elastizität und büßt damit die Fähigkeit ein, sich vollständig auszudehnen und zusammenzuziehen. Mit der Schwächung des Flimmerepithels, das den verschmutzten Schleim in den Rachen hinaufbefördert, verliert sie ihre Selbstreinigungskraft: Die verengten Luftwege reichern sich immer stärker mit Schmutzpartikeln an. Und in den feinen Verästelungen der Bronchien können Luftfeuchtigkeit und Temperatur nicht mehr konstant gehalten werden. Zu diesen rein physikalischen Veränderungen kommt als Teil der allgemein geschwächten Abwehrkräfte alter Menschen eine verringerte Produktion lokaler Antikörper hinzu.

Die Erreger der Lungenentzündung sind bereit, wenn schädliche Einflüsse das vermindert aktionsfähige Abwehrsystem alter Menschen zusätzlich schwächen. Fällt ihr Opfer ins Koma, haben sie freie Hand. Der Körper hat jetzt keine bewußten Abwehrmechanismen mehr, um ihren räuberischen Übergriffen zu trotzen. Selbst das Husten als schützender Reflex unterbleibt. Schleim oder

Fremdkörper, die unter gewöhnlichen Bedingungen bereits ganz oben in den Atemwegen wieder ausgeworfen würden, werden jetzt zum Vehikel, das die Keime bis tief in die Bronchien hinabträgt. Die Lungenbläschen oder Alveolen schwellen an und gehen durch Entzündung zugrunde. Der lebenswichtige Gasaustausch des Organismus kommt zum Erliegen, im Blut nimmt der Sauerstoff ab und das Kohlendioxid zu. Wenn die Menge des Sauerstoffs unter die kritische Marke fällt, sterben Hirnzellen ab; das Herz beginnt zu flimmern oder setzt ganz aus. Die Lungenentzündung hat gesiegt.

Die Erreger verfolgen bei ihrem tödlichen Blitzkrieg eine weitere Strategie: Die Entzündungsherde in der Lunge dienen als Ausgangsbasis für ihren Vormarsch in den Kreislauf des Blutes, das sie in alle Körperorgane trägt. Die in der Medizin Sepsis oder Septikämie genannte Blutvergiftung hat eine ganze Reihe physiologischer Folgen, die zum Zusammenbruch der Funktion von Herz, Lungen, Blutgefäßen, Nieren und Leber, zu einem dramatischen Absinken des Blutdrucks und mithin zum Tod führen. Bei einer Blutvergiftung können auch die stärksten Antibiotika den gewaltigen Ansturm der Krankheitserreger oft nicht mehr eindämmen.

Ob der Patient an Lungenentzündung, Herzversagen oder einer Übersäuerung des Blutes durch Diabetes stirbt, der Schlaganfall tritt auffallenderweise fast immer mit einem Heer typischer Komplikationen auf, denen die alten Menschen schließlich zum Opfer fallen. Er ist nur eine der vielen verheerenden Folgen der Gehirnarteriosklerose im Endstadium, die durch falsche Lebensgewohnheiten sehr wohl beschleunigt und die in ihrem tödlichen Verlauf nicht gestoppt werden kann. Henry Gardiner, der Herausgeber meiner Thomas-Browne-Ausgabe von 1845, zitiert im Anhang ausführlich Francis Quarles, einen Literaten des siebzehnten Jahrhunderts: »Es liegt in der Macht des Menschen, sein natürliches Leben durch Unterlassung oder durch aktives Zutun zu verkürzen, aber er kann es niemals verlängern oder seine Grenzen ausdehnen.« Und scharfsinnig fügt Quarles hinzu: »Er besitzt lediglich (wenn überhaupt) die Kunst, den allmählichen Ausklang seines Lebens möglichst hinauszuzögern.« Kein Heilmittel kann den verheerenden Prozeß des Alterns aufhalten, aber die fehlende Quantität des Lebens kann durch Qualität wettgemacht werden.

Viele Ärzte, vor allem solche, die viel Zeit im Labor verbringen, zweifeln wie die Statistiker daran, daß das Alter notwendigerweise zum Tod führt. Im Hinblick auf das Sterben meiner Großmutter können sie mit Recht darauf verweisen, daß Lungenentzündungen oder andere Infektionen bei alten Menschen über fünfundachtzig nach der Arteriosklerose inzwischen die zweithäufigste Todesursache sind. Daß meine Großmutter an beiden Erkrankungen litt, scheint ihr Weltbild zu bestätigen und dafür zu sprechen, daß man solche Krankheiten behandeln muß, um das Leben alter Menschen zu verlängern. Aber für mich hat das wenig mit Wissenschaft zu tun.

Bei allem Respekt vor einer solchen Sicht gibt es doch zahlreiche Beweise dafür, daß das Leben natürliche, unverrückbare Grenzen hat. Wenn sie erreicht sind, erlischt das Lebenslicht, und zwar auch ohne eine erkennbare Krankheit oder einen Unfall.

Zum Glück begreifen das die meisten Fachärzte, die sich auf die Betreuung alter Menschen spezialisiert haben. Die Geriater haben sich bei der Aufklärung typischer Alterskrankheiten große Verdienste erworben, aber noch mehr Bewunderung verdienen sie für die menschliche Anteilnahme, mit der sie Hochbetagte bei ihrem langsamen Sterben begleiten. Ich habe kürzlich mit Dr. Leo Cooney, Professor für Geriatrie an meiner Fakultät, über die Auswüchse bei der medizinischen Behandlung alter Menschen gesprochen. Er hat seine Position später prägnant in den beiden folgenden Absätzen eines Briefes zusammengefaßt:

> Die meisten Geriater wenden sich entschieden gegen schwerwiegende medizinische Eingriffe, die nur der Verlängerung des Lebens dienen. Geriater kritisieren immer wieder Nephrologen [Fachärzte für Nierenerkrankungen], die alte Menschen ans Dialysegerät anschließen, Lungenspezialisten, die Menschen intubieren, für die das Leben nur noch eine Qual ist, und auch Chirurgen, die unbedingt Patienten unters Messer nehmen, für die eine Bauchfellentzündung ein gnädiger Tod wäre. Wir wollen die Lebensqualität, nicht die Lebensdauer der alten Menschen erhöhen. Deshalb setzen wir uns dafür ein, daß Senioren unabhängig bleiben und möglichst lange ein würdevolles Leben führen. Wir bemühen uns, mit Problemen wie Inkontinenz oder geistiger Verwirrung besser umzugehen und den Angehörigen dabei zu helfen, mit so schweren Erkrankungen wie Alzheimer fertig zu werden.

Die Geriater können als die wichtigsten Ärzte zur Betreuung älterer Menschen gelten, sie sind gewissermaßen die Antwort der heutigen Generation auf das Fehlen des früheren Land- oder Hausarztes, der seine Patienten und ihre Leiden noch gut kannte. Als Facharzt ist der Geriater auf die Gesamtheit der Erkrankungen alter Menschen

spezialisiert. In den USA gab es Ende 1992 nur 4084 ausgebildete Geriater; ihnen standen, um nur ein Beispiel zu geben, 17000 Herzspezialisten gegenüber.
Man kann einige Argumente für meine These, daß sich die natürlichen Grenzen des Lebens eines Menschen nur wenig verändern lassen, in Frage stellen. Andererseits gibt es zu besonders rüstigen alten Menschen fundierte Untersuchungen, die sich mit den altersspezifischen Veränderungen bestimmter Körperfunktionen ohne krankheitsbedingte Beeinträchtigungen befassen. Die Ergebnisse sind die von mir beschriebenen: Der Prozeß des Alterns läuft unabhängig von äußeren Einflüssen weiter ab. Zwar gibt es eine Wechselwirkung in dem Sinn, daß der Alternsprozeß Erkrankungen fördert und seinerseits durch Erkrankungen beschleunigt werden kann, aber ob mit oder ohne Krankheit, der Körper altert in jedem Fall.
Diese Einsicht unterscheidet sich vom Standpunkt vieler Laborforscher, die dem Altern mit bestimmten Therapien zu Leibe rücken wollen. Ist eine Krankheit erst identifiziert und mit einem Namen belegt, wird sie automatisch zum Gegenstand einer Behandlung mit dem Ziel, sie möglichst in den Griff zu bekommen. Darin liegt letztlich der Grund, warum sich Ärzte auf ein bestimmtes Gebiet innerhalb der Medizin spezialisieren. Dem Facharzt geht es in Forschung oder medizinischer Praxis natürlich auch darum, menschliches Leiden zu lindern, aber die erste Triebfeder seines Handelns ist der Ehrgeiz, ein bestimmtes Krankheitsbild zu entschlüsseln und das Leiden dadurch zu besiegen. Am Anfang und am Ende des Lebens werden die Patienten dagegen zum Glück von Ärzten betreut, die die Aufgaben des früheren Hausarztes der Familie übernommen haben: vom Pädiater und vom Geriater.

Das Bestreben, eine Krankheit richtig zu diagnostizieren und zu behandeln, ist für jeden guten Facharzt eine faszinierende Herausforderung. Doch nur allzuoft verliert ein Arzt das Interesse an einer Krankheit, der er nicht beizukommen vermag. Ist ein Rätsel von Natur aus unlösbar, so bleibt es auf lange Sicht nur für einen kleinen Kreis von Fachärzten interessant. Der unaufhaltsame Alternsprozeß ist ein solches unlösbares Rätsel. Trotzdem versuchen viele Fachärzte, sich die Faszination an ihrem Gegenstand zu bewahren, indem sie das Alter als solches mit den Etiketten behandelbarer Krankheiten versehen. So wecken sie bei alten Menschen oft falsche Erwartungen. Es gilt heute geradezu als unschicklich zuzugeben, daß manche Menschen den Alterstod sterben.

Kann es einen Zweifel daran geben, daß die mit dem Älterwerden verbundenen physischen Veränderungen den Körper empfindlicher machen und ihn dem Tod näher bringen? Gibt es einen Zweifel daran, daß wir im Alter mit jedem Jahr weniger gegen die tödlichen Bedrohungen gefeit sind, die in unserer Umgebung ständig lauern? Ist die Unfähigkeit, mit diesen Bedrohungen fertig zu werden, nicht das Ergebnis einer schrittweisen Abnahme unserer Abwehrkräfte? Ist diese Schwächung nicht die Folge eines allgemeinen Verschleißes des Körpergewebes und der Organe? Muß ein solcher allgemeiner Verschleiß, ob an einer Maschine oder am menschlichen Organismus, nicht stets zum Zusammenbruch der Funktion führen? Thomas Jefferson wußte, wovon er sprach.

Tatsächlich ist die von Jefferson formulierte Einsicht Jahrtausende alt. Das älteste erhaltene Medizinbuch der Welt, das chinesische *Huang Ti Nei Ching Su Wen*, das »klassische Buch der inneren Medizin des Gelben Kaisers«, entstand vor ungefähr 3500 Jahren. In ihm wird der sagenhafte Kaiser von dem gelehrten Arzt Chi Po mit folgenden Worten über das Alter belehrt:

> Wenn ein Mensch alt wird, werden die Knochen trocken und spröde wie Stroh [Osteoporose], das Fleisch wird schlaff, in der Brust sammelt sich Luft [Emphysem], und er bekommt Schmerzen im Bauch [chronische Verdauungsstörungen]; ein unangenehmes Gefühl plagt das Herz [Angina pectoris oder Herzrhythmusstörungen], das Genick wird steif, und die Schultern hängen herab, der Leib glüht vor Fieber [häufige Entzündungen der Harnwege], die Knochen treten durch das Fleisch hervor [Schwund an Muskelmasse], und die Augäpfel quellen aus den Höhlen. Wenn dann der Puls der Leber zu sehen ist [Insuffizienz der rechten Herzkammer] und das Auge keine Naht mehr zu erkennen vermag [Star], dann schlägt der Tod zu. Wenn ein Mensch seiner Krankheiten nicht mehr Herr wird, ist das Ende des Lebens nahe; die Zeit des Todes ist gekommen.

Die Hauptfrage ist folglich nicht, ob das Alter zu Erschöpfung, zu einer stärkeren Anfälligkeit gegenüber Krankheiten und schließlich zum Tod führt, sondern warum das Individuum altert. Daß man sich in der abendländischen Tradition mit dieser Frage schon früh befaßt hat, belegt ein Zitat aus dem Prediger Salomo: »Ein jegliches hat seine Zeit, und alles Vorhaben unter dem Himmel hat seine Stunde: geboren werden hat seine Zeit, sterben hat seine Zeit.« Das Thema der Vergänglichkeit des Lebens taucht in der abendländischen Literatur immer wieder auf. Bereits vor der Entstehung der Bibel hatte Homer geschrieben: »Mit dem Menschengeschlecht ist es wie mit den Blättern. Wenn eine Generation heranwächst, geht eine andere zugrunde.« Und daß eine Generation der nächsten Platz macht, hat seine guten Gründe, wie Jefferson an seinem Lebensabend dem verehrungswürdigen John Adams in einem weiteren Brief erläuterte: »Es gibt eine Zeit, wenn man für den Tod reif ist, und das gilt für andere wie für einen selbst; dann sollten wir vernünftigerweise abtreten und Platz machen für neues Wachstum. Wenn für unsere Generation das Ende gekommen ist, sollten wir nicht die Rechte der nächsten beanspruchen.«

Wenn es naturgegeben ist, daß wir nicht die Rechte der nächsten Generation beanspruchen sollen (und das bestätigen einfache Beobachtungen), dann muß die Natur notwendigerweise dafür sorgen, daß die Menschen wie Homers Blätter allmählich in den Herbst des Lebens gelangen und »abtreten und Platz machen für neues Wachstum«. Wissenschaftler aller Disziplinen haben versucht, den Mechanismus des Alterns zu entschlüsseln, und doch weiß man noch immer nichts Genaues darüber.

Für den Alternsprozeß gibt es grundsätzlich zwei Erklärungsansätze. Nach dem ersten beruht das Altern vor allem auf dem Verschleiß, dem die Körperorgane und ihre Zellen bei der alltäglichen Erfüllung ihrer Aufgaben unterliegen. Dieser Ansatz wird oft als »Theorie von Abnutzung und Untergang« bezeichnet. Dem anderen Erklärungsansatz zufolge folgt das Altern einem genetischen Programm, das die Lebenszeit der einzelnen Zellen, der Organe und des Gesamtorganismus bestimmt. Im Zusammenhang mit dieser zweiten Theorie ist oft vom »genetischen Lochstreifen« die Rede, der von der Empfängnis an abläuft und nicht nur die Stunde des Todes (im metaphorischen Sinn zumindest), sondern auch die Zeit festlegt, wann sich die ersten Vorboten des Todes zu Worte melden. Überspitzt formuliert bedeutet das beispielsweise, daß der Tag oder die Woche, an dem sich Krebszellen zum bösartigen Tumor auszuwachsen beginnen, bereits in der befruchteten Eizelle angelegt ist.

Für die Verfechter der »Theorie von Abnutzung und Untergang« spielt die Umwelt eine große Rolle, wobei dieser Begriff sowohl auf die äußere Umwelt unseres Planeten als auch auf die Umgebung innerhalb und außerhalb der Zelle bezogen wird. Faktoren wie die solare und industrielle Hintergrundstrahlung, Umweltgifte, Mikroben und Giftstoffe in der Atmosphäre können in den Zellen beispielsweise die Erbinformation schädigen, die dann mit Fehlern auf Tochterzellen übertragen wird. Möglich sind auch zufällige Übertragungsfehler, die nicht auf äußerer Umwelteinwirkung beruhen. In beiden Fällen können gehäufte Veränderungen in der DNS zu Funktionsfehlern in den Zellen führen, die daraufhin absterben. Die Folge sind jene erkennbaren Veränderungen im Gesamtorganismus, die als Alternsprozeß wahrgenommen werden.

Andere umweltbedingte Risiken liegen im Körpergewebe und im Inneren der Zelle verborgen. Neben den bereits erwähnten Faktoren gibt es noch weitere Mechanismen, die die Erbinformation schädigen können. Um gesund zu bleiben, müssen Zellen die giftigen Abfallprodukte ihres Stoffwechsels wirksam abbauen. Funktioniert dieser Abbau nicht reibungslos, können sich in der Zelle Giftstoffe ansammeln, welche nicht nur die Zellfunktion stören, sondern die DNS selbst beschädigen. Ob nun schädliche Umwelteinflüsse, zufällige Übertragungsfehler oder giftige Abfallprodukte des Stoffwechsels die Ursache sind, Fehlinformationen auf der DNS gelten vielen als Hauptfaktor des Alternsprozesses.

Auch wenn man die Schreckensvisionäre des New Age nicht zu ernst nehmen sollte, so gibt es doch keinen Zweifel daran, daß sich hinter einigen ihrer Schlagwörter wie Aldehyde und freie Radikale des Sauerstoffs ernsthafte Gefahren verbergen: Wenn solche Stoffe nicht rechtzeitig in ungefährlichere Substanzen zerlegt werden, können sie das Protoplasma der Zelle schädigen und so zu ihrer Alterung beitragen. Ein freies Radikal ist ein Molekül, dessen äußere Elektronenwolke eine ungerade Anzahl von Elektronen enthält. Solche Strukturen sind äußerst reaktionsfreudig, da sie nur über den Zugewinn oder Verlust eines Elektrons eine gerade Anzahl und damit einen chemisch stabilen Zustand erreichen können. Ihre besondere Reaktionsfähigkeit hat sie zu positiv oder negativ bewerteten Elementen zahlreicher biologischer Theorien gemacht, die ein ganzes Spektrum von Themen vom Anfang des Lebens auf unserem Planeten bis hin zu den Mechanismen des Alterns abdecken. Einige Verfechter der Theorie, wonach sich die menschliche Lebensspanne verlängern läßt, sind davon überzeugt, daß Extradosen Beta-Karotin oder Vitamin E oder C unser Zellgewebe vor einer Oxydation durch freie Radikale bewahren könnten. Einen Beweis für diese Theorie gibt es bislang freilich leider noch nicht.

Der anderen wichtigen Theorie zufolge ist der gesamte Prozeß des Alterns durch genetische Faktoren bedingt. Danach gibt es in jedem Lebewesen ein genetisches Programm, das die physiologischen Abläufe im Organismus im Lauf einer Lebensspanne immer stärker zurückfährt, bis sie schließlich völlig zum Erliegen kommen. Dieses Programm läuft von Mensch zu Mensch verschieden ab oder variiert zumindest in wichtigen Aspekten. Es ist der Grund etwa der Schwächung des Immunsystems, der

Faltenbildung der Haut, des Wachstums bösartiger Geschwülste, der nachlassenden Elastizität der Wände von Blutgefäßen, des Abbaus geistiger Fähigkeiten und vieler anderer Alterserscheinungen.

Die genetische Theorie des Alterns erhielt gewaltigen Auftrieb, als Dr. Leonard Hayflick vor fast dreißig Jahren zeigen konnte, daß im Labor gezüchtete menschliche Zellen die Teilung nach einer bestimmten Zeit einzustellen beginnen. Schließlich entstehen überhaupt keine neuen Zellen mehr, während die vorhandenen absterben. In Hayflicks Experiment war die Anzahl der Teilungen konstant; sie lag bei ungefähr fünfzig. Die Untersuchungen wurden an Fibroblasten vorgenommen, einem Zelltyp, der im menschlichen Organismus überall vorkommt und Bindegewebe entstehen läßt. Die Erkenntnisse lassen sich auf andere Zellen übertragen. Nur die Fähigkeit von Krebszellen, sich potentiell endlos zu reproduzieren, durchbricht die endliche Lebensspanne gesunder Zellen.

Untersuchungen wie Hayflicks Studie helfen erklären, warum jede biologische Art eine bestimmte Lebensspanne hat und warum sich die Lebensspanne eines Individuums in ungefähr mit der seiner Eltern deckt: Die beste Versicherung für ein langes Leben sind noch immer lange lebende Eltern.

Seither hat sich die Wissenschaft mit einer Flut von Faktoren beschäftigt, die vermutlich alle eine gewisse Rolle im Alternsprozeß spielen. Mit anderen Worten, wahrscheinlich hat das Altern ein ganzes Bündel von Ursachen, die bei verschiedenen Menschen verschiedenes Gewicht haben. Einige sind allen Lebewesen gemein, so zum Beispiel die Veränderungen in den Molekülen und Organellen der Zelle. Die Veränderungen in den Zellen, im Körpergewebe und den Organen dagegen sind möglicherweise artspezifisch wie die in einer Pflanze oder einem Tier. Nach Dr. Hayflick spricht sehr viel dafür, »daß die Wesensmerkmale der biologischen Instabilität, die gemeinhin als altersbedingte Veränderungen gelten, eine Vielfalt von Ursachen haben«.

Einige dieser Ursachen sind, wie bereits erwähnt, das genetische Programm, die Entstehung freier Radikale, die Instabilität von Molekülen, die begrenzte Lebensdauer der Zelle und das gehäufte Auftreten von Fehlern bei der Reproduktion der Erbinformation und im Stoffwechsel der Zelle. Auch andere mögliche Komponenten haben in den Hallen der Wissenschaft ihre Verfechter gefunden. So ist Lipofuszin für manche Forscher mehr als nur ein harmloses Stoffwechselprodukt der Zelle, das für die Entfärbung alternder Organe sorgt. Sie halten das gehäufte Auftreten von Lipofuszin für tödlich. Andere Alternsforscher heben besonders auf hormonelle Veränderungen ab, die durch das alternde Nervensystem hervorgerufen werden. Für wieder andere ist eine der wichtigsten altersbedingten Veränderungen des Immunsystems die abnehmende Fähigkeit des Körpers, eigenes Gewebe zu erkennen: Die typischen Alterserkrankungen beruhen demnach auf der Abstoßung körpereigenen Gewebes.

Einer weiteren Theorie des Alterns zufolge verbinden sich die Moleküle der Kollagene, die vor allem im Bindegewebe vorkommen, miteinander. Die Ansammlung solcher Verbindungen verhindert den reibungslosen Transport von Nähr- und Abfallstoffen im Gewebe und beeinträchtigt zugleich die lebenswichtigen Abläufe innerhalb der Zelle. So kann es unter anderem zu Schädigungen der DNS kommen, was wiederum zu Mutationen oder zum Zelltod führen kann. Einer relativ neuen Hypothese zufolge nimmt im Alter die Komplexität der physiologischen Systeme ab. Zugleich schwindet ihre Anpassungsfähigkeit und Effektivität. Ihre verringerte Komplexität ist möglicherweise das Ergebnis anderer, grundlegender Prozesse, die einige der beschriebenen mit einschließen.

Neuerdings hat man sich zunehmend für ein unter den Arten weitverbreitetes Phänomen interessiert, eine programmierte Form des Zelltodes, wie es scheint. Dieser Prozeß, dem die Forscher den Namen Apoptosis gegeben haben (nach dem griechischen Wort für »wegfallen«), beginnt mit der Aktivität eines Proteins namens Myk-Gen, das unter bestimmten abnormen Bedingungen eine folgenreiche Kette biochemischer Reaktionen auslöst, die durch das Erbgut gesteuert werden. Entzieht man bestimmten Zellkulturen beispielsweise die Nährstoffe, setzt das Myk-Gen einen Prozeß in Gang, bei dem die Zelle innerhalb von fünfundzwanzig Minuten gleichsam in sich zusammenfällt. Die Zelle verschwindet gewissermaßen aus dem Gewebe, sie »fällt weg«. Ihr vorprogrammierter Tod ist für den heranreifenden Organismus von Bedeutung, weil so bestimmte, für den Entwicklungsprozeß nicht mehr benötigte Zellen ausgemerzt und durch Zellen der nächsten Entwicklungsstufe ersetzt werden können. Beispiele der Apoptosis hat man auch in Organismen im Reifestadium entdeckt. Die Apoptosis wurde dabei durch verschiedene Ereignisse in der Umwelt der betroffenen Zellen ausgelöst.

Da die Apoptosis als Form des Zelltodes direkt durch Gene gesteuert wird, liegt der Gedanke nahe, daß das Myk- oder ein anderes Gen als eine Art »Todesgen« funktioniert. Mit der Annahme eines durch Gene gesteuerten Todes, der durch eine Vielzahl umweltbedingter und physiologischer Faktoren ausgelöst wird, scheinen sich einige der bereits erwähnten Hypothesen zum

Altern in Einklang bringen zu lassen. Noch vielversprechender wurde dieser Forschungsansatz, als man eine Verbindung zwischen dem Myk-Protein und einer anderen Struktur, dem sogenannten Max-Protein, nachweisen konnte. Kommt es zu einer solchen Verbindung, wird die Zelle auf noch ungeklärte Weise zu drei verschiedenen Reaktionen veranlaßt: zur Reifung, zur Teilung oder zur Selbstzerstörung durch Apoptosis. Je nach Erscheinungsform spielt das Myk-Gen offenbar eine wichtige Rolle bei der Entwicklung, dem Wachstum und dem vorprogrammierten Tod der Zelle. Diese Entdekkungen sind für die Erforschung normaler und krankhafter Abläufe im Organismus, insbesondere für die Erforschung von Krebs, von unabsehbarer Bedeutung.

Verfechter von Kompromißlösungen suchen nach wieder anderen Wegen, um scheinbar gegensätzliche Standpunkte unter einen Hut zu bringen. Hinter den altersbedingten Veränderungen im Immunsystem könnten zum Beispiel hormonelle Einflüsse stecken, die ihrerseits durch genetisch gesteuerte neurologische Faktoren bestimmt werden oder diese bestimmen. Es fehlt weder an Hypothesen noch an Vertretern dieser Hypothesen, noch an Gemeinsamkeiten der verschiedenen Ansatzpunkte. Die experimentellen Ergebnisse und die verschiedenen Erklärungsmodelle ergeben jedenfalls eines: Der Alternsprozeß geht zwangsläufig vor sich, und die Lebensspanne des Individuums ist begrenzt.

Und die Liste der offiziell anerkannten Todesursachen, an denen alte Menschen sterben? Alle zum Tode führenden Krankheiten älterer Menschen haben ihre typischen Patienten. Von den Hunderten bekannter Alterskrankheiten mit ihren typischen Begleiterscheinungen führen sieben besonders häufig zum Tod; an ihren Komplikationen sterben rund 85 Prozent aller Senioren in den

USA. Die sieben Todesengel sind Arteriosklerose, Bluthochdruck, Altersdiabetes, Fettleibigkeit, Formen seniler Demenz wie die Alzheimersche Krankheit, Krebs und eine geschwächte Immunabwehr. Zahlreiche todkranke alte Menschen leiden an mehreren dieser Erkrankungen, und das Pflegepersonal auf der Intensivstation eines größeren Krankenhauses kann aus der täglichen Erfahrung bestätigen, daß Schwerstkranke nicht selten an allen sieben gleichzeitig leiden. Die sieben apokalyptischen Reiter bringen den meisten alten Menschen den Tod. Und bei der überwiegenden Mehrheit der Bevölkerung meldet sich mindestens einer von ihnen bereits nach Überschreiten der Lebensmitte.

Obduktionen sind gegenwärtig weniger häufig als noch vor einigen Jahrzehnten. Angesichts der hohen Zuverlässigkeit heutiger Diagnosen halten viele Ärzte sie für eine akademische Pflichtübung, auf die auch verzichtet werden kann. Falsche Diagnosen werden Patienten heute weitaus seltener zum Verhängnis als früher. Die überwiegende Mehrheit stirbt an einer Krankheit, die richtig erkannt wird, aber nicht erfolgreich behandelt werden kann. In meinem Krankenhaus ist der Prozentsatz an Obduktionen in den letzten zehn oder mehr Jahren von einem lange konstanten Anteil von ungefähr 40 Prozent auf weniger als die Hälfte davon zurückgegangen. In den USA beträgt er auf Bundesebene derzeit ganze 13 Prozent.

In der Blütezeit der Autopsie erhielt ich, von wenigen Ausnahmen abgesehen, von allen Familien verstorbener Patienten die Einwilligung, die Leiche zu öffnen. Heute bitte ich weniger oft darum, aber in den wenigen Fällen überzeuge ich mich vom Befund des Pathologen möglichst mit eigenen Augen. So habe ich nach sechs Jahren Assistenzzeit und dreißig Jahren Berufspraxis an einer großen Zahl von Obduktionen persönlich teilgenommen. Arteriosklerose und Atrophien sind bei alten Menschen so verbreitet, daß Pathologe und Chirurg oft kein Wort darüber verlieren, wenn sie in den Organen nach Tochtergeschwülsten oder Infektionsherden suchen. Beide sind wie Autofahrer, die im Winter in einer Stadt nach einer Adresse suchen und sich nicht weiter um die entlaubten Bäume am Straßenrand kümmern.

Und doch, wenn einige Wochen nach der Obduktion der Bericht des Pathologen in meinem Fach lag, war ich oft überrascht über die präzisen Aussagen zu Gewebeteilen, die wir bei unserer gemeinsamen Arbeit kaum beachtet hatten. Sämtliche Abweichungen vom Normalzustand des Gesunden waren lückenlos aufgeführt. Sie kamen mir beim Lesen wieder ins Gedächtnis und ergänzten die wichtigen Befunde, denen unser Hauptaugenmerk gegolten hatte. Erst anhand dieses vollständigen Berichts konnte ich mir ein umfassendes Bild von den Ursachen machen, die zum Tod meines Patienten geführt hatten.

Einige Befunde haben mit der Todesursache selbst nichts zu tun. Sie sind lediglich das Ergebnis derselben Alternsvorgänge, deren Folge auch die zum Tod des Patienten führenden ein oder zwei spezifischen Erkrankungen waren. Trotzdem sind solche Befunde als Hintergrundinformation wichtig.

Vor einiger Zeit habe ich einen Kollegen vom Yale New Haven Hospital um Hilfe gebeten. Dr. G. J. Walker Smith ist Leiter der Pathologie, und er beschäftigt sich zwischen den marmorverkleideten Wänden seines Arbeitsraumes immer wieder aufs neue mit der Frage, die der Begründer seiner Disziplin, der in Padua wirkende Giovanni Battista Morgagni, vor über zweihundert Jahren formuliert hat: *Ubi est morbus?* »Wo ist die Krankheit?« Der Pathologe arbeitet bei Obduktionen getreu der Devise, die auf Schildern an den Wänden Hunderter von Sektionssälen in aller Welt hängt: *Hic est locus ubi mors gaudet succurso vitae* – »Dies ist der Ort, wo der Tod freudig dem Leben zur Hilfe eilt.«

Das Reich des Walker Smith ist der Sektionssaal. Als ich Smith zur Bestätigung einiger Eindrücke, die ich seit langem gewonnen hatte, um Einblick in Autopsieberichte hochbetagter Patienten bat, reagierte er überraschend positiv. Interessiert beteiligte er sich an meinem Projekt und war binnen kurzem ebenso fasziniert wie ich. Er machte dreiundzwanzig Berichte aus einer Zeit ausfindig, als Obduktionen noch an der Tagesordnung waren. Gemeinsam nahmen wir uns die Befunde an zwölf Männern und elf Frauen vor, die vierundachtzig Jahre und älter geworden und in den sechzehn Monaten von Dezember 1970 bis einschließlich April 1972 gestorben waren. Das Durchschnittsalter der Patienten betrug achtundachtzig, der älteste war fünfundneunzig.

Obwohl die Patienten unterschiedlich stark von Erkrankungen wie Arteriosklerose oder Verfallserscheinungen des Zentralen Nervensystems im mikroskopischen Bereich betroffen waren, waren wir doch beide beeindruckt von den grundsätzlichen Gemeinsamkeiten.

Die besondere Todesursache eines Individuums hängt offenbar von der Reihenfolge ab, in der die verschiedenen Arten seines Körpergewebes vom Verfallsprozeß betroffen sind. Alle dreiundzwanzig Patienten waren, wie aus den Obduktionsberichten mit ihren Wortungetümen deutlich wurde, in ihrer Lebensfähigkeit durch Unterversorgung mit Nährstoffen und Sauerstoff bedroht gewesen. Je stärker sich Arterien verengen, desto näher rückt der Tod. Durch die Unterversorgung verliert der Organismus zudem seine Regenerationsfähigkeit nach Verletzungen. Der gesamte Körper verschleißt und rostet bis zum Tod. Ob ein Schlaganfall, ein Herzinfarkt oder eine Blutvergiftung das Aus bringt, hängt von den chemisch-physikalischen Eigenheiten des jeweiligen Körpers ab. Oberflächlich betrachtet erscheinen solche Alterskrankheiten als eine Tücke der Natur, durch die gesunde alte Menschen vorzeitig aus dem Leben gerissen werden. Aber wenn ein Achtzigjähriger einem Herzinfarkt erliegt, ist das Verhängnis nicht unerwartet über ihn hereingebrochen. Er ist letztlich an jener schleichenden Verschlechterung seines Gesamtzustandes gestorben, die wir als die Alternsvorgänge begreifen. Ein Herzinfarkt ist nur ein punktuelles Ereignis innerhalb der zahlreichen Erscheinungsformen dieses Zerstörungswerkes, das auch dann weiter abläuft, wenn es einem guten Arzt gelingt, das Leben des Betroffenen fürs erste noch einmal zu retten. Sieben alte Menschen aus Walker Smiths Obduktionsberichten starben offiziell an einem Herzinfarkt. Bei vier von ihnen war ein Schlaganfall an der Todesursache beteiligt. Acht starben an einer Infektion, drei davon an Lungenentzündung, die bei alten Menschen so häufig ist. In der Gruppe gab es ferner drei Fälle von Krebs im fortgeschrittenen Stadium, wobei die Todesursache in einem Fall aber eine Lungenentzündung, in einem anderen ein Schlaganfall war. Die auffälligste Beobachtung war zugleich die am wenigsten überraschende: Alle dreiundzwanzig Verstorbenen wiesen starke arteriosklerotische Veränderungen an den Gefäßwänden des Herzens, des Gehirns oder meist beider Organe auf, also auch jene Patienten, bei denen bis zum Schluß keine entsprechenden behandlungsbedürftigen Krankheitssymptome aufgetreten waren. Bei allen Betroffenen hätte eines dieser beiden lebenswichtigen Organe in allernächster Zeit seinen Dienst versagt.

Nicht überraschender war der Befund, daß bei allen Patienten auch andere Organe von benennbaren Erkrankungen befallen waren, die beim Tod keine Rolle gespielt hatten. Solche Erkrankungen werden in den Berichten der Pathologen als »inzidentiell« bezeichnet. So fanden sich neben den drei Patienten mit Krebs im fortgeschrittenen Stadium drei weitere mit einer »inzidentiellen« Krebserkrankung an Lunge, Prostata oder Brust. Bei zwei Frauen und einem Mann war eine krankhafte Erweiterung der Aorta oder eines anderen großen Blutgefäßes im Unterleib festgestellt worden, ein sogenanntes Aneurysma, das durch arteriosklerotische Veränderungen hervorgerufen wird. Bei zwanzig Toten war das Gehirn mikroskopisch untersucht worden: Bei elf zeigten sich alte Infarkte, obwohl nur in der Krankengeschichte eines Patienten ein Schlaganfall auftauchte. Vierzehn Patienten hatten größere arteriosklerotische Veränderungen an den Nierenarterien; mehrere hatten aktive Infektionen der Harnwege; ein Patient, der an Magenkrebs gestorben war, hatte ein Gangrän am Bein.

Daß Hochbetagte Krankheiten erliegen, mit denen sie als jüngere Menschen noch mühelos fertig geworden wären, ist bekannt. Allerdings überrascht, in welchem Ausmaß dies bei bestimmten Komplikationen der Fall ist. Ein Patient unserer Studie starb an einem Blinddarmdurchbruch, zwei an Infektionen nach einer Operation an der Gallenblase beziehungsweise dem Gallengang, einer an einer Komplikation nach einem durchgebrochenen Magengeschwür, ein weiterer an einer Divertikelentzündung. In allen Fällen war die unmittelbare Todesursache eine Infektion. Bei Menschen im Alter von fünfundachtzig oder darüber sind nur die Auswirkungen der Arteriosklerose eine noch häufigere Todesursache. Zwei weitere Patienten starben an Blutungen: einer Blutung an einem Zwölffingerdarmgeschwür und einer Blutung als Folge eines Beckenbruchs.

Ich habe in dem Zeitraum, als diese Autopsien vorgenommen worden waren, als Chirurg viel Erfahrung gesammelt und kann immerhin so viel sagen, daß diese sieben Patienten an meiner Universitätsklinik gute Überlebenschancen gehabt hätten, wenn sie Mitte Fünfzig gewesen wären.

Nur zwei von Walker Smiths dreiundzwanzig Patienten wiesen keine auffälligen Verfallserscheinungen des Hirngewebes auf. Einer davon schien gegen die Arteriosklerose bemerkenswert gut gefeit gewesen zu sein, zumindest was Herz und Gehirn anging. Die Verkalkung seiner Koronararterien war nur mäßig vorangeschritten, und der zerebrale Gewebsschwund war weniger stark ausgeprägt, »als es ein Hirn dieses Alters hätte erwarten lassen«, wie es im Obduktionsbericht heißt. Dafür hatte es ihn an den Nieren erwischt: Sie waren nicht nur von einer chronischen bakteriellen Entzündung (der sogenannten Pyelonephritis) befallen, die ständig auf die Harnwege ausstrahlte, sie wiesen auch Schädigungen an den feinen arteriellen Blutgefäßen und den Gefäßknäueln sowie ausgeprägte Vernarbungen am Gewebe auf. Dennoch starb dieser alte Mann nicht an seinem chronischen Nierenleiden: Er erlag einer Krebsgeschwulst, einem sogenannten multiplen Myelom, wobei als Komplikation eine Lungenentzündung aufgetreten war. Wie die übrigen zweiundzwanzig Hochbetagten meldeten sich bei ihm gleich mehrere der sieben apokalyptischen Reiter.

Der andere Patient, der von Arteriosklerose im Hirnbereich verschont blieb, war ein siebenundachtzigjähriger Lateinprofessor und ehemaliger Dekan der Universität Yale. Obwohl dieser Mann scheinbar kerngesund war und keine klinischen Anzeichen einer Herzerkrankung aufgewiesen hatte, ergab die Obduktion, daß ein Infarkt unmittelbar bevorgestanden hatte, und zwar in der interessanten Kombination eines »ernsthaften [arteriosklerotischen] Befalls der Koronararterien bei einem minimalen Befall der Zerebralgefäße«. Der Pathologe verglich die Koronargefäße des Patienten mit »Pfeifenstielen«, von denen einer vollkommen verschlossen war. Das Herz hatte sich ebenso wie die Nieren bräunlich verfärbt, eine typische Folge der Altersatrophie. Der Professor war in einer kalten Winternacht an akuten Magenschmerzen aufgewacht. Die Diagnose in der Notaufnahme lautete auf durchgebrochenes Magengeschwür. Dann stellte sich eine Bauchfellentzündung ein, mit der das geschwächte Immunsystem und das schlecht durchblutete Herz des Patienten nicht mehr fertig wurden. Bei einer Autopsie vier Tage nach der Einlieferung konnte die ursprüngliche Diagnose bestätigt werden. Sein überraschend junges Gehirn hatte dem Professor in der lebensbedrohlichen Situation nichts genützt.

Die Lehre aus diesen dreiundzwanzig Fallstudien ist nur eine Bestätigung der alltäglichen klinischen Erfahrung. Ob als Folge von Störungen biochemischer Abläufe oder vom genauen Gegenteil, dem unaufhaltsamen, planmäßig verlaufenden Abbau, der Mensch stirbt im Alter an Entkräftung oder Verschleiß, und dieses Ende ist vorprogrammiert. Hochbetagte erliegen im Grunde nicht irgendwelchen Krankheiten, sondern dem altersbedingten Schwund von Körpersubstanz und Lebenskraft.

So führen für greise Menschen nur wenige verschiedene Wege ins Grab, von denen am Ende immer mehr ineinander laufen. Man kann sich fragen, warum mit dem Auftreten einer der typischen Alterserkrankungen das Risiko größer wird, daß der Patient auch die anderen bekommt. Liegt es daran, daß diese pathologischen Veränderungen alle die gleiche Ursache haben, die sich mit zunehmendem Alter stärker auswirkt? Dieser Gedanke ist in die verschiedenen Theorien des Alterns natürlich mit eingeflossen. Eine Theorie hebt beispielsweise darauf ab, daß das Wachstum und die Entwicklung des Organismus als regulärer Teil des Stoffwechsels vom Hypothalamus, einem für den Hormonhaushalt bedeutsamen Teil des Zwischenhirns, gesteuert wird. Dieser Mechanismus, der mit Beginn des Lebens einsetzt, ermöglicht dem Körper eine Anpassung an seine äußere Umgebung. Die einzelnen Schritte der Entwicklung führen nach einem genau festgelegten Zeitplan zum Heranwachsen, zur Reifung und zur Alterung des Organismus. Altersbedingte Krankheiten wären dieser neuroendokrinen Theorie zufolge der Preis, den der Organismus für seine lebenslange Anpassungsfähigkeit an die Umwelt und die Veränderungen innerhalb seines Gewebes bezahlen muß.

Der gesamte Prozeß läuft nach einer Art umfassendem Stufenplan ab, der die gesamte Entwicklung eines höheren Organismus vom frühen Embryonalstadium über den fortschreitenden Verfall des Alters bis hin zum Tod reguliert. In diesem Punkt sind sich die medizinischen Theoretiker mit den trostspendenden Philosophen einig, für die der Tod ein Teil des Lebens ist.

Solche Überlegungen greifen, wenn auch in nüchternerem Ton, einige Überlegungen aus dem Anhang meiner Thomas-Browne-Ausgabe auf. Ebenso schreibt Sir A. Palgrave, ein Historiker des neunzehnten Jahrhunderts, in seinem Buch *Merchant and Friar:* »Mit dem ersten Pulsieren, wenn die Fasern zucken und die Organe zum Leben erwachen, geht auch der Keim des Todes auf. Noch bevor unsere Glieder gestaltet sind, ist schon ein Grab geschaufelt, in das sie hinabgelassen werden.« Der erste Akt im Schauspiel des Lebens ist der Beginn des Sterbens.

Eine solche Sichtweise wirft wichtige Fragen im Hinblick auf existenzielle Entscheidungen auf. Soll sich ein krebskranker hochbetagter Mensch der Tortur einer Chemotherapie oder gar einer Totaloperation unterziehen? Sollte er die strapaziöse Behandlung über sich ergehen lassen, wenn das Risiko groß ist, daß er ein Jahr später an fortgeschrittener Gehirnarteriosklerose stirbt? Denn diese Gefäßerkrankung ist letztlich ein Ergebnis des gleichen Prozesses, der die Abwehrkräfte schwächt und zum Wachstum bösartiger Tumoren führt. Freilich läuft der Alternsprozeß in seinen unterschiedlichen Erscheinungsformen mit verschiedener Geschwindigkeit ab, so daß sich ein Schlaganfall auch erst lange nach dem Auftreten des Alterskrebses einstellen könnte. Um das Risiko einschätzen zu können, muß ein Arzt den übrigen Gesundheitszustand eines Krebspatienten, etwa dessen Bluthochdruck oder den Stand seiner Herzerkrankung, sehr genau kennen. Ein solches Abwägen sollte bei allen klinischen Entscheidungen, von denen Senioren betroffen sind, eine Rolle spielen. Verantwortungsbewußte Ärzte praktizieren es schon lange, und die Patienten sollten dies ebenfalls tun.
Mögen die Alternsvorgänge auf Verschleiß, Erschöpfung und Auszehrung beruhen oder nach einem genetischen Programm ablaufen – sicher ist immerhin soviel: Alle Individuen haben eine endliche Lebensspanne, die je nach Art unterschiedlich lang sein kann und beim Menschen zwischen 100 und 110 Jahren zu liegen scheint. Das heißt, selbst wenn es gelänge, alle Krankheiten zu heilen, denen Menschen vor Ablauf ihres natürlichen Lebensalters zum Opfer fallen, würde niemand sehr viel älter als hundert Jahre. Das ist allemal mehr, als im Psalter verkündet wird: »Unser Leben währet siebzig Jahre, und wenn's hoch kommt, so sind's achtzig Jahre ...« Ein bes-

serer Prophet oder Beobachter war Jesaja: »... als Knabe gilt, wer hundert Jahre alt stirbt.« Im selben Vers wird einem neuen Jerusalem das Ende der Kindersterblichkeit und Krankheit verheißen: »Es sollen keine Kinder mehr da sein, die nur einige Tage leben, oder Alte, die ihre Jahre nicht erfüllen.« Wenn die Menschen eine Lebensweise wie die meines Patienten McCarty vermeiden, das Problem der Armut auf der Welt lösen und sich nur noch von Nächstenliebe leiten lassen, könnten Jesajas prophetische Worte vielleicht ein Stück weit Wirklichkeit werden. Schon jetzt ist die Lebenserwartung des Menschen durch den medizinischen Fortschritt und die verbesserten Lebensverhältnisse merklich angestiegen. Ein Neugeborenes in den westlichen Industrieländern hat heute eine doppelt so hohe Lebenserwartung wie noch vor knapp hundert Jahren. Der Mensch hat dem Tod ein neues Gesicht gegeben. Nach der Statistik erreicht die überwiegende Mehrheit der Bevölkerung heute zumindest das siebte Lebensjahrzehnt und stirbt an einer typischen Alterskrankheit.

Trotz der beachtlich gesteigerten durchschnittlichen Lebenserwartung durch den Fortschritt der Medizin hat sich die maximale Lebensdauer des Menschen, soweit diese geschichtlich nachprüfbar ist, nicht verändert. In den hochentwickelten Ländern wird von zehntausend Menschen nur einer über hundert Jahre alt. Die Lebensdauer der meisten Rekordbrecher hielt einer kritischen Überprüfung nicht stand. Das höchste bewiesene Menschenalter liegt bislang bei 114 Jahren. Die Zahl kommt interessanterweise aus Japan, dem Land mit der höchsten Lebenserwartung der Welt: Bei Frauen liegt sie bei 82,5, bei Männern bei 72,2 Jahren. Weiße US-Amerikaner leben dagegen im Durchschnitt nur 78,6 beziehungsweise 71,6 Jahre. An solchen Tatsachen wird auch

selbstgezüchteter Kefir, der als lebensverlängernd gilt, sicher nichts ändern.
Es gibt eine Vielzahl anderer Indizien dafür, daß es eine artspezifische Obergrenze für die Lebensdauer von Organismen gibt. Als schlagendster Beweis können hier wohl die großen Unterschiede im Höchstalter von verschiedenen Tierarten gelten, während die Unterschiede bei Individuen der gleichen Art zumeist nur gering sind. Ein weiterer Anhaltspunkt ist die Beobachtung in der Biologie, daß sich die durchschnittliche Anzahl der Nachkommen einer Tierart umgekehrt proportional zu ihrer maximalen Lebensspanne verhält. Ein Mensch, dessen Nachwuchs besonders lange ausgetragen wird und der zudem Nesthocker ist, benötigt zur Arterhaltung folglich auch eine besonders lange Fortpflanzungszeit. So hat unsere Spezies unter den Säugetieren denn auch tatsächlich die längste Lebensspanne.
Wenn der Alternsprozeß innerhalb eng gesteckter Grenzen nicht aufzuhalten ist – außer durch die genannten Veränderungen der Lebensweise –, warum versteifen sich dann noch immer so viele Menschen darauf, ihr Leben bis über die Grenzen des Möglichen hinaus ausdehnen zu wollen? Warum finden sie sich mit den Gesetzen der Natur nicht ab? Das Interesse am eigenen Körper und seiner Lebensspanne ist in den letzten Jahrzehnten so groß geworden wie nie zuvor, doch gibt es auch Zeugnisse früherer Generationen für das Streben, den eigenen Tod möglichst lange hinauszuzögern. Der altägyptische Papyrus Ebers etwa, der vor über 3500 Jahren entstand, gibt dem Leser ein Rezept für die Verjüngung eines alten Mannes.
Noch im siebzehnten Jahrhundert, als die Morgendämmerung einer neuen Medizin anbrach, empfahl der führende Arzt Hermann Boerhaave alten Patienten, sich zur

Gesundung zwischen zwei jungfräuliche Mädchen zu legen, was im übrigen schon der biblische König David erfolglos versucht haben soll. Nach dem Gesundbrunnen der Muttermilch und der Pseudowissenschaft von Affendrüsen, die angeblich neue Lebenskräfte bringen, erleben wir im Augenblick wohl eine Art Ära der Vitamine. Trotzdem ist es nach C. und E. Never bislang niemandem gelungen, sein Leben auf solche Art zu verlängern. In jüngerer Zeit haben einige Forscher von vielversprechenden Versuchen berichtet, mit Wachstumshormonen den Schwund an Körpersubstanz und die Entkalkung von Knochen rückgängig zu machen, was nach Ansicht einiger einen Verjüngungseffekt zur Folge haben könnte. Furore machen auch Spekulationen zu einer Gentherapie, mit der man die maximale Lebensspanne durch Implantation von Abschnitten der DNS um Jahrzehnte oder mehr verlängern können soll. Vergeblich warnen seriöse Wissenschaftler vor Hoffnungen auf die ewige Jugend. Es wird wohl immer Menschen geben, die nach einem Jungbrunnen oder zumindest einem Mittel suchen, mit dem sie den unaufhaltsamen Prozeß des Alterns hinauszögern können.

Solche Versuche sind freilich eher lächerlich, und wer sich an ihnen beteiligt, erwirbt sich keine Verdienste. Alle Menschen sind ersetzbar, und früher oder später sollten auch alle Menschen ersetzt werden. Der Wunschtraum, dem Tod von der Schippe zu springen, ist weder im Interesse der Menschheit, noch dient er dem kontinuierlichen Fortschritt der Erkenntnis. Mehr noch: Er schadet den Interessen der kommenden Generationen. Tennyson sagt es deutlich: »Alte Menschen müssen sterben; sonst würde die Welt vergreisen und nur noch Überkommenes hervorbringen.«

Nur die Jugend sieht und entdeckt alles mit neuen Augen und hat außerdem den Vorteil zu wissen, was davor war. Nur die Jugend widersteht der bequemen Versuchung, auf die Herausforderungen der unvollkommenen Welt auf althergebrachte Weise zu reagieren. Jede neue Generation strebt danach, sich selbst zu beweisen und einen bedeutenden Beitrag zum allgemeinen Fortschritt zu leisten. Es liegt in der Natur, daß alles Lebendige stirbt und dem danach Kommenden Platz macht. Das Alter ist die Zeit der Vorbereitung auf den Tod, ein langsamer Rückzug, der den Betroffenen und ihren Nachkommen, denen sie die Welt zu treuen Händen überlassen, den Abschied leichter macht.

Ich spreche nicht gegen ein aktives und erfülltes Leben im Alter. Ich rede keiner verfrühten Senilität das Wort. Körperliche und geistige Anstrengungen bereichern, soweit noch möglich, jeden Moment des Lebens und verhindern den rapiden Abbau, der so viele Menschen älter macht, als sie sind. Ich spreche nur von lächerlichen Versuchen, sich den Gewißheiten der Conditio humana zu verschließen. Wer Hochbetagte um jeden Preis am Leben halten will, bereitet ihnen und ihren Angehörigen nur Leiden; ganz zu schweigen von den Kosten, welche die Menschen bezahlen müssen, deren Zeit noch nicht gekommen ist.

Erst wenn man sich damit abgefunden hat, daß das Leben endlich ist, kommt der natürliche Rhythmus des Lebens zum Vorschein. Erst jetzt erscheinen Freuden und Leistungen – und auch Leiden – in ihrem zeitlichen Rahmen. Wer über seine natürliche Lebensspanne hinaus leben will, verliert diesen Rahmen aus den Augen und belastet sein Verhältnis zu den Jüngeren. Von der Jugend hat er nur Unwillen zu erwarten, denn er versperrt ihr den Weg und zehrt an ihren Ressourcen. Erst dadurch, daß uns für die lohnenswerten Dinge des Lebens nur eine begrenzte Zeit zur Verfügung steht, werden wir zu ihrer Verwirklichung angespornt. Sonst würden wir alles endlos verschleppen. Erst die Tatsache, daß wir hinter unserem Rücken »den geflügelten Wagen der Zeit« ständig näherkommen hören, wie der englische Dichter Andrew Marvell die spröde Jungfer warnt, macht die Welt wertvoll und Zeit kostbar.

Der französische Schriftsteller Michel de Montaigne, der im sechzehnten Jahrhundert die literarische Gattung des Essays begründete, betrachtete die Menschheit und ihre Einbildungen mit dem nüchternen Realitätssinn des Gesellschaftsphilosophen und Skeptikers. In den neunundfünfzig Jahren seines Lebens befaßte er sich oft mit dem Tod, und er schrieb, man müsse alle seine Formen als gleichermaßen natürlich annehmen: »Dein Tod gliedert sich in die Weltordnung ein; es ist ein Stück Leben dieser Welt ... Dies euer Leben, dessen ihr euch erfreut, ist in gleiche Teile geteilt, es gehört ebenso dem Tode wie dem Leben.« Im gleichen Essay mit dem Titel »Philosophieren heißt sterben lernen« schreibt er: »Mach den anderen Platz, wie andere dir Platz gemacht haben.«

Nach Montaigne fällt in unsicheren und gewaltsamen Zeiten der Tod denen am leichtesten, die sich im Leben gut auf ihn vorbereitet haben. Nur so könne man sich mit ihm abfinden und mit der Welt ausgesöhnt, »gelassen und ruhig« sterben. Man erfahre das Leben intensiver, wenn man sich beständig vor Augen hält, daß es jeden Moment zu Ende sein kann. Daher seine Mahnung: »Man kann den Wert des Lebens nicht nach der Länge messen; er ist vom Inhalt abhängig. Manches lange Leben ist inhaltslos. Nutzt es, solange ihr es in den Händen habt: Von eurem Entschluß, nicht von der Lebensdauer hängt es ab, ob ihr euch mit dem Gedanken abfindet: wir haben genug gelebt.«

V

Die Alzheimersche Krankheit

Praktisch jede Krankheit läßt sich als eine Folge von Ursache und Wirkung beschreiben. Das Krankheitsbild, das der Arzt bei der Untersuchung des Patienten feststellt, ist das Ergebnis bestimmter pathologischer Veränderungen in den Zellen, dem Körpergewebe und den Organen oder von Störungen der biochemischen Abläufe innerhalb des Organismus. Sind solche Veränderungen erst einmal identifiziert, kann nachgewiesen werden, daß sie zu den beobachteten klinischen Erscheinungen geführt haben. Die Diagnostik zielt darauf ab, anhand von Symptomen die Ursachen einer Krankheit zu ermitteln.

So rufen arteriosklerotische Verschlüsse arterieller Gefäße des Herzmuskels zwangsläufig eine Angina pectoris oder einen Infarkt mit den entsprechenden äußeren Anzeichen hervor. Ein Tumor, der die Produktion von Insulin in die Höhe schnellen läßt, sorgt für eine drastische Senkung des Blutzuckerspiegels; wird das Gehirn aber nicht ausreichend mit Traubenzucker versorgt, ist ein Koma die Folge. Ein Virus, der die motorischen Nervenzellen des Rückenmarks befällt, verursacht eine Lähmung der durch die befallenen Nervenzellen gesteuerten Muskeln. Narbenzüge nach einer Operation können zu Darmverschlingung führen; die Folge sind Blähungen, Erbrechen, Flüssigkeitsverlust und Veränderungen der Blutzusammensetzung, was wiederum Herzrhythmusstörungen nach sich ziehen kann. Bei einem Durchbruch des Wurmfortsatzes füllt sich die Bauchhöhle mit Eiter; es kommt zu einer Bauchfellentzündung, und das Blut wird von Bakterien überschwemmt. Dies hat wiederum hohes Fieber, eine Sepsis und einen Schock zur Folge. Die Liste solcher Kausalketten, die den Stoff medizinischer Lehrbücher bilden, ließe sich beliebig fortsetzen.

Ein Arzt, der einen Patienten mit einem oder mehreren Symptomen untersucht, arbeitet wie ein Detektiv, der anhand sichtbarer Spuren ein Verbrechen aufzuklären versucht. Er versucht die Folge von Ereignissen zu rekonstruieren, die zu entsprechenden Symptomen wie einem Gefühl der Enge im Brustraum, einem Koma, einer Lähmung der Beine, ständigem Erbrechen, einem aufgetriebenen Bauch, Fieber oder Schmerzen geführt haben. Die Lehre von den Funktionsstörungen der Organe und Organsysteme heißt in der Medizin »Pathophysiologie«.

Die Pathophysiologie ist der Schlüssel zum Verständnis der Krankheit. Der Begriff hat für den Arzt einen philosophischen und einen dichterisch-ästhetischen Beigeschmack, der in der Wortbildung angelegt ist: Das griechische *physiologia* bedeutet soviel wie »Wesensschau der Dinge«. Stellt man dem Begriff das Wörtchen *pathos* für »Leiden« oder »Krankheit« voran, ist damit die Quintessenz dessen ausgedrückt, mit dem sich der Arzt befaßt. Was ist das Wesen der Krankheit?

Aufgabe des Arztes ist es, den Grund einer Krankheit zu ermitteln. Dabei verfolgt er die Kausalkette bis zur eigentlichen Ursache zurück, die mikrobieller oder hormoneller, chemischer oder mechanischer Natur sein kann, genetisch oder umweltbedingt, bösartig oder gutartig, angeboren oder später erworben. Bei der Untersuchung fahndet er nach Hinweisen auf körperliche Störungen, die durch eine bestimmte Ursache hervorgerufen werden.

In gewissem Sinn ist jeder Arzt Pathophysiologe, wenn er zur Feststellung einer Krankheit nach den Ursachen hinter den Symptomen seines Patienten fragt. Ist eine Ursache ermittelt, muß ein geeigneter Behandlungsplan erstellt werden, mit dem man dem Übel zu Leibe rückt. Die Krankheit oder Störung kann mit Medikamenten, Röntgenstrahlen oder Gegengiften behandelt, durch die Stärkung von Organen oder das Abtöten von Keimen bekämpft werden. Sie kann auch einfach so lange in Schach gehalten werden, bis die körpereigene Abwehr selbst mit ihr fertig wird. Bei der Wahl einer bestimmten Strategie gegen die Krankheit stützt der Arzt sich vor allem auf sein Wissen von Ursache und Wirkung und wählt danach seine Waffen.

Dank des medizinischen Fortschritts in unserem Jahrhundert sind die allermeisten Krankheiten bestens erforscht oder können zumindest wirksam bekämpft werden. Bei einigen sind die ursächlichen Zusammenhänge allerdings noch weniger bekannt, und eine kleine Gruppe von Erkrankungen ist noch immer rätselhaft. Zu diesen Geißeln unserer Tage gehört die sogenannte »senile Demenz vom Typ Alzheimer«. Seitdem die medizinische Fachwelt 1906 auf diese Krankheit erstmals aufmerksam gemacht worden ist, sind die Forscher ihrer Ursache noch immer nicht auf die Spur gekommen.

Der pathologische Befund der Alzheimerschen Krankheit besteht in einem schrittweisen Abbau einer großen Anzahl von Nervenzellen in den Bereichen der Hirnrinde, die für die sogenannten höheren Funktionen wie Gedächtnis, Lernen und Urteilsvermögen verantwortlich sind. Der jeweilige Grad der Zerstörung und die Lage der betroffenen Hirnregionen bestimmen den Grad und das Erscheinungsbild der Demenz beim Patienten. Obwohl schon die verringerte Anzahl an funktionstüchtigen Nervenzellen den Gedächtnisschwund und die allgemeine Hirnleistungsstörung hinreichend zu erklären vermag, scheint bei den Verfallserscheinungen ein weiterer Faktor eine Rolle zu spielen: Im Gehirn vermindert sich die Ausschüttung von Azetylcholin, einem chemischen Botenstoff der Nervenzellen.

Diese beiden Faktoren bestimmen unser heutiges Bild von der Alzheimerschen Krankheit. Der augenblickliche Kenntnisstand ist allerdings viel zu gering, um für einen beliebigen Zeitpunkt im Krankheitsverlauf zwischen den strukturellen und chemischen Befunden einerseits und den besonderen Symptomen des Patienten andererseits eine direkte Beziehung herzustellen. Trotz intensiver Bemühungen der medizinischen Forschung liegen zahlreiche Einzelheiten der Pathophysiologie von Alzheimer nach wie vor im dunkeln. Eine lückenlose Kausalkette, wie sie für die eingangs erwähnten Krankheiten aufgelistet wurden, wird wohl noch ebensolange auf sich warten lassen wie der Ansatz für eine wirksame Behandlung.

Trotz des dürftigen Wissens über die rätselhafte Krankheit und ihre Ursachen lassen sich immerhin die pathologischen Veränderungen beschreiben, die im Gehirn von Alzheimerpatienten vor sich gehen. Dargestellt werden sollen auch einige Forschungsbereiche, in denen die Wissenschaft der Krankheit auf die Spur zu kommen hofft, ferner die historische Entwicklung unseres gegenwärtigen Wissens über die Krankheit sowie einige Aspekte gestörter Hirnfunktionen. Nicht zuletzt geht es auch um das Leiden und Sterben der Betroffenen und um die gewaltige physische und psychische Belastung, mit der die Angehörigen konfrontiert werden.

»Genau zehn Tage vor unserer goldenen Hochzeit ging es richtig los«, erinnerte sich Janet Whiting. Ihr Mann Phil war sechs leidvolle Jahre langsam an den Folgen der Alzheimerschen Krankheit gestorben. Ich hatte ihn und Janet seit meiner Kindheit gekannt. Als ich die beiden mit meiner Familie in den späten dreißiger Jahren zum erstenmal in ihrer Wohnung besuchte, hatten sie gerade geheiratet und waren ein sehr sympathisches junges Paar. Phil war damals zweiundzwanzig, Janet zwanzig. Verglichen mit meinen nicht in Amerika geborenen Eltern, gesetzten Vierzigern, erschienen mir die Whitings wie ein Traumpaar aus dem Film. Sie waren so jung, daß ich mir nicht vorstellen konnte, daß sie etwas anderes taten als in ihrer neu eingerichteten Wohnung Mann und Frau zu spielen.
Ich zweifelte keineswegs daran, daß Janet und Phil sich heiß und innig liebten, aber ich konnte mir einfach nicht vorstellen, daß ein Paar, das so herzlich miteinander umging, ein richtiges Eheleben führte. Ich war sicher, daß ich es mit einer Ehe auf Probe zu tun hatte. Ich wußte aus eigener Anschauung, daß sich Eheleute anders verhielten. Wenn die Whitings herausbekommen wollten, ob sie wirklich füreinander geschaffen waren, dachte ich, dann mußten sie aufhören, so zu tun, als seien sie verrückt nacheinander.
Aber das geschah nie. Auch später herrschte in ihrer Ehe immer noch der gleiche rücksichtsvolle und liebenswürdige Umgang, den ich erst richtig schätzen lernte, als ich in ein Alter kam, in dem man eigene Erfahrungen mit dem anderen Geschlecht macht. Die beiden blieben so

offen und unbefangen zärtlich zueinander wie am ersten Tag. Phil machte eine glänzende Karriere als Makler, und bald konnten die Whitings das Apartment in der Bronx gegen ein stattliches Haus in Westport in Connecticut eintauschen. Sie zogen drei Kinder groß. Als die Kinder erwachsen waren, kauften Janet und Phil eine luxuriöse Eigentumswohnung in Stratford. Mit vierundsechzig Jahren zog sich Phil teilweise von der Arbeit zurück. Die Kinder standen auf eigenen Beinen. Die Whitings waren versorgt, und ihre Zukunft schien gesichert.

Ich war Anfang Zwanzig gewesen, als ich die Whitings das letzte Mal gesehen hatte. Nach über zwanzig Jahren, 1978, kreuzten sich unsere Wege wieder. Ihre Eigentumswohnung lag nicht weit von meinem Haus in New Haven entfernt. Wer den Abend bei diesen liebenswerten Leuten verbrachte, beneidete sie um ihre harmonische Beziehung, die bis in die kleinste Geste innig und respektvoll war. Ihre Ehe hatte die Erwartungen der ersten Monate mehr als erfüllt. Als Phil seine Arbeit schließlich ganz aufgab und mit Janet für immer nach Delray Beach in Florida übersiedelte, waren meine Frau und ich um zwei wertvolle Freunde ärmer. Wir wußten allerdings nicht, daß es bei ihnen schon zu diesem Zeitpunkt einige merkwürdige kleine Vorkommnisse gegeben hatte.

Janets Mann, der in jeder freien Minute ein Sachbuch zur Hand genommen hatte, interessierte sich schon vor der Übersiedlung nach Florida nicht mehr für das Lesen. Janet war diese Veränderung nicht sofort aufgefallen. Erst Jahre später verstand sie auch, warum Phil plötzlich nicht mehr wollte, daß sie ihn allein ließ. Wenn sie aus dem Haus ging und einen Nachmittag in der Stadt verbrachte, sagte er verärgert: »Ich bin nicht in Rente gegangen, damit du mich allein läßt.« Er, der nie reizbar gewesen war, wurde jetzt immer öfter zornig und hatte richtige Wutausbrüche. Wenn seine Tochter Nancy die Eltern in ihrer Wohnung besuchte, hatte er immer etwas an ihr auszusetzen. Gewöhnlich flossen Tränen, bevor sie den Zug zurück nach New York nahm. Nach der Übersiedlung nach Florida hatte er immer öfter rätselhafte Zustände geistiger Verwirrung, und wenn er Fehler machte, reagierte er später ungläubig und empört und gab anderen die Schuld. So kam es mehrmals vor, daß er sich beim Friseur einen Termin geben ließ und dann ins falsche Geschäft ging und dem Inhaber verärgert vorwarf, er halte sich nicht an Abmachungen. Einem Autofahrer an einer Tankstelle drohte er einmal Schläge an, nur weil dieser nach der Zapfpistole an der nächsten Zapfsäule gegriffen hatte. Dabei war Phil in seinem Leben noch nie handgreiflich geworden.

Schließlich wurde zum erstenmal offensichtlich, daß Phils Entgleisungen mehr waren als die Launen eines unausgefüllten Rentners. Janet lud eines Abends das Ehepaar Ruth und Henry Warner, das sie seit Jahren nicht mehr gesehen hatten, zum Abendessen ein. Phil war stets ein aufmerksamer Gastgeber gewesen, der auf seine Frau als Köchin und sich selbst als Weinkenner stolz war. Er war schon seit jungen Jahren korpulent, aber der Leibesumfang wirkte bei ihm nicht störend. Sein Wohlstandsbauch und das Lächeln in seinem vollen Gesicht gaben ihm vielmehr etwas Großzügiges, das in seinem tiefsten Innern verwurzelt schien. Er nahm andere Menschen rasch für sich ein und verstand es, als Gastgeber für eine entspannte und gemütliche Atmosphäre zu sorgen. Ob bei sich oder anderen, Phil erinnerte immer an einen Wirt, der nur das Wohlbefinden der Gäste im Sinn hat.

An jenem Abend mit den Warners war dies nicht anders.

Janets Essen war köstlich, Phil hatte den richtigen Wein gewählt, und die Unterhaltung bei Tisch war ebenso anregend wie amüsant. Der ganze Abend verlief so behaglich, wie es für die Whitings typisch war. Und schließlich wurden die Warners ebenso herzlich verabschiedet, wie sie es von früheren Jahren gewohnt waren.
Am nächsten Morgen war bei Phil alles wie ausgelöscht. Er wußte nicht einmal mehr, daß sie Besuch gehabt hatten. Und er ließ sich nicht davon überzeugen, daß er Erinnerungslücken hatte. »Das machte mir angst«, erinnerte sich Janet. Sie hatte bisher stets nach plausiblen Erklärungen für die unleugbaren Veränderungen in Phils Verhalten gesucht. Noch an diesem Morgen, der einen Wendepunkt bedeutete, versuchte sie eine banale Erklärung zu finden: »Ich dachte, ich vergesse doch manchmal auch etwas, und vielleicht würde er sich ja später erinnern.« Sie wollte nicht wahrhaben, daß sich an ihrem Mann erste Anzeichen geistigen Verfalls bemerkbar machten, und versuchte einmal mehr, die Gedächtnislücken als unwichtig abzutun.
Einige Wochen später wurde Janets strapazierter Selbstschutz einer weiteren Zerreißprobe unterzogen, und diesmal hielt er nicht mehr stand. Phil lieferte den unwiderlegbaren Beweis seiner geistigen Verwirrung. Janet war eines Nachmittags nach einigen Stunden Abwesenheit nach Hause zurückgekehrt, und Phil warf ihr wütend vor, sie habe sich mit einem Liebhaber getroffen. Weniger entsetzt als über den Vorwurf selbst war Janet über die Tatsache, daß Phil seinen Cousin Walter als Liebhaber verdächtigte. Walter war seit Jahren tot. »Zu dieser Zeit wußte ich nicht einmal, was Alzheimer war, ich wußte nur, daß ich Angst hatte. Etwas Schreckliches ging mit Phil vor, und jetzt konnte ich es nicht mehr ignorieren oder wegerklären.«

Aus Angst vor einer endgültigen Bestätigung ihres schrecklichen Verdachts zögerte Janet noch immer, Phil auf seinen Geisteszustand untersuchen zu lassen. Im tiefsten Inneren hoffte sie weiter, er stecke in einer vorübergehenden seelischen Krise, die nicht schlimmer werden und sich mit der Zeit wieder bessern würde. Phil erinnerte sich an seine kurzen, seltsamen Anwandlungen ja nicht mehr. Wenn sie vorbei waren, war alles wie nie geschehen. Janet blickt heute auf eine Unzahl kleiner Lügen zurück, mit denen sie sich verzweifelt vorzumachen versucht hatte, daß mit ihrem Mann alles in Ordnung sei. Nur keine ärztliche Untersuchung, die alle Hoffnung zunichte machen konnte.
Doch schließlich mußte sie den Tatsachen ins Auge sehen. Phil wachte nachts öfter auf, schrie sie an, eine Schwester habe im Bett ihres Bruders nichts zu suchen, und jagte sie hinaus. Geduldig verließ sie jedesmal das Schlafzimmer und richtete sich im Wohnzimmer auf dem Sofa ein, während sich Phil im Ehebett erregt hin- und herwälzte. Die ganze Nacht tat sie kein Auge zu. Phil dagegen schlief bald wieder friedlich ein und erwachte am nächsten Morgen ohne jede Erinnerung an seinen nächtlichen Wutausbruch.
Phils Zustand verschlimmerte sich schließlich so sehr, daß ein Besuch beim Arzt nicht mehr aufgeschoben werden konnte. Etwa zwei Jahre nach dem Vorfall mit den Warners faßte sich Janet ein Herz und überredete Phil unter einem Vorwand, ihren Hausarzt aufzusuchen. Der Hausarzt ließ sich die Krankengeschichte schildern und unterzog Phil einer gründlichen Untersuchung. Schließlich kam er aus dem Sprechzimmer und nannte die Krankheit beim Namen. Janet war mit den Symptomen der Alzheimerschen Krankheit bis dahin bestens vertraut. Trotzdem war es für sie ein Schock, als sie die

Diagnose hörte. Sie und der Arzt beschlossen, Phil nichts von der Krankheit zu sagen. Es hätte auch gar keinen Sinn gehabt. Phil hätte die Erläuterungen damals vielleicht noch flüchtig verstanden, sie aber schon Minuten später wieder so vollkommen vergessen, als hätte er sie nie gehört.

Einige Monate später rutschte es Janet dann doch heraus. Phils irrationale Anwandlungen häuften sich, und die Gedächtnisausfälle hielten länger an, so daß sie manchmal die Beherrschung verlor. Dann schrie sie Phil an oder sagte ein böses Wort. Anschließend schämte sie sich jedesmal. Nach einem besonders heftigen Wortwechsel fuhr sie ihn an: »Merkst du eigentlich nicht, was mit dir los ist? Weißt du nicht, daß du Alzheimer hast?« Als sie mir die Szene schilderte, sagte sie: »In dem Augenblick, als mir das Wort über die Lippen gekommen war, fühlte ich mich sterbenselend.« Die Reue war völlig überflüssig. Sie hätte ebensogut vom Wetter sprechen können. Phil wußte von seinem Elend nicht mehr als zuvor. Für ihn war alles beim alten. Nicht einmal an seine Vergeßlichkeit erinnerte er sich. Alle entfernten Bekannten, denen Phil Whiting auf der Straße begegnete, hielten ihn für völlig gesund, und er selbst glaubte das auch.

Janet verhielt sich so, wie es fast jeder in ihrer Zwangslage getan hätte. Sie beschloß, Phil solange wie möglich zu Hause zu betreuen. Sie suchte nach Büchern, die ihr dabei helfen sollten, das Verhalten und die Krankheit ihres Mannes besser zu verstehen. Zum Thema Alzheimer gibt es in den USA derzeit mehrere gute Veröffentlichungen. Das wohl beste Buch von Nancy L. Mace und Peter V. Rabins wurde bereits ins Deutsche übersetzt: Es trägt den vielsagenden Titel *Der 36-Stunden-Tag*. Janet fand darin bestätigt, was der Arzt ihr gesagt hatte: Die Alzheimersche Krankheit schreitet langsam, aber unaufhaltsam voran und führt gewöhnlich in einem Zeitraum von sieben bis zehn Jahren zum Tod. In seltenen Fällen kann sie das Ende auch rascher (in drei bis vier Jahren) oder langsamer (in fünfzehn Jahren) herbeiführen. Janet erfuhr aus dem Buch auch, daß Hirnleistungsstörungen vom Typ Alzheimer zwar oft bei älteren Menschen auftreten, aber keine natürliche Alterserscheinung sind.

Janet wußte sehr bald, woran sie war: Ihr Mann litt an einer unheilbaren Krankheit, die zum totalen geistigen Verfall und schließlich zum Tod führt. Aus Büchern wie *Der 36-Stunden-Tag* wußte sie, auf welche körperlichen und seelischen Veränderungen sie sich bei Phil gefaßt machen mußte. Sie erhielt wertvolle Hinweise zur Betreuung und Pflege ihres Mannes und Ratschläge, wie sie die körperlichen und seelischen Strapazen der kommenden Jahre besser durchstehen würde. Am Schluß hieß es in dem Buch: »Aber dies sind nur Worte, mehr nicht. Aus Ihrem Innersten schöpfen Sie die Kraft, mit all dem fertig zu werden.« Janet wußte, daß manche Patienten mit Alzheimer zu Tobsuchtsanfällen neigen, mit Gegenständen werfen oder wild um sich schlagen. Sie machte sich auf schwere Zeiten gefaßt. Trotzdem hätte sie sich nicht vorstellen können, was an einem Abend im März 1987, nach einem Jahr aufopfernder Pflege, auf sie zukam. Es war zehn Tage vor Janets und Phils goldener Hochzeit. Janet beschrieb den Abend fünf Jahre später so:

> Er wußte nicht mehr, wer ich war. Er hielt mich für eine Einbrecherin, die Kleider seiner Frau stehlen wollte. Er stieß mich durch das Zimmer und warf mit Gegenständen nach mir. Er zer-

trümmerte einige meiner Antiquitäten, weil er nicht mehr wußte, wie wertvoll sie waren. Er sagte, er werde seine Tochter anrufen und ihr sagen, was hier los sei. Dann rief er bei ihr an. Nancy wußte natürlich sofort Bescheid. Sie sagte: »Laß mich mit der Frau reden«, und er reichte mir den Hörer mit den Worten: »Meine Tochter will mit Ihnen reden, sie wird Ihnen sagen, daß sie verschwinden sollen!« Als ich den Hörer nahm, bat Nancy mich, sofort das Haus zu verlassen. Sie sagte, sie werde die Polizei rufen. Als ich auflegte, griff Phil nach dem Telefon und rief ebenfalls auf dem örtlichen Polizeirevier an.

Es war töricht, aber ich blieb im Haus. Da ich nicht ging, fing er wieder an, mich durch das Zimmer zu stoßen. Dann rief auch ich noch die Polizei an. Das muß man sich einmal vorstellen: Irgendwann standen drei Streifenwagen vor unserer Tür, und mir war das alles so peinlich! Die Polizisten kamen herein, und ich versuchte ihnen zu erklären, was passiert war. Phil unterbrach mich und sagte, ich sei nicht seine Frau. Er forderte einen Polizisten auf, mit ihm ins Schlafzimmer zu gehen. Dort zeigte er ihm ein Hochzeitsfoto. Der Beamte sah sich das Bild an und stellte fest, daß ich die Braut auf dem Foto war. Phil widersprach trotzig: »Das ist nicht meine Frau!«

Dann kam unsere Nachbarin. Phil erkannte sie sofort. Als sie begriff, was los war, redete sie ihm freundlich zu: »Phil, du weißt doch, ich mag dich und würde dich nicht anlügen. Diese Frau ist doch Janet, dreh dich um, und sieh sie dir an.« Er gehorchte, drehte sich um, sah mich an und erkannte mich plötzlich. »Janet«, rief er, »Gott sei Dank, du bist da. Jemand war hier und hat versucht, deine Kleider zu stehlen.«

Ein Polizist nötigte Phil freundlich in den Streifenwagen. Phil gab zu bedenken, die Leute könnten glauben, er werde verhaftet. Der Polizist beschwichtigte ihn, man werde meinen, sie seien Freunde und er komme auf einen Ausflug mit. Mit dieser simplen Erklärung gab Phil sich zufrieden. Sie fuhren in eine nahegelegene Klinik, und Phil blieb dort, bis ein Pflegeplatz gefunden war.

Nancy kam mit dem Flugzeug aus New York. Sie und Janet besuchten Phil täglich in der Klinik. Zunächst waren sie überrascht, wie leicht er sich in den Alltag im Krankenhaus einfügte. Doch dann bemerkten sie, daß er gar nicht begriff, wo er war. »Er stellte uns die Krankenschwestern im Stationszimmer immer als seine Sekretärinnen vor. Für ihn war die Klinik ein Hotel. Sich selbst hielt er für den Direktor.« Janet erkannte er gewöhnlich auf Anhieb, aber Nancy mußte ihm immer erst als seine Tochter vorgestellt werden. Später hielt er Janet für seine Freundin, und dann konnte er sie überhaupt nicht mehr einordnen.

Binnen einer Woche hatte Janet ein geeignetes Pflegeheim gefunden. Phil wurde verlegt. Einige Tage später feierte Janet goldene Hochzeit mit einem Mann, der nur ab und zu wußte, was es zu feiern gab. Von seiner furchtbaren Krankheit und der Tragödie in seiner Familie wußte er nichts.

In den folgenden zweieinhalb Jahren verbrachte Janet fast jeden Tag bei Phil. Ihre Kinder mußten sie fast zwingen, sich ab und zu eine Ruhepause zu gönnen. Sie entwickelten ein Gespür dafür, wann ihre Mutter am Ende war und abschalten mußte. Sie bemerkten auch, wann ihre Mutter zornig und verzweifelt war, und wenn Janet sich hinterher Vorwürfe machte, versuchten sie sie zu beruhigen. Janet opferte sich für ihren Mann und besten Freund auf, der in Wahrheit längst nicht mehr bei ihr weilte. Er war für immer ins Dunkel der Umnachtung entschwunden.

Janet machte sich ehrenamtlich in der Abteilung für Physiotherapie nützlich und nahm kurzzeitig an den Aktivitäten einer Betreuergruppe für Angehörige von Alzheimer-Patienten teil. Solche Gruppen können den betroffenen Familien viel Rückhalt und Unterstützung geben. Janet machte bald die Erfahrung, daß Patienten mit einer Demenz Angehörige und Freunde auf eine ganz eigene Art seelisch belastet. Deshalb muß man die Angehörigen dazu ermutigen, die schwierige familiäre Situation auf individuelle Weise zu lösen. Janets drei Kinder ertrugen es nicht, den geistigen Verfall ihres geliebten Vaters aus nächster Nähe mit anzusehen, aber das war gut so. Denn nur so konnten sie ihrer Mutter die Unterstützung und Kraft geben, daß sie tun konnte, was sie tun mußte.

Joey, der Jüngste, rang sich zweimal zu einem Besuch bei seinem Vater im Heim durch. Phil erkannte ihn nicht. Beide Besuche waren für den Sohn deprimierend und brachten dem Vater überhaupt nichts. Viel nützlicher machten sich Joey und andere, indem sie Janet die Gewißheit gaben, daß sie sich auf ihre Familie und ihre Freunde verlassen konnte, ein Rückhalt, der noch wichtiger war als die Betreuergruppen oder die Bücher über Alzheimer.

»Aus Ihrem Innersten schöpfen Sie die Kraft, mit all dem fertig zu werden.« Janet wurde mit allem fertig. Sie leistete für Phil, was keine Pflegekraft, kein Arzt und kein Sozialarbeiter hätte leisten können. Ob er sie er-

kannte oder nicht, und letzteres war bald der Fall, stets hatte er zumindest eine dumpfe Ahnung, daß diese Frau inmitten einer unüberschaubaren und bedeutungslosen Welt Sicherheit, Gewißheit und Geborgenheit bedeutete.
»Wenn er mich kommen sah, winkte er mir zu, obwohl er mich nicht erkannte. Er wußte nur, daß ich jemand war, der ihn besuchte und der sich zu ihm setzte.«
Am Anfang war Janet jeden Tag aufs neue schockiert, wie rapide Phils geistige Kräfte verfielen. Nicht immer gelang es ihr, gelassen zu bleiben: »Im ersten Jahr brach ich im Heim manchmal weinend zusammen. Dann brachten sie mich in ein anderes Zimmer und redeten mir so lange zu, bis ich wieder etwas Mut schöpfte. Aber wenn ich dann abends nach Hause ging, wurde ich jedesmal wieder hysterisch.« Langsam gewöhnte sie sich jedoch etwas daran, daß es mit Phil stetig bergab ging. Aber sie wußte, wie nahe Phils Schicksal allen anderen Freunden gehen mußte. Sie versuchte ein Bild von Phil aus früheren Jahren aufrechtzuerhalten. Man sollte ihn so in Erinnerung behalten, wie er immer gewesen war, als einen Mann von überschwenglicher Herzlichkeit, mit Charakter und mit einem ganz eigenen Stil. »Ich ließ nicht zu, daß unsere Freunde ihn im Heim besuchten. Sie sollten ihn nicht so sehen.«
Phils Krankheit verlief genau so, wie die Bücher es prognostiziert hatten: als schleichender, aber unaufhaltsamer Verfall. Anfangs behielt der Kranke noch etwas von seinem freundlichen geselligen Wesen. Er fühlte sich offenbar für das Wohlergehen der Pflegebedürftigen in seiner Umgebung verantwortlich. Vollständig angezogen ging er von Patient zu Patient und erkundigte sich mit der wohlwollenden Miene des Heimleiters: »Und wie geht es uns heute? Gut, hoffe ich?« Wenn Janet oder die Krankenschwester ihn einen Augenblick aus den Augen

ließen, konnte es vorkommen, daß er einen ahnungslosen Rollstuhlfahrer aus dem Haupteingang des Gebäudes ins Gewühl der Fußgänger und des Autoverkehrs hinausschob und ihn so lange spazierenfuhr, bis er gefunden wurde.

Im mittleren Stadium der Krankheit fand Phil nicht mehr die richtigen Worte für die Gedanken, die er offensichtlich ausdrücken wollte. Ähnliche sprachliche Probleme haben bisweilen auch Patienten mit Schlaganfall, aber anders als Kranke mit Alzheimer sind sie sich dieser Probleme stets bewußt. Bei Phil war das anders. Einmal, erinnerte sich Janet, fuhr er sie bei einem Spaziergang plötzlich an: »Die Züge haben Verspätung, tu doch was!« Als sie ratlos antwortete, sie verstehe ihn nicht, zeigte er wütend auf seine Schuhe: »Was ist mit deinen Augen? Siehst du nicht?« Seine Schnürsenkel waren offen. Janet begriff, daß er ihr nur hatte sagen wollen, sie solle ihm die Schuhe zubinden. Phil wußte genau, was er wollte, konnte es aber nicht mehr richtig ausdrücken und bemerkte seine Schwierigkeiten nicht einmal.

Nach einiger Zeit im Pflegeheim begann er zuzunehmen. Insgesamt waren es fünfundvierzig Pfund, die zu seinem ohnehin schon stattlichen Körpergewicht hinzukamen. Dann hörte er ganz zu essen auf und verlernte regelrecht das Kauen. Janet mußte ihm nach dem Füttern die Speisereste mit dem Finger aus dem Mund holen, damit er nicht erstickte. Zu dieser Zeit wußte er schon nicht mehr, wie er hieß. Er konnte zwar bald wieder kauen, aber seinen Namen hatte er endgültig vergessen. Bevor er auch das Sprechen ganz verlernte, sah er Janet von Zeit zu Zeit einen kurzen Augenblick so liebevoll an wie früher und sagte mit der Janet so vertrauten Innigkeit den Satz, den er im Verlauf ihrer fünfzigjährigen Ehe unzählige Male gesagt hatte: »Ich liebe dich. Du bist schön, und ich liebe dich.« Dann tauchte er wieder ins Dunkel des Vergessens ein.

Schließlich riß der Kontakt zu seiner Umwelt ganz ab. Zur gleichen Zeit verlor er auch alle Körperbeherrschung und wurde, ohne es zu merken, völlig inkontinent. Es störte ihn nicht, wenn seine Kleider von Urin durchnäßt und mit Kot verschmiert waren. Er wurde wie ein Säugling trockengelegt und gewickelt. »Er war jemand, der auf sein Äußeres stolz war«, sagte Janet wehmütig. »Und er war heikel, fast prüde. Wenn man ihn jetzt nackt dastehen sah, wie er von den Pflegekräften gewaschen wurde und keine Ahnung hatte, was vor sich ging ...« Mit einem feuchten Glanz in den Augen fügte sie hinzu: »Diese Krankheit ist so erniedrigend! Wenn er irgend etwas von dem mitbekommen hätte, was mit ihm vor sich ging, hätte er nicht mehr leben wollen. Er wäre zu stolz gewesen, und ich bin froh, daß er es nie begriffen hat. Das ist mehr, als ein Mensch ertragen kann.«

Sie selbst ertrug es immer und fragte nicht, ob sie sich nicht zu viel zumutete. Sie war oft mit ihren Kindern zusammen und pflegte Kontakt zu den Ehepartnern anderer Alzheimer-Patienten. »Wir saßen beisammen und weinten. Als ich etwas stärker wurde, versuchte ich, den anderen zu helfen. Irgendwann blendet man bestimmte Dinge einfach aus, das habe ich gelernt.« Daß die Alzheimersche Krankheit, die gewöhnlich im höheren Alter auftritt, auch junge Menschen treffen kann, lernte sie aus eigener Erfahrung: Ein Patient im Heim, der erst Mitte Vierzig war, bewegte nur noch die Augen.

Im Endstadium der Krankheit verlor Phil rasch an Gewicht. In seinem letzten Lebensjahr war sein Gesicht völlig eingefallen. Janet mußte neue Schuhe kaufen, weil seine Füße zwei Nummern kleiner geworden waren.

Sein ganzer Körper erschlaffte, fiel in sich zusammen und wirkte um Jahre gealtert. Der einst kerngesunde Mann wog keine siebzig Kilogramm mehr.
Trotzdem konnte er noch bis zum Ende auf seinen eigenen Beinen gehen. Wann immer das Pflegepersonal ihn ließ, wanderte er wie besessen durch die Gänge des Heims. Janet versuchte Schritt zu halten, solange sie konnte, und wenn sie dann völlig erschöpft war, ließ sie ihn allein weitermarschieren. Auch wenn er so schwach war, daß er kaum stehen konnte, fand er immer noch die Kraft, von einem Ende der Station zur anderen und wieder zurück zu gehen. Irgendwann begann er dann atemlos und völlig verausgabt zu schwanken, bis Janet und eine Krankenschwester ihn an den Schultern faßten und behutsam zu einem Stuhl lenkten.
Kaum saß Phil, sank er schlaff zur Seite. Die Krankenschwester mußte ihn mit einer Schärpe um die Hüften am Stuhl festbinden, damit er nicht auf den Boden fiel. So saß er atemlos da und bewegte, ohne seine Umwelt wahrzunehmen, rastlos die Beine weiter wie beim Gehen. Es war, als laufe er einer für immer verlorenen Vergangenheit hinterher oder als versuche er, dem ihm bevorstehenden Schicksal zu entfliehen.
In seinem letzten Lebensmonat mußte Phil nachts im Bett angeschnallt werden, damit er nicht aufstand und seine rastlose Wanderung fortsetzte. Am Abend des 29. Januar 1990, im sechsten Jahr seiner Krankheit, taumelte er nach einem weiteren Gewaltmarsch atemlos auf einen Stuhl zu und brach leblos zusammen. Als kurz darauf die Sanitäter eintrafen, war es für Wiederbelebungsversuche schon zu spät. Man brachte ihn ins benachbarte Krankenhaus. Der Arzt in der Notaufnahme stellte als Todesursache Kammerflimmern mit anschließendem Herzstillstand fest. Er rief Janet an. Sie

war keine zehn Minuten, bevor Phil zu seinem letzten, tödlichen Marsch aufbrach, nach Hause gegangen.

> Ich war froh, daß er tot war. Ich weiß, das klingt schrecklich, aber ich war glücklich über seine Erlösung von dieser entwürdigenden Krankheit. Ich wußte, daß er nie litt und keine Ahnung hatte, was mit ihm los war, und dafür war ich dankbar. Dieses Glück war das einzige, was mich all die Monate und Jahre aufrechthielt. Trotzdem war es furchtbar, so etwas bei einem Menschen, den man so sehr liebt, mitansehen zu müssen. Als ich nach Phils Tod ins Krankenhaus kam, fragte man mich, ob ich ihn noch einmal sehen wolle. Ich wollte nicht. Meine Freundin, eine gläubige Katholikin, die mich begleitete, konnte das nicht verstehen. Aber ich wollte sein Gesicht nicht als das eines Toten in Erinnerung behalten. Man muß das verstehen – es war nicht meinetwegen, sondern seinetwegen.

Das war das Ende von Phil Whiting. Da er in einem relativ frühen Stadium der Krankheit gestorben war, blieb seiner Familie immerhin der grausame Anblick des Siechtums erspart, das Alzheimer-Patienten am Ende gewöhnlich erwartet. Auf den Verlust des Sprachvermögens folgen nicht selten Lähmungserscheinungen. Die Gelenke versteifen sich, und der vom Tod gezeichnete Körper erstarrt zuweilen in einer grotesken Haltung. Die Pflegebedürftigkeit von Alzheimer-Patienten überfordert viele Familien schon im Frühstadium der Krankheit. Die Unberechenbarkeit, die Verwirrungszustände und die zerstörerischen Impulse des Kranken machen eine Betreuung rund um die Uhr notwendig, bei der trotz aller Wachsamkeit Schäden nicht immer verhindert werden können. Maces und Rabins' Buch *Der 36-Stunden-Tag* trägt seinen Titel zurecht. Schon bei einer kleinen Unaufmerksamkeit der Betreuer kann ein Alzheimer-Patient sich oder anderen gefährliche Verletzungen zufügen. Ein Konflikt mit den Nachbarn kann Angehörige plötzlich dazu zwingen, den Kranken in ein Pflegeheim zu geben. Die Betreuung eines Patienten mit Alzheimer ist zermürbend und unterzieht die Geduld des Ehepartners einer harten Zerreißprobe. Selbst geschulten Pflegekräften kann der Umgang mit diesen Kranken als Sisyphusarbeit erscheinen, bei der trotz aller Aufopferung keine Erfolge sichtbar sind.

Es ist ein schwerer Schritt, einen Menschen, der einem im Leben viel bedeutet hat, einem Pflegeheim anzuvertrauen. Und eine geeignete Einrichtung zu finden ist nicht leicht. Einer der vielen Gründe, warum es in zahlreichen Ländern noch immer an Pflegeplätzen mangelt, ist der wachsende Bedarf: In den USA leiden über 11 Prozent der Menschen über 65 Jahre an der Alzheimerschen Krankheit. Nach Schätzungen wird es im Jahre 2030 mehr als 60 Millionen US-Amerikaner geben, die über 65 Jahre alt sind. Schon jetzt verursacht die Betreuung von Menschen mit Demenzen aller Art jährlich direkte und indirekte Kosten von geschätzten 40 Milliarden Dollar, von denen der Löwenanteil auf die Pflege von Alzheimer-Patienten entfällt. Mit der Veränderung in der Alterspyramide wird sich das Problem dramatisch verschärfen. Schon heute ist eine Familie, die für ihren kranken Angehörigen den bestmöglichen Pflegeplatz sucht, rasch überfordert und hilfsbedürftig.

Zum Glück gibt es in den USA für Patienten mit Alzheimer bereits geeignete Langzeitpflegeeinrichtungen, wenn auch in unzureichender Anzahl. Einige nehmen

die Kranken auch vorübergehend auf, um überforderten Familienangehörigen die Möglichkeit zu einigen Tagen oder Wochen Erholung zu geben. Ähnliche Programme werden von verschiedenen Hospizdiensten angeboten. Obwohl die Trennung oft schwerfällt, ist die Aufnahme des Kranken in einer Pflegeeinrichtung oft die einzige Möglichkeit, um wieder ein einigermaßen normales Familienleben zu führen.
Die Patienten verlieren schrittweise die Selbständigkeit und sind schließlich völlig auf äußere Hilfe angewiesen. Fällt der Patient nicht schon vor dem Endstadium einem Schlaganfall, Herzinfarkt oder einer anderen Komplikation zum Opfer, steht ihm, wie erwähnt, sehr wahrscheinlich ein menschenunwürdiges Siechtum bevor. Zuletzt gehen alle höheren Hirnfunktionen verloren. Schon vorher verlernen manche Patienten das Kauen, Gehen oder Schlucken. Krampfartige Hustenanfälle beim Füttern sind für einen Betreuenden eine starke seelische Belastung, vor allem, wenn die betreffende Person glaubt, sie hätte den Anfall durch ihre Ungeschicklichkeit hervorgerufen. In diesem Stadium der Krankheit stehen der Familie schwere Gewissenskonflikte bevor: Sie muß entscheiden, ob der Patient mit einer Sonde künstlich ernährt werden soll und welche medizinischen Mittel angewandt werden sollen, um ihn künstlich am Leben zu halten.
Für Patienten, die das Bewußtsein verloren haben oder von der Umwelt nichts mehr wahrnehmen, bedeutet die Entscheidung gegen eine künstliche Ernährung möglicherweise die Erlösung. Viele Zeugen des siechen Daseins von Alzheimer-Patienten halten es für weitaus humaner, dem Kranken diesen Tod zu gönnen, als ihm die Lähmungen und die Fehlernährung zuzumuten, die sich bei der künstlichen Ernährung von Schwerstkranken in der Ter-

minalphase kaum vermeiden lassen. Aufgrund von Inkontinenz, dem ständigen Druck durch die Bettlägrigkeit und einem Mangel an Bluteiweiß ist ein Aufliegen des Patienten fast unvermeidlich. Es entstehen schwärende Wunden, in denen schließlich das Muskelgewebe, die Sehnen oder sogar Knochen zum Vorschein kommen. Ein solcher Anblick ist für Familienangehörige nur schwer zu ertragen. Daran ändert auch das Wissen nichts, daß der Patient selbst von all dem nichts mehr mitbekommt.

Inkontinenz, Bewegungsmangel und eingeschobene Katheter führen zu Infektionen der Harnwege. Da der Schluckreflex verlorengeht, zieht der Patient beim Atmen Speichel und Nasenschleim in die Bronchien, was das Risiko einer Lungenentzündung erhöht. Auch hier müssen für die weitere Behandlung schwerwiegende Entscheidungen getroffen werden, die neben dem persönlichen Gewissen der Angehörigen gesellschaftliche, religiöse und sittliche Normen und die medizinische Ethik berühren. Mitunter ist es vielleicht das Beste, die Natur ihr Zerstörungswerk ungehindert vollenden zu lassen.

Im Endstadium der Krankheit geht es oft schnell bergab. Die große Mehrheit der Kranken stirbt an einer Infektion, die ihren Ausgangspunkt in den Harnwegen, den Lungen oder in einer bakterienverseuchten eitrigen Wunde hat. Bei einer solchen Septikämie wird das Blut mit Bakterien überschwemmt; die Folge sind hohes Fieber, Schweißausbrüche, Herzrhythmusstörungen, eine starke Veränderung des weißen Blutbildes sowie Nieren- und Leberversagen und schließlich der Tod.

Angehörige von Alzheimer-Patienten haben während des Krankheitsverlaufs oft ein schlechtes Gewissen, weil sie dem Betroffenen zwiespältige Gefühle entgegenbringen, und es belastet sie seelisch, daß sie dem menschlichen Elend hilflos zusehen müssen. Sie fürchten, was sie sehen und womöglich noch zu sehen bekommen. Trotz der Aufklärung durch die Ärzte glauben viele an ein bewußtes Leiden des betroffenen Angehörigen. Andererseits ist die Entscheidung, dem Patienten durch Einstellung der medizinischen Hilfe ein humanes Sterben zu ermöglichen, in ethischer und juristischer Hinsicht sehr problematisch. Nur in den seltensten Fällen liegt eine entsprechende rechtsgültige Urkunde vor, die als erklärter Wille des Kranken angesehen werden kann. Eine Entscheidung gegen die künstliche Verlängerung des Lebens bringt Ehepartner und Kinder leicht in Gewissensnot. Für Kinder, die bereits andere familiäre Probleme haben, bedeuten solche Entscheidungen eine zusätzliche seelische Belastung. Und zur Schwierigkeit der Entscheidung kommt die Schwierigkeit, mit den Konsequenzen bereits gefällter Entscheidungen zu leben.

Die Alzheimersche Krankheit gehört zu den familiären Katastrophen, die die Opferbereitschaft der Angehörigen auf eine besonders harte Probe stellen. Ein Opfermut und eine Treue, wie sie Janet Whiting bewiesen hat, ist unter diesen Umständen durchaus nicht selten oder einzigartig. Das Pflegepersonal in den Heimen erwartet von den Angehörigen offenbar sogar eine gewisse Mitwirkung bei der Betreuung des Kranken, und diese ist natürlich mit großen persönlichen Opfern verbunden. Zu der gewaltigen psychischen Belastung, dem Zurückstecken eigener Bedürfnisse und einem gewissen Verzicht auf menschliche Kontakte kommen hohe Kosten. Nur wenige Tragödien sind für die Angehörigen mit größeren finanziellen Opfern verbunden.

Die Familien von Alzheimer-Patienten müssen sich oft damit abfinden, daß sie kein Leben mit den üblichen Annehmlichkeiten und Vergnügungen führen können. Ihre Situation gleicht über Jahre hinweg einer Zwangslage, aus der sie erst der Tod des Kranken wieder befreit. Zurück bleiben bittere Erinnerungen an eine leidvolle Zeit. Ein harmonisches, glückliches und erfolgreiches Zusammenleben wird so im Rückblick stets überschattet von den Entbehrungen und Leiden der letzten Jahre. Die Erinnerung an das gemeinsame Leben hat für immer den Glanz und die Frische verloren.

In allen Kulturen scheint es das universelle Bestreben zu geben, einem Dämon oder Übel einen Teil seines Schrekkens zu nehmen, indem man ihm einen Namen gibt. Das Bemühen der medizinischen Forschung, bestimmte Krankheiten zu identifizieren und zu klassifizieren, ist selbst schon ein kleiner Versuch, ihr zu Leibe zu rücken. Wenn sie erst einmal mit einem Etikett versehen oder auf einen Begriff festgenagelt ist, erscheint sie um so leichter zu bekämpfen. Der Name bringt Ordnung ins Chaos, er schafft die erste Voraussetzung dafür, daß wir die Krankheit bändigen und ihr unsere Spielregeln aufzwingen können.

Einer Krankheit einen Namen geben heißt einen ersten Schritt tun, um sie organisiert zu bekämpfen. In diesem Kampf engagieren sich neben den medizinischen Forschern auch Betroffene, Angehörige und Laienpfleger. Seit den dreißiger Jahren erhalten Patienten und ihre Angehörigen in den USA seelischen Beistand und finanzielle Hilfe von Gesellschaften wie der National Foundation for Infantile Paralysis (Kinderlähmung), der American Cancer Society (Krebs) oder der American Diabetes Association (Diabetes). Dank dieser Organisationen sind Betroffene und Angehörige in ihrem Kampf gegen die Krankheit und das Leid nicht allein.

Alzheimer-Patienten sehen freilich selten die Notwendigkeit ein, sich den Leidensweg durch die Hilfe einer solchen Gruppe erleichtern zu lassen. Dennoch gibt es in unserer Zeit wohl kein anderes Gebrechen, bei dem eine Hilfsorganisation so entscheidend dazu beitragen kann, daß betreuende Angehörige an der seelischen Belastung nicht zerbrechen. In den USA gibt es unter der Schirmherrschaft der Alzheimer's Disease and Related Disorder Association (ADRDA) inzwischen fast zweihundert Niederlassungen und über eintausend betreuende Gruppen. Ähnliche Organisationen bestehen inzwischen auch in anderen Ländern. Neben der Aufgabe, Angehörigen und Betroffenen seelischen Beistand zu leisten, ist es ihr Ziel, Forschungsgelder und Mittel zur Verbesserung der medizinischen Betreuung der Kranken zu beschaffen. Außerdem bieten diese Gruppen den Angehörigen von Alzheimer-Kranken die ständige Gelegenheit, Ansprechpartner und verständnisvolle Zuhörer zu finden.

Viele Aspekte des seelischen Leidens sind nur im Gespräch mit einem geschulten einfühlsamen Zuhörer zu bewältigen. Muß die Belastung durch Alzheimer bei den Mitbetroffenen nicht zwangsläufig zu Aggression und Abscheu gegenüber dem Kranken führen? Wer bringt so große persönliche Opfer, ohne im stillen in Wut und Verzweiflung zu geraten? Wer kann gelassen mit ansehen, wie die Persönlichkeit des Menschen, der einem am meisten bedeutet, Schritt für Schritt zerfällt?

Betroffene Angehörige brauchen Unterstützung, damit sie ihr Schicksal besser ertragen. Nicht, daß man ihnen die Bürde abnehmen könnte, aber man kann ihnen helfen, mit ihr fertig zu werden, und sie vorübergehend entlasten, wenn sie am Ende ihrer Kräfte sind. Schon das Wissen, daß Aggression und Verbitterung in Familien von Alzheimer-Patienten normal und unvermeidlich sind, ist für die von Schuldgefühlen und Selbstvorwürfen gepeinigten Angehörigen eine große Erleichterung. Und die Gewißheit, ein offenes Ohr und Anteilnahme zu finden, kann ihnen den Ausweg aus ihrer Einsamkeit und Verzweiflung aufzeigen.

Der Weg aus der Isolation beginnt damit, daß man die alarmierenden Symptome beim Namen nennt. Erst danach können die Angehörigen von den Erfahrungen und dem Rückhalt von Millionen anderen profitieren, die mit dem gleichen Schicksal fertig werden müssen. Die Alzheimersche Krankheit trägt ihren Namen noch keine hundert Jahre, obwohl einige typische Symptome schon lange zuvor als Teil des breiten Spektrums der sogenannten senilen Demenz beobachtet und beschrieben wurden.

»Senile Demenz vom Typ Alzheimer« lautet die offizielle Bezeichnung dieser Krankheit in den USA, wo sie gegenwärtig jedes Jahr bei mehreren hunderttausend Menschen neu diagnostiziert wird. Alzheimer macht in der Altersgruppe der über Fünfundsechzigjährigen mit seniler Demenz 50 bis 60 Prozent aus und befällt auch viele Menschen mittleren Alters. Die American Psychiatric Association beschreibt den Beginn der Krankheit als schleichend, »mit einem allgemein fortschreitenden, verheerenden Verlauf«. Für eine Diagnose müssen »sämtliche anderen möglichen Ursachen anhand der Krankengeschichte, körperlicher Untersuchungen und Labortests ausgeschlossen worden sein. Die Demenz oder Verblödung umfaßt den Verlust eines ganzen Spektrums an geistigen Fähigkeiten wie Gedächtnis, Urteilsfähigkeit, Abstraktionsvermögen und anderen höheren Hirnfunktionen sowie Veränderungen in der Persönlichkeit und im Verhalten.«

Demenz wird definiert als ein »Verlust an geistigen Fähigkeiten, der mindestens so stark ist, daß er den sozialen Umgang und die Erfüllung beruflicher Pflichten beeinträchtigt«. Jahrhunderte mußten vergehen, ehe diese überraschend einfache Definition gefunden wurde.

Die senile Demenz wurde schon in der Antike von Autoren beschrieben, und im Laufe der Zeit haben Ärzte entdeckt, daß Anzeichen für beeinträchtigtes Urteilsvermögen, nachlassendes Gedächtnis und allgemein fortschreitenden geistigen Verfall nicht nur bei alten, sondern auch bei einigen jüngeren Menschen vorkommen. Das Wort *dementia* als medizinischer Fachbegriff wurde allerdings erst 1801 von Philippe Pinel eingeführt, dem leitenden Irrenarzt der Salpêtrière, einer Pariser Klinik, in der Tausende von unheilbar oder chronisch kranken Frauen und Hunderte von Geisteskranken untergebracht waren. Vor allem wegen seiner exakten Beschreibungen und Klassifizierungen der verschiedenen Krankheitsbilder gilt Pinel als Vater der modernen Psychiatrie. Bekannt wurde er aber auch wegen seiner humanen Behandlung psychisch Kranker, die bis dahin oft unter unmenschlichen Bedingungen in psychiatrischen Verwahranstalten eingesperrt worden waren. Pinel bekannte sich zum Prinzip eines »moralischen Umgangs mit der Geisteskrankheit«.

Seine Überlegungen zur geistigen Erkrankung legte Pinel systematisch in seinem 1801 erschienenen *Traité médico-philosophique sur l'Aliénation mental* nieder, der später zu einem Klassiker der Psychiatrie wurde. Er beschreibt darin ein psychiatrisches Syndrom, das er als eine Art »Inkohärenz« der geistigen Fähigkeiten definierte und mit dem Begriff *démence*, Demenz oder Verblödung, bezeichnete. In einem kurzen Abschnitt zum besonderen Charakter der Demenz beschreibt er mehrere Symptome, die jeder, der einen Alzheimer-Patienten gepflegt hat, sofort als die typischen Hirnleistungsstörungen von »Morbus Alzheimer« erkennt:

> Eine rasche Abfolge ... zusammenhangloser Gedanken sowie unbeständiger und unmotivierter Gefühlsregungen ... Zwangshandlungen; völlige Vergeßlichkeit im Hinblick auf vorherige Gemütszustände; verminderte Empfänglichkeit gegenüber äußeren Eindrücken; Verlust der Urteilsfähigkeit; rastlose Aktivität.

Pinel hätte Philip Edward Whiting beschreiben können. Besonders treffend an seiner Charakterisierung der Krankheit ist der Begriff »zusammenhanglos« oder – an anderer Stelle – »inkohärent« für den geistigen Verfall, der durch das Absterben miteinander vernetzter Hirnzellen und einen Mangel an chemischen Botenstoffen hervorgerufen wird: Beides gehört inzwischen zum typischen Befund bei der Obduktion des Gehirns von Alzheimer-Patienten. Pinel hat diese Art der Verblödung zum erstenmal beschrieben und die Krankheit bereits von den sonst beobachteten Formen des altersbedingten Schwachsinns unterschieden.
Für viele Irrenärzte waren inkohärentes Denken und unmotivierte Gefühle charakteristische Hinweise auf eine Demenz. 1835 wies James Prichard, ein leitender Irrenarzt im englischen Bristol, in seiner Abhandlung *A Treatise on Insanity* darauf hin, daß Patienten mit diesem Krankheitsbild Stadien durchmachen, die er die »verschiedenen Grade der Inkohärenz« nannte. Er benannte vier solcher Grade: nachlassendes Gedächtnis, unlogisches Denken mit Verlust der Urteilskraft, Verlust des Begriffsvermögens und schließlich ein Verlust der Fähigkeit zu willentlichem und instinktivem Handeln. Diese Beobachtungen sind noch heute nützlich, wenn man den schrittweisen Verfall des einzelnen Patienten dokumentieren will. Heutige Autoren sprechen von verschiede-

nen Krankheitsstadien, die Prichards »Graden« freilich stark ähneln.
Philippe Pinel hatte einen Schüler und geistigen Erben: Jean Etienne Dominique Esquirol war Abgänger der altehrwürdigen Medizinischen Fakultät von Montpellier, die eine tausendjährige Tradition hatte. Die Beobachtungen zur *démence,* die Esquirol in seinem Werk *Des Maladies Mentales* von 1838 niederlegte, sind heute noch gültig. In seiner Abhandlung schildert er Symptome, die im großen ganzen dem Krankheitsverlauf der Verblödung, wie sie heute gesehen wird, voll entsprechen. Esquirol charakterisierte seine Patienten so:

> [Sie] haben weder Wünsche noch Abneigungen; sie empfinden weder Haß noch Zärtlichkeit. Sie stehen Gegenständen, an denen sie einst besonders hingen, mit völliger Gleichgültigkeit gegenüber. Sie reagieren auf ihre Angehörigen und Freunde ohne Freude und scheiden von ihnen ohne Trauer. Sie reagieren unwillig auf Entbehrungen und freuen sich über Annehmlichkeiten nur wenig. Die Vorgänge um sie herum vermögen bei ihnen kein Interesse mehr zu wecken; die Ereignisse des Lebens sind von geringer Bedeutung, da sie weder mit Erinnerungen noch mit einer Hoffnung verknüpft werden können. Diese Kranken stehen allem gleichgültig gegenüber, und nichts berührt sie ... Trotzdem sind sie jähzornig wie alle stumpfen Geschöpfe oder Menschen mit geringen oder beschränkten geistigen Fähigkeiten. Doch ist ihr Zorn von kurzer Dauer ...
>
> Fast alle, die der Demenz verfallen sind, haben *eine lächerliche Gewohnheit oder Leidenschaft*

> [Hervorhebung durch Esquirol]. Manche wandern ständig umher, als ob sie vergeblich nach etwas suchten. Andere legen ein langsames Tempo an den Tag und haben beim Gehen Mühe. Wiederum andere harren reglos Tage, Monate und Jahre am gleichen Ort aus, sei es im Sitzen, im Bett aufgerichtet oder am Boden liegend. Einer schreibt ständig, aber ohne Zusammenhang oder Zusammenhalt der Gedanken. Ein Wort folgt aufs andere …
> Zu diesen Störungen des Verstandes kommen folgende Symptome: Die Haut ist blaß, die Augen sind teilnahmslos und tränenfeucht, die Pupillen sind erweitert, der Blick ist leer, die Physiognomie ausdruckslos. Der Körper ist bald mager und ausgezehrt, bald sehr beleibt … Kommt zur Demenz eine Lähmung, so zeigen sich deren Symptome erst nach und nach. Zunächst ist die Artikulation beeinträchtigt, kurz darauf bereitet die Fortbewegung Schwierigkeiten, dann sind die Arme nur noch mit Mühe zu bewegen … Wer im Zustand der Verblödung ist, hat kein Vorstellungsvermögen und schwelgt nicht in Gedanken. Er hat wenig oder keine Ideen. Da Willen und Entschlußkraft fehlen, gibt er rasch nach; das Hirn ist in einem geschwächten Zustand.

Wie alle bedeutenden Medizinprofessoren seiner Zeit obduzierte Esquirol seine Patienten nach ihrem Tod persönlich. Da es damals noch keine hochauflösenden Mikroskope gab, mußte er sich beim Sezieren der Gehirne an Grobstrukturen orientieren. Der Befund bei Patienten mit einer Demenz war überraschend:

> Die Hirnwindungen sind atrophiert, haben sich voneinander gelöst, sind abgeflacht und platt, zusammengedrängt und klein, insbesondere im Stirnbereich. Es ist nicht ungewöhnlich, daß ein oder zwei Windungen in der Hirnwölbung eingedrückt, atrophiert und fast völlig zerstört sind. Der Zwischenraum ist mit Serum gefüllt.

Esquirol hatte den Hirnschwund entdeckt, der den Verlust an geistigen Fähigkeiten bei seinen Patienten erklärte. Spätere Forscher bestätigten seine Beobachtungen immer wieder. Den Zerstörungen im Mikrobereich der Hirnstruktur kam allerdings erst der Deutsche Alois Alzheimer auf die Spur.

In den siebzig Jahren zwischen Esquirol und Alzheimer war die medizinische Forschung in mehrfacher Hinsicht revolutioniert worden. Die wichtigste Neuerung war die Entwicklung des hochauflösenden Mikroskops. Vor allem deutsche Ärzte forschten mit dem neuen optischen System und machten in der zweiten Hälfte des neunzehnten und in der ersten Hälfte des zwanzigsten Jahrhunderts zahlreiche bedeutende Entdeckungen. So versuchte der deutsche Gehirnpathologe Alois Alzheimer der Demenz mit dem Mikroskop auf die Spur zu kommen.

Alzheimer hatte seine Laufbahn hauptsächlich als Klinikarzt begonnen und sich dabei besonders für Nerven- und Geisteskrankheiten interessiert. Trotzdem war er gut mit den Labormethoden vertraut. Er galt bereits als Autorität der klinischen Aspekte der senilen Demenz und hatte auch als Pathologe bei deren mikroskopischer Erforschung schon einen Namen, als ihn Emil Kraepelin, ein Wegbereiter der experimentellen Psychiatrie, 1902 an die Universität Heidelberg holte. Als Kraepelin im folgenden Jahr zum Leiter des neuen Klinik- und Forschungszentrums der Universität München berufen wurde, nahm er den neununddreißigjährigen Alzheimer mit. Alzheimer identifizierte mit Hilfe neu entwickelter Färbetechniken an Gewebsschnitten die Veränderungen im Zellaufbau, die durch Syphilis, die Huntingtonsche Chorea (Veitstanz), Arteriosklerose und senile Demenz hervorgerufen werden. Er glänzte vor allem durch seine Fähigkeit, die mikroskopischen Befunde des obduzierten Gewebes mit den zuvor beobachteten degenerativen Symptomen seiner Patienten in Beziehung zu bringen. Damit deckte er die kausalen Zusammenhänge auf, die für die Pathophysiologie der Krankheiten von grundlegender Bedeutung waren.

Im Jahr 1906 veröffentlichte Alzheimer den Artikel »Über einen eigenartigen schweren Erkrankungsprozeß der Hirnrinde«. Er behandelte darin den Fall einer Frau, die im November 1901 ins psychiatrische Krankenhaus aufgenommen worden war. Der Artikel war die erste Fallstudie, in der die nach Alzheimer benannte Krankheit als eigenständige Form der Demenz erkannt wurde. Abgesehen vom sachlicheren Ton beschreibt der Verfasser in etwa das gleiche wie Esquirol oder Prichard, auch wenn ein Hinweis auf die »vier Grade der Inkohärenz« fehlt. Die Frau, die Alzheimer in seinem Artikel vorstellt, war einundfünfzig Jahre alt und zeigte nacheinander folgende Symptome: krankhafte Eifersucht, Gedächtnisausfälle, Paranoia, Verlust der Urteilsfähigkeit, Verlust des Begriffsvermögens und Stupor. Nach viereinhalb Jahren Krankheit, so berichtet Alzheimer, sei die Frau gestorben. Im Endstadium war sie völlig stumpfsinnig. Sie lag nur noch mit angezogenen Beinen im Bett, und sie lag sich trotz aller Vorkehrungen wund.
Alzheimer ging es in seinem Artikel freilich nicht um den

Krankheitsverlauf der Patientin. Fälle wie dieser waren den Ärzten schon lange vor Pinel und Esquirol bekannt gewesen, auch wenn die beiden Franzosen sie erstmals als Form der Demenz klassifiziert hatten. Und schon im Jahr 1868, also lange vor Alzheimer, war zur Unterscheidung dieser Form der Demenz vom sonst bekannten Altersschwachsinn der Begriff der »präsenilen Demenz« eingeführt worden. Alzheimer begnügte sich auch nicht damit, einmal mehr eine atrophierte Hirnrinde zu beschreiben, wie man sie mit bloßem Auge sehen konnte. In seinem Artikel von 1906 ging es ihm vielmehr um das, was er gesehen hatte, als er das Gehirn der Patientin in feine Schnitte zerlegt und die eingefärbten Gewebsproben unter das Objektiv seines Mikroskops geschoben hatte.

Alzheimer entdeckte, daß zahlreiche Zellen in der Hirnrinde seiner Patientin ein oder mehrere hauchdünne Fäserchen enthielten. In anderen Zellen bildeten diese Fäserchen sogar dichte Bündel, und an wieder anderen Stellen waren überhaupt nur noch diese sogenannten neurofibrillären Bündel (oder Alzheimer-Fibrillen) zu sehen. Offenbar waren der Kern und die gesamte Nervenzelle degeneriert und schließlich ganz abgestorben. Alzheimer sah in der Tatsache, daß diese Fäserchen sich beim Färben anders verhielten als normale Zellen, den Beleg dafür, daß der Zelltod durch krankhafte Stoffwechselprodukte verursacht worden war. Zwischen ein und drei Viertel der Zellen der Großhirnrinde seiner Patientin enthielten entweder nur noch neurofibrilläre Bündel, oder sie waren völlig verschwunden.

Neben den zerstörten Nervenzellen entdeckte Alzheimer zahlreiche mikroskopisch kleine Klumpen, sogenannte Plaques oder Drüsen, die über die Hirnrinde verteilt waren und das Färbemittel nicht angenommen hatten. In späteren Jahren konnte gezeigt werden, daß es sich bei diesen Plaques um Axone, also um die reizleitenden Fortsätze der Nervenzellen handelt, die einen Kern aus dem Protein Beta-Amyloid umspinnen. Das gehäufte Auftreten seniler Plaques und neurofibrillärer Bündel ist heute das wichtigste Kriterium bei der mikroskopischen Diagnose der Alzheimerschen Krankheit.

Wie man später allerdings gleichfalls entdeckte, tauchen weder Amyloid-Plaques noch neurofibrilläre Bündel ausschließlich in den Gehirnen von Alzheimer-Patienten auf. Eine oder gleich beide Erscheinungen ließen sich auch bei einer Vielzahl anderer chronischer Erkrankungen des menschlichen Gehirns nachweisen. Plaques und neurofibrilläre Bündel entstehen im Gehirn sogar beim gewöhnlichen Alternsprozeß, wenn auch längst nicht mit der für die Alzheimersche Krankheit typischen Häufigkeit. Man wird über das Altern des Gehirns sehr viel mehr wissen, wenn die Entstehung dieser Plaques und Fibrillen aufgeklärt ist.

Alzheimer erkannte immerhin eines: daß es sich bei der ihm vorliegenden Form der Demenz um einen eigenständigen, »schweren Erkrankungsprozeß der Hirnrinde« handelte. Sein wissenschaftlicher Lehrer Kraepelin ging einen Schritt weiter: In der achten Auflage seiner *Klinischen Psychiatrie* von 1910 gab er dem neu entdeckten Leiden den Namen »Alzheimersche Krankheit«. Kraepelin war unsicher, was das vergleichsweise junge Alter der Alzheimer-Patientin zu bedeuten hatte: Ihre Krankengeschichte ähnelte sehr stark der Krankengeschichte anderer Patienten, die früher unter die Kategorie des senilen Irreseins gefallen waren. So schreibt er: »Die klinische Deutung dieser Alzheimerschen Krankheit ist zur Zeit noch unklar. Während der anatomische Befund die Annahme nahelegen würde, daß wir es mit einer besonders schweren Form des Altersblödsinns zu tun haben, spricht dagegen einigermaßen der Umstand, daß die Erkrankung bisweilen schon am Ende der 40er Jahre beginnt. Man würde in solchen Fällen also mindestens ein ›Senium praecox‹ anzunehmen haben, wenn es sich nicht doch vielleicht um einen vom Alter mehr oder weniger unabhängigen, eigenartigen Krankheitsvorgang handelt.« Wohl wegen dieser Unsicherheit Kraepelins, der für viele die wichtigste Autorität auf dem Gebiet der klinischen Psychiatrie war, haben spätere Autoren seinen Ausdruck *Senium praecox* übernommen, ohne den Hinweis zu beachten, wonach es sich auch um eine vom Alter unabhängige Krankheit handeln könnte. Wohl als Folge dieser Fehlinterpretation etablierte sich in der medizinischen Nomenklatur für über ein halbes Jahrhundert der Begriff der *präsenilen Demenz.*

In den Jahren unmittelbar nach dem Erscheinen von Alzheimers Artikel berichteten weitere Forscher über Patienten mit dieser Krankheit. Ihr Verlauf ähnelte in allen Fällen dem Krankheitsverlauf von Alzheimers Patientin, und immer ergab die Obduktion einen allgemeinen Schwund der Hirnmasse, von dem vor allem die Großhirnrinde betroffen war. Die mikroskopische Untersuchung erbrachte eine große Anzahl seniler Plaques und neurofibrillärer Bündel. Bis 1911 lagen zwölf weitere Fallstudien vor.

Das relativ junge Alter von einigen dieser Patienten nahm die Befunde späterer Obduktionsberichte vorweg, wonach senile Plaques und neurofibrilläre Bündel bei Menschen aller Altersstufen und anscheinend bei einer großen Vielfalt von Krankheitsbildern auftreten. Ende der zwanziger Jahre gab es bereits vier Krankenberichte zu Alzheimer-Patienten unter vierzig; bei einem hatten sich erste Symptome im Alter von sieben Jahren bemerkbar gemacht. Man muß allerdings darauf hinweisen, daß die Krankheit in ihrer Altersstatistik verzerrt dargestellt wurde. Wenn Ärzte Neues zu einer Krankheit veröffentlichen, neigen sie dazu, die gewöhnlichen Fälle zu vernachlässigen und sich auf die spektakulären zu konzentrieren. Und auch Obduktionen werden in den Ländern, in denen sie nicht zwingend vorgeschrieben sind, also den meisten, am häufigsten an »interessanten« Patienten vorgenommen. Und was wäre aus medizinischer Sicht interessanter als ein junger Mensch mit einer Alterserkrankung? So waren in den späten zwanziger Jahren die große Mehrheit der zahlreichen Alzheimer-Fälle, die weltweit in der medizinischen Fachliteratur behandelt wurden, Patienten aus der relativ jungen Altersgruppe zwischen fünfzig und sechzig.

Obwohl scharfsichtige Ärzte erkannten, daß das Alter der Patienten kein echtes Kriterium für die Krankheit war, wurde das Syndrom in den USA noch Jahrzehnte als »Alzheimersche präsenile Demenz« bezeichnet. Unter diesem Namen begegnete sie mir denn auch erstmals in den Lehrbüchern während meines Medizinstudiums in den fünfziger Jahren.

Daß die Bezeichnung »Alzheimersche präsenile Demenz« durch die exaktere der »senilen Demenz vom Typ Alzheimer« ersetzt wurde, ist kennzeichnend für die Entwicklung der medizinischen Forschung im letzten Drittel des zwanzigsten Jahrhunderts. Mit dieser Entwicklung meine ich ein Zusammenwirken von Forschung, staatlichem Engagement und persönlicher Initiative von Betroffenen. Ungefähr sechzig Jahre nach Alzheimers bahnbrechender Entdeckung setzte sich langsam die Erkenntnis durch, daß die Unterscheidung zwischen der senilen und präsenilen Form einer Krankheit kaum oder keine Gültigkeit hat, wenn in beiden Fäl-

len der gleiche mikroskopische Befund vorliegt. Als das Problem auf einem Kongreß zu Morbus Alzheimer und ähnlichen Hirnleistungsstörungen 1970 endlich diskutiert wurde, kristallisierte sich langsam ein wissenschaftlicher Konsens darüber heraus, daß eine solche Unterscheidung überflüssig und sogar irreführend ist.
Eine offenkundige Folge dieser veränderten Haltung bestand darin, daß jetzt die Gruppe der älteren Alzheimer-Patienten und ihre Familien und damit eine viel breitere Schicht von Betroffenen ins Blickfeld rückte. Mit dem gestiegenen Interesse konnten Mediziner von der Regierung mehr Forschungsgelder verlangen. In den USA wurden zugleich die National Institutes of Health (NIH) und alle einflußreichen Kräfte, die sich um die Belange von Senioren kümmern, aktiv. Die Bewegung führte zur Gründung des gerontologischen Forschungsinstituts National Institute on Aging (NIA). Auf eine gemeinsame Initiative von medizinischen Forschern, NIA und Angehörigen der Kranken hin wurde schließlich die Alzheimer's Disease and Related Disorder Association (ADRDA) ins Leben gerufen. Eine Krankheit, die zu meiner Studienzeit als so selten galt, daß sie kaum beachtet wurde, war laut der Statistik der Weltgesundheitsorganisation eine der großen Geißeln der Menschheit. Die gemeinsame Anstrengung der genannten Organisationen und Bevölkerungsgruppen führte dazu, daß 1989 das Budget zur Erforschung von Alzheimer in den USA achthundertmal höher war als noch zehn Jahre zuvor.
Während in den letzten fünfzehn Jahren bei der Pflege der Betroffenen und der Unterstützung der betreuenden Angehörigen große Fortschritte erzielt worden sind, ist auf medizinischem Gebiet der Durchbruch bislang ausgeblieben. Man ist weder den eigentlichen Ursachen der Krank-

heit auf die Spur gekommen, noch hat man Präventivmaßnahmen oder gar eine Heilmethode gefunden.

Zwar gibt es Indizien, die für eine genetische Veranlagung sprechen, doch sind erbliche Einflüsse bei älteren Alzheimer-Patienten und auch bei jüngeren nicht überzeugend nachzuweisen, auch wenn bestimmte Defekte im Erbgut bei einigen Menschen mit der Krankheit identifiziert werden konnten. Untersuchungen darüber, ob Aluminium oder andere Stoffe, Viren, Kopfverletzungen oder ein herabgesetztes Maß an äußeren Sinnesreizen die Entstehung der Krankheit fördern, haben nur in manchen Fällen zu aufschlußreichen Ergebnissen geführt. Wie im Fall anderer Erkrankungen mit rätselhaften Ursachen hat man sich auch mit den Veränderungen des Immunsystems befaßt, bislang allerdings ohne Ergebnis. Selbst das Rauchen von Zigaretten, das für eine Vielzahl anderer Krankheiten verantwortlich ist, ist als Krankheitsursache ins Gespräch gebracht worden. Möglicherweise gibt es für den Degenerationsprozeß bei Alzheimer gleich mehrere verschiedene Auslöser.

Mit der Alzheimerschen Krankheit gehen einige bislang noch ungeklärte physiologische und biochemische Veränderungen Hand in Hand. Gewebsproben, die der Großhirnrinde des lebenden Organismus entnommen werden, zeigen beispielsweise ein um 60 bis 70 Prozent verringertes Vorkommen von Azetylcholin, einem chemischen Botenstoff, dem bei der Übertragung von Nervenimpulsen eine Schlüsselstellung zukommt. Die Suche nach einer wirkungsvollen Behandlungsmethode konzentrierte sich folglich auf Wirkstoffe, die Defekte bei der Übertragung von Reizen wenigstens teilweise beheben können.

Seit neuestem gibt es Hinweise darauf, daß Azetylcholin bei der Regelung der Produktion von körpereigenem

Amyloid eine Rolle spielt. Offenbar nimmt die Menge an Amyloid bei einer Abnahme von Azetylcholin zu. Damit könnte man auf einen direkten Zusammenhang zwischen den chemischen Begleiterscheinungen der Krankheit und den krankhaften Veränderungen im mikroskopischen Bereich gestoßen sein und einen ersten Ansatz zur Entwicklung einer neuen Therapie gefunden haben. Als besonders fruchtbar könnte sich die Hypothese erweisen, daß Beta-Amyloid auf Nervenzellen toxisch wirkt. Die Hypothese ist in der Fachwelt allerdings heftig umstritten, und Neurobiologen sind sich nicht einmal darüber einig, ob Amyloid das Absterben von Nervenzellen verursacht oder ob Amyloid erst durch den Zelltod entsteht.

Den neurofibrillären Bündeln und den senilen Plaques hat sich inzwischen eine dritte mikroskopische Komponente der Alzheimerschen Krankheit angeschlossen: In bestimmten Zellen des Hippokampus treten Hohlräume auf, sogenannte Vakuolen, in denen stark gefärbte Körnchen von ungeklärter Entstehung eingeschlossen sind. Mit »Hippokampus«, griechisch für »Seepferdchen«, haben Ärzte der Antike den anmutig geschwungenen Fortsatz im Schläfenlappen des Gehirns bezeichnet. Dieser Fortsatz spielt eine Rolle bei der Speicherung neuer Informationen, beim sogenannten rezenten Gedächtnis. Weitere Funktionen konnten bis heute nicht geklärt werden. Auch über die Vakuolen und die Körnchen ist bislang nichts Sicheres bekannt.

So tappen die Laborärzte bei der Suche nach der Entstehung und den Ursachen von Morbus Alzheimer nach wie vor fast völlig im dunkeln. Die gegenwärtigen Forschungen und ihre vorläufigen Ergebnisse berechtigen allerdings zu der Hoffnung, daß zahlreiche kleine Entdeckungen unser Bild von der Krankheit langsam ver-

vollständigen werden. Der Erkenntnisfortschritt im letzten Drittel unseres Jahrhunderts hat sich ja auch eher kontinuierlich als in großen Sprüngen entwickelt.
Immerhin sind die Ärzte schon so weit, daß sie Alzheimer in 85 Prozent der Fälle richtig diagnostizieren. Und dabei muß nicht mehr auf extreme Mittel wie eine Biopsie, also eine Gewebsentnahme aus dem Gehirn des lebenden Patienten, zurückgegriffen werden. Eine frühzeitige Diagnose ist schon deshalb wichtig, weil es mehrere andere, behandelbare Krankheiten gibt, deren Symptome denen der Demenz ähneln. Dazu gehören Depressionen, Nebenwirkungen von Medikamenten, Anämie, gutartige Hirntumoren, eine Unterfunktion der Schilddrüse oder reversible Folgen eines Hirntraumas mit intrakranieller Blutung.
Lautet die Diagnose auf Alzheimersche Krankheit, gibt es allerdings nur wenig Trost. Das menschliche Leid des Betroffenen kann durch eine gute pflegerische Betreuung und den Beistand von Familie und Freunden gelindert, den Angehörigen kann durch Betreuergruppen und anderen Rückhalt geholfen werden. Dennoch haben Kranke und vor allem die Angehörigen einen langen Leidensweg vor sich. Bei dieser Krankheit gibt es kein Sterben in Würde. Sie ist ein Willkürakt der Natur und trifft den Kranken in seinem ganzen Menschsein. Wenn man ihr überhaupt etwas verdankt, dann die Erkenntnis, daß Menschen zu so viel Liebe und Opferbereitschaft fähig sind, daß sie die körperlichen und sogar die seelischen Strapazen dieser leidvollen Jahre durchstehen.

VI

Mord und Seelenfrieden

»Der Mensch ist ein Luftatmer«: Hier ist, lapidar wie in allen anderen vielzitierten Aussprüchen des Hippokrates, vom Geheimnis des menschlichen Lebens die Rede. Daß Mensch und Tier von der Atemluft abhängen, war in steinzeitlichen Kulturen schon lange vor dem Erscheinen von Medizinmännern oder Schamanen bekannt. Und selbst die moderne Molekularforschung mit ihren High-Tech-Methoden kommt auf diese banale Erkenntnis immer wieder zurück: Der Mensch braucht zum Leben Luft.

Im späten achtzehnten Jahrhundert wurde entdeckt, daß das lebenserhaltende Elixier nicht die Luft selbst, sondern der Sauerstoff in ihr war. Das Bild vom Menschen als Luftatmer erhielt schärfere Konturen: Ohne Sauerstoff sterben die Zellen ab, und mit ihnen stirbt der Gesamtorganismus. Der Sauerstoff, so konnte schon bald nachgewiesen werden, ist die Ursache dafür, daß das dunkelrote Blut auf dem Weg durch die Lunge eine hellere Färbung annimmt. Und umgekehrt ist die Abgabe von Sauerstoff an die Zellen im entfernten Gewebe des Körpers dafür verantwortlich, daß das Blut mit einem dunkleren Rot zu den Lungen zurückfließt. Seither haben sich Tausende von Forschern über Generationen hinweg mit diesem zentralen Mechanismus des Lebens befaßt und ihre Ergebnisse in fast allen geschriebenen Sprachen der Welt niedergelegt. Der Sauerstoff steht im Mittelpunkt des Interesses bei all jenen, die sich mit den Lebensprozessen im Organismus befassen.

Auch die modernen Humanbiologen werden immer wieder mit der einfachen, jedermann einleuchtenden Tatsache konfrontiert, daß der Mensch als Luftatmer ohne Sauerstoff nicht auskommt. Um die Bedeutung dieser Erkenntnis zu illustrieren, könnte man beliebig aus der Flut von Veröffentlichungen zitieren, die in den letzten zweihundert Jahren zum Thema erschienen sind. Ich berufe mich statt dessen lieber auf eine wichtige Quelle aus heutiger Zeit: auf eine Ausgabe des *Bulletin of the American College of Surgeons,* eine Fachzeitschrift der Chirurgie, mit dem Titel »What's New in Surgery – 1992«. Die Erkenntnis taucht dort nicht als althergebrachte Einsicht, sondern als eine auf molekularer Ebene experimentell nachgewiesene Gewißheit auf. Noch aufschlußreicher ist die Tatsache, daß diese Aussagen in einem technischen Artikel über allerneueste Trends der Intensivbehandlung gemacht wird: Es geht um die jüngsten Errungenschaften der Medizin, mit denen das flackernde Lebenslicht Todkranker am Erlöschen gehindert werden soll.

Das wichtigste Ziel der neuen Methoden der Intensivbehandlung besteht darin, die Versorgung gefährdeter Körperzellen mit lebensnotwendigem Sauerstoff aufrechtzuerhalten. Eine solche Maßnahme hätte bei unseren steinzeitlichen Vorfahren sicher Zustimmung gefunden. Der verstorbene Milton Helpern, in dessen Sektionssäle die Körper von Patienten kamen, die die Auseinanderset-

zung mit einer tödlichen Krankheit verloren hatten, mußte sich immer wieder mit der Frage nach der letztlichen Todesursache befassen, und seine Antwort war immer die gleiche: Mangel an Sauerstoff.
Der Sauerstoff gelangt aus der eingeatmeten Luft auf einem bemerkenswert direkten Weg an seinen Bestimmungsort, die aeroben Körperzellen. Sobald die Sauerstoffmoleküle durch die Membranen der Lungenbläschen ins Geflecht der umgebenden kapillaren Blutgefäße gewandert sind, verbinden sie sich locker mit dem Farbstoff der roten Blutkörperchen, dem Hämoglobin, zu Oxyhämoglobin. In dieser Verbindung wird der Sauerstoff durch die linke Herzkammer und die Aorta in die verschiedenen Gefäße des arteriellen Blutkreislaufs gepumpt. Von dort aus geht die Reise weiter durch feinste Blutgefäße zum Zielort, den Zellen des Körpergewebes.
Bei der Ankunft trennt sich der Sauerstoff wieder vom Hämoglobin, verläßt die roten Blutkörperchen und dringt mit anderen lebensnotwendigen Substanzen in die Gewebszellen ein. Dagegen bindet sich Kohlendioxid aus den Zellen an das Hämoglobin an und wird durch den Blutkreislauf in die Lungen befördert. Neben Kohlendioxid schafft das Blut auch andere Abfallprodukte der Zelle fort, die in den so überaus vielseitigen Organen der Reinigung, in Leber, Nieren und Lunge, abgebaut oder ausgeschieden werden.
Wie jedes Transportsystem ist auch der Mechanismus, der die Zellen mit lebenswichtigem Sauerstoff beliefert und von Abfällen befreit, von einem reibungslosen Verkehrsfluß abhängig, in diesem Fall von einer funktionierenden Blutzirkulation. Wenn der Blutkreislauf nicht mehr in der Lage ist, die Bedürfnisse des Körpergewebes zu erfüllen, kommt es zum sogenannten Schock. Ein

Schock kann durch viele Faktoren hervorgerufen werden, aber in den meisten Fällen wird er durch ein unzulängliches Schlagvolumen des Herzens (wie zum Beispiel beim Herzinfarkt) oder durch eine stark verminderte Blutmenge (wie beim Blutverlust) verursacht. Man spricht in diesem Zusammenhang vom kardiogenen beziehungsweise hypovolämischen Schock. Ein Schock kann ferner durch eine Septikämie ausgelöst werden, bei der der gesamte Blutkreislauf von Krankheitserregern überschwemmt wird. Wie später noch zu erläutern ist, hat ein solcher septischer Schock verheerende Auswirkungen auf die Funktion der Zelle; eine andere schwerwiegende Folge ist eine Umverteilung der Blutmenge im Körper, wobei Blutansammlungen in ausgedehnten Gefäßsystemen wie dem des Darmtraktes dem übrigen Kreislauf Blut entziehen. Unabhängig von der jeweiligen Ursache haben alle Schocks das gleiche Ergebnis: Die Zellen werden nicht mehr ausreichend mit Sauerstoff und Nährstoffen versorgt und drohen abzusterben.

Ob und wie viele Zellen absterben und ob schließlich auch die Lebensfunktionen des Gesamtorganismus zusammenbrechen, hängt von der Dauer des Schocks ab. Hält er lange genug an, ist er stets tödlich. »Lange genug« ist natürlich relativ. Welcher Zeitraum zum Tod führt, hängt auch vom Grad ab, in dem die Blutzirkulation beeinträchtigt ist. Kommt sie wie beim Herzstillstand völlig zum Erliegen, tritt der Tod binnen Minuten ein. Sinkt die Versorgungsleistung des Kreislaufs auf ein Niveau ab, das nur wenig unterhalb dessen liegt, was zur Aufrechterhaltung der Lebensfunktionen benötigt wird, zieht sich das Sterben über einen längeren Zeitraum hin; die verschiedenen Gewebsarten sterben, je nach benötigter Sauerstoffmenge, nacheinander ab. Der Tod kommt gewissermaßen in Raten. Das Gehirn, das auf eine kontinuierliche Versorgung mit Sauerstoff und Traubenzucker besonders stark angewiesen ist, stirbt zuerst. Da die Lebensfähigkeit dieses Organs aus juristischer Sicht letztlich das Kriterium dafür ist, ob eine Person noch lebt, steht bei einer Unterversorgung des Gehirns das Leben gewissermaßen auf der Kippe. Eine gestörte Versorgung des Gehirns mit Sauerstoff spielt auch bei vielen Formen des gewaltsamen Todes eine Rolle.

Obwohl in juristischer Hinsicht die Lebensfähigkeit des Gehirns darüber entscheidet, ob eine Person tot ist oder noch lebt, hat die althergebrachte Methode, mit der Klinikärzte den Tod feststellen, nach wie vor ihren Sinn. Als klinischen Tod bezeichnet man eine kurze Periode nach dem dauerhaften Aussetzen des Herzens. In dieser Zeit zirkuliert in den Adern kein Blut mehr, die Atmung steht still, und für eine Tätigkeit des Gehirns sind keine Anzeichen wahrnehmbar. Trotzdem ist in dieser Situation die Rettung eines Menschen noch möglich. Wenn wie beim Herzstillstand oder bei massivem Blutverlust die Versorgung der Körperzellen zusammengebrochen ist, leben sie noch eine Zeitlang weiter. Herzmassage und künstliche Beatmung oder cardiopulmonale Reanimation (CPR), wie es in der Fachsprache heißt, vielleicht verbunden mit einer raschen Bluttransfusion, können eine klinisch tote Person ins Leben zurückholen. Für diese Maßnahmen stehen allerdings nicht mehr als ungefähr vier Minuten zur Verfügung. Im Fernsehen wird manchmal gezeigt, wie sich Lebensretter in diesen dramatischen Augenblicken zu verhalten haben. Obwohl Wiederbelebungsversuche gewöhnlich ergebnislos bleiben, gelingen sie unter günstigen Umständen immerhin so oft, daß sie durchaus ihren Sinn haben. Bei Krebspatienten im Endstadium oder alten Menschen mit fortgeschrittener Arteriosklerose oder Demenz haben sie natürlich wenig Sinn. Aber Menschen mit gesunden Organen können den klinischen Tod durchaus überleben.

Oft geht dem klinischen Tod eine sogenannte Agonalphase voraus, die zumeist nur sehr kurz dauert. Mit dem Adjektiv »agonal« beschreiben Kliniker die sichtbaren Vorgänge in einem Organismus, in dem die Lebensvorgänge zum Erliegen kommen. Das Wort kommt wie das verwandte »Agonie« vom griechischen *agon*, »Kampf«. Vom »Todeskampf« spricht man, auch wenn der Sterbende längst das Bewußtsein verloren hat und lediglich die Übersäuerung des Blutes für letzte Zuckungen der Muskeln sorgt. Eine Agonie mit sämtlichen Begleiterscheinungen kann bei jeder Art des Sterbens auftreten, ob der Tod plötzlich eintritt oder wie beim Krebs am Ende einer langsamen, aber stetigen Verschlechterung der körperlichen Gesamtverfassung.

Solche Todeskämpfe sind wie ein gewaltiges Aufbäumen der Kreatur, die sich mit aller Kraft gegen den nahenden Tod zur Wehr setzt. Selbst nach der monatelangen Vorbereitungszeit einer schweren Krankheit zeigt der Körper gleichsam seinen Unwillen, sich vom Leben zu trennen. Die letzten Augenblicke sind gekennzeichnet durch Atemstillstand oder eine kurze Reihe keuchender Atemstöße; in seltenen Fällen kommt es zu weiteren Erscheinungen wie dem krampfartigen Anspannen der Kehlkopfmuskeln, das bei meinem Patienten James McCarty zu jenem schrecklichen bellenden Laut geführt hatte. Manchmal heben sich Brustkorb und Schultern ein- oder zweimal, oder der Körper zuckt noch einmal zusammen. Auf die Agonie folgt der klinische und dann der endgültige Tod.

Die äußere Erscheinung eines Menschen, bei dem der

Tod eingetreten ist, kann mit der eines Bewußtlosen nicht verwechselt werden. Schon eine Minute nach dem letzten Flimmern des Herzens zeigt sich auf dem Gesicht die typische grauweiße Totenblässe. Die Züge erscheinen seltsamerweise auch denjenigen leichenhaft, die noch nie einen Verstorbenen gesehen haben. Man sieht einer Leiche an, daß der lebendige Geist, den die Griechen *pneuma* nannten, sie auf immer verlassen hat. Aus dem Körper ist alle Lebenskraft gewichen, und so tritt er seine letzte Reise an. Der Prozeß der Auflösung setzt ein. Schon nach Stunden scheint er nur noch zur Hälfte er selbst. Mancher Tote bläst noch einmal Atemluft durch die Lippen. Er haucht buchstäblich seine Seele aus.

Der klinische Tod ist ein besonderer Zustand. Innerhalb von Sekunden muß entschieden werden, ob bei einem Menschen, dessen Herz zu schlagen aufgehört oder der viel Blut verloren hat, Reanimationsversuche sinnvoll sind. Im Zweifelsfall geben die Augen Auskunft. In geöffnetem Zustand sind sie zunächst glasig, der Blick geht ins Leere. Ohne Wiederbelebung verlieren sie innerhalb von vier oder fünf Minuten ihren Glanz und werden stumpf; die Pupillen erweitern sich und bleiben starr. Bald überzieht sie ein dünner trüber Schleier, der den Blick in die Tiefen der Seele versperrt. Die prallen Augäpfel erschlaffen ein wenig.

Daß durch den Körper kein Blut mehr fließt, zeigt sich am fehlenden Puls: Legt man den Finger beispielsweise an die Schlagader am Hals oder in der Leistengegend, nimmt man kein Pochen mehr wahr. Zudem ist die Muskulatur, sofern nicht verkrampft, völlig erschlafft und erinnert von der Konsistenz an das Fleisch beim Metzger. Die Haut hat ihre Spannkraft und ihren natürlichen Schimmer verloren. Nach einer gewissen Zeit des Herz-

stillstandes ist das Leben endgültig erloschen. Daran ändern dann auch Reanimationsversuche nichts mehr.
Um offiziell für tot zu gelten, müssen bei einem Menschen unwiderlegbare Beweise dafür vorliegen, daß sein Gehirn die Funktion für immer eingestellt hat. Auf den Intensiv- und Unfallstationen der Krankenhäuser gelten für diesen Hirntod ganz bestimmte Kriterien: der Verlust aller Reflexe, das Fehlen jeglicher Reaktion auf starke äußere Reize und die Abwesenheit jeder elektrischen Aktivität, die durch ein flaches Elektroenzephalogramm über mehrere Stunden hinweg angezeigt wird. Sind diese Voraussetzungen (bei einem Kopfverletzten oder einem Patienten mit heftigem Schlaganfall zum Beispiel) erfüllt, dürfen lebenserhaltende Apparaturen abgeschaltet werden. Das Herz, sofern es überhaupt noch schlägt, setzt daraufhin sofort aus, der Blutkreislauf stoppt.
Ohne Blutzirkulation schreitet der Zelltod weiter voran. Das zentrale Nervensystem stirbt zuerst, das Binde- und Sehnengewebe zuletzt ab. Zuweilen kann man noch Stunden nach Eintritt des klinischen Todes die Muskeln mit elektrischen Reizen zur Kontraktion bringen. Einige anaerobe, also ohne Sauerstoff ablaufende Prozesse bleiben noch Stunden nach dem klinischen Tod in Gang: So kann die Leber weiterhin Alkohol in seine Bausteine aufspalten. Daß Haare, Finger- und Fußnägel eines Toten noch eine gewisse Zeit weiterwachsen, ist ein weitverbreiteter Irrtum.
Bei den meisten Todesarten wird der Hirntod durch Herzstillstand verursacht. Wird das Gehirn bei einem Unfall oder bei Gewalteinwirkung mit tödlichen Folgen nicht in Mitleidenschaft gezogen, wird der Herzstillstand zumeist aufgrund des großen Blutverlustes in kurzer Zeit hervorgerufen. Man spricht in diesem Zusam-

menhang von Verbluten. Unfall- oder Gewaltopfer verbluten, wenn ein größeres Gefäß durchtrennt oder blutführende Organe wie Milz, Leber oder Lunge verletzt worden sind; manchmal ist auch das Herz betroffen.
Der rasche Verlust von der Hälfte bis zu zwei Dritteln der Blutmenge des Körpers führt gewöhnlich zum Herzstillstand. Da beim Menschen die gesamte Blutmenge etwa 8 Prozent des Körpergewichtes ausmacht, genügt bei einem Mann mit einem Körpergewicht von 85 Kilogramm ein Blutverlust von 4 Litern und bei einer Frau von 65 Kilogramm von 3 Litern, um den klinischen Tod herbeizuführen. Wird ein Blutgefäß von der Größe der Aorta durchtrennt, spielt sich dieser Vorgang in weniger als einer Minute ab. Bei einem unentdeckten Riß in der Milz oder Leber kann er Stunden oder Tage dauern.
Schon mit dem Verlust des ersten Liters beginnt der Blutdruck abzusinken. Der Pulsschlag beschleunigt sich, um das verringerte Schlagvolumen auszugleichen. Mit fortschreitendem Ausbluten kann der Blutverlust durch keinen inneren Regelmechanismus mehr ausgeglichen werden: Der Druck und die Menge des Blutes im Gehirn lassen so stark nach, daß der Blutende das Bewußtsein verliert und ins Koma fällt. Als erstes versagt die Funktion der Hirnrinde. Die »niederen« Teile des zentralen Nervensystems wie Stammhirn und Rückenmark halten ein wenig länger durch, so daß die Atmung, wenn auch unregelmäßig, noch eine Zeitlang aufrechterhalten bleibt. Schließlich setzt das Herz aus, zuweilen nach vorhergehendem Kammerflimmern. Die Agonie beginnt, das Leben erlischt.
Der ganze verhängnisvolle Zusammenhang von Verbluten, Herzstillstand, Agonie, klinischem und schließlich endgültigem Tod bildet den medizinischen Hintergrund einer Tragödie, die sich vor einigen Jahren in einer

Kleinstadt in Connecticut unweit von meinem Krankenhaus ereignet hat. Ein Wahnsinniger tötete mitten im Gedränge eines Straßenbasars ein kleines Mädchen von neun Jahren. Als er über sein Opfer herfiel, ergriffen die Passanten in panischer Angst die Flucht. Der Mörder hatte sein Opfer, ein lebhaftes und hübsches Kind, nie zuvor gesehen.

Katie Mason kam aus der Nachbarstadt und besuchte den Basar mit ihrer Mutter Joan und ihrer sechsjährigen Schwester Christine. Auch Joans Freundin Susan Ricci war mit ihren beiden Kindern Laura und Timmy mitgekommen, die ungefähr so alt waren wie die Kinder der Masons. Katie und Laura, die beide seit dem dritten Lebensjahr ins Ballett gingen, waren unzertrennliche Freundinnen. Als sie sich durch das Gedränge an einem Stand vor dem Kaufhaus Woolworth schoben, zog die kleine Christine ihre Mutter Joan an der Hand, um sie auf die Reitponys auf der anderen Straßenseite aufmerksam zu machen. Sie bettelte so lange, bis Joan Katie und die anderen stehenließ und mit Christine zu den Ponys ging. Kaum war sie auf der anderen Straßenseite, hörte sie hinter sich Lärm und den spitzen Schrei eines Kindes. Noch immer mit Christine an der Hand drehte sie sich um. Sie sah Menschen in alle Richtungen wegrennen; sie flohen vor einem großen, heruntergekommen aussehenden Mann, der mit ausgestrecktem Arm wütend auf ein kleines Mädchen vor ihm auf dem Boden einhieb. Trotz des Schreckens begriff Joan sofort: Das Kind, das vor dem Mann auf der Seite lag, war ihre Tochter Katie. Dann sah sie auch den blutbeschmierten Gegenstand in der Hand des Mannes, ein fünfzehn Zentimeter langes Jagdmesser.

Immer wieder hieb der Wahnsinnige auf Katies Gesicht und Nacken ein. Inzwischen war er mit seinem Opfer allein. Er kauerte sich neben sie, setzte sich dann auf den Boden und stieß immer und immer wieder zu, bis das Pflaster vom Blut des Kindes gerötet war. Joan beobachtete die Szene aus ungefähr sechs Metern Abstand. Sie war vor Entsetzen wie gelähmt. Die Luft um sie herum, so erinnerte sie sich später, sei ihr wie eine undurchdringliche Masse erschienen. Ihr Körper habe sich warm und empfindungslos angefühlt, und ein unwirkliches Gefühl habe von ihr Besitz ergriffen.

Nichts regte sich in der Umgebung, während der Wahnsinnige in seiner Raserei immer wieder auf sein regloses Opfer am Boden einstach. Die Beobachter hinter der sicheren Glasscheibe von Woolworth und in anderen Verstecken wurden Zeugen eines blutigen Schauspiels, das sich auf einer menschenleeren Straße abspielte.

Obwohl die Schreckensszene Joan endlos lange erschien, erwachte sie schon nach einigen Sekunden wieder aus ihrer Betäubung. Sie sah plötzlich zwei Männer auftauchen, die sich schreiend auf den Mörder stürzten und ihn niederzuringen versuchten. Der Mann ließ sich jedoch nicht beirren und stach weiter wild entschlossen auf Katie ein. Einer der Männer trat ihm mit dem Stiefel ins Gesicht; obwohl sein Kopf zur Seite schlug, schien er keine Notiz davon zu nehmen. Erst als ein Polizist auftauchte und den Arm mit dem Messer packte, gelang es, den Mörder zu überwältigen. Zu dritt zwangen die Männer den um sich schlagenden Wahnsinnigen auf den Boden und zerrten ihn schließlich fort. Joan lief zu ihrer Tochter und nahm sie in die Arme. Vorsichtig drehte sie sie auf den Rücken, sah in das blutüberströmte kleine Gesicht, flüsterte immer wieder ihren Namen und begann sie wie ein Neugeborenes in ihrem Schoß zu wiegen. Kopf und Nacken des Kindes waren voller Blut, das Kleidchen war durchtränkt, aber die Augen waren unverletzt.

Sie sah mich an und blickte durch mich hindurch, und ich spürte ein warmes Gefühl in mir. Ihr Kopf war zurückgefallen. Ich hob sie ein wenig hoch und hatte den Eindruck, daß sie noch immer atmete. Ich flüsterte ein paarmal ihren Namen und sagte, ich hätte sie so lieb. Dann wollte ich sie in Sicherheit bringen, weg von diesem Mann, obwohl es zu spät war. Ich hob sie auf und trug sie ein kleines Stück. Dann fiel mir ein, daß ich gar nicht wußte, wohin ich sie bringen sollte. Ich kniete nieder und legte sie sanft auf den Boden. Da hob sich ihre Brust, und sie begann Blut zu erbrechen. Immer wieder erbrach sie, sie erbrach so viel Blut, ich hätte gar nicht geglaubt, daß ein Kind so viel Blut in sich hat. Ich wußte, daß sie verblutete. Ich schrie um Hilfe, konnte aber nichts tun. Sie erbrach immer mehr Blut.

Als ich am Anfang zu ihr ging, sah ich in ihren Augen etwas aufscheinen. Es war fast so, als hätte sie mich erkannt. Als ich sie dann aber auf den Boden legte, hatten ihre Augen einen anderen Blick. Und als sie dann Blut erbrach, waren sie ganz glasig. Am Anfang hatte sie noch lebendig ausgesehen, aber dann nicht mehr.

In ihren Augen war kein schmerzerfüllter Blick, sie sah vielmehr überrascht aus. Und dieser Gesichtsausdruck blieb der gleiche, als sie glasige Augen bekam. Irgendwann tauchte eine Frau auf, es war wohl eine Krankenschwester. Sie versuchte Katie wiederzubeleben. Ich sagte nichts, wunderte mich aber. Katie war nicht mehr in ihrem Körper. Sie war hinter mir oder schwebte über mir. In ihrem Körper war kein Leben mehr, und es kehrte auch nicht mehr zurück. Ihr Körper war nur noch eine Hülle. Jetzt war alles anders als am Anfang, als ich zu ihr gerannt war: Ich wußte, meine Tochter war tot. Ich spürte, sie war nicht mehr in ihrem Körper, sie war irgendwo anders. Der Rettungswagen kam, sie hoben Katie aus der Blutlache und versuchten sie mit einem Gerät künstlich zu beatmen. Katies Augen waren immer noch weit geöffnet und ganz glasig. Auf ihrem Gesicht lag ein Ausdruck völliger Überraschung, als begreife sie nicht, was um sie herum vor sich ging. Es war eine Mischung aus Hilflosigkeit, Verwirrtheit und Überraschung, aber sicher kein entsetzter Blick. Damals war ich erleichtert, ich klammerte mich an jeden Strohhalm …

Noch Monate später quälte mich immer wieder die Frage, ob sie sehr gelitten hatte. Ich mußte es wissen. Ich hatte all das erbrochene Blut gesehen, das aus ihrem Körper kam. Ihre Brust und ihr Gesicht waren mit Schnitt- und Stichwunden übersät gewesen. Sie muß beim Versuch, sich loszureißen, den Kopf hin und her geworfen haben. Später erfuhr ich, daß er wie aus dem Nichts aufgetaucht war und Laura beiseite gestoßen hatte. Er packte Katie an den Haaren und riß sie zu Boden. Laura, nicht Katie hatte geschrien. Ich mußte wissen, was Katie durchgemacht, was sie gespürt hatte …

Wissen Sie, wie sie ausgesehen hat? Ich glaube, richtig gelöst. Nachdem ich gesehen hatte, wie er auf sie einstach, war ich fast beruhigt, als ich ihren gelösten Blick sah. Sie hat offenbar nichts gespürt, ihr Gesicht drückte keine Schmerzen aus. Ich dachte, sie sei vielleicht in einer Art Schockzustand. Sie sah überrascht, aber nicht erschreckt aus: Für mich war es schrecklicher als für sie. Auch meine Freundin Susan hat ihren Blick gesehen. Sie meinte, Katie habe irgendwie resigniert ausgesehen, aber als ich ihr sagte, daß der Blick für mich friedvoll gewesen sei, stimmte sie voll und ganz zu.

Wir haben einmal ein Porträt von Katie machen lassen: Darauf hat sie den gleichen Blick. Die Augen sind weit geöffnet, schauen aber nicht entsetzt. Sie wirkt unschuldig, unschuldig und gelöst. Als ihre Mutter empfand ich es in dieser grauenhaften Situation mit all dem Blut geradezu beruhigend, in ihre Augen zu blicken. An einem gewissen Punkt spürte ich: Sie hatte ihren Körper verlassen und sah von oben auf sich selbst herunter. Obwohl sie bewußtlos war, spürte ich, daß sie irgendwie wußte, daß ich da war, daß ihre Mutter bei ihr war, als sie starb. Ich hatte sie zur Welt gebracht, und ich war bei ihr, als sie ging – trotz der schrecklichen Angst war ich bei ihr.

Der Rettungswagen brachte Katie ins nächste Krankenhaus. Bei der Einlieferung einige Minuten später war kein Puls mehr spürbar, und der Hirntod war eingetreten. Trotzdem und obwohl sie wußten, daß es sinnlos war, versuchten die Ärzte in der Notaufnahme verzweifelt mit allen Mitteln, das Kind ins Leben zurückzuholen. Erschüttert gaben sie schließlich auf. Mit Tränen in den Augen teilte ein Arzt Joan mit, was sie ohnehin schon wußte.

Katie Masons Mörder war ein neununddreißigjähriger Geistesgestörter namens Peter Carlquist. Carlquist hatte bereits zwei Jahre zuvor einen Mann, der mit ihm ein Zimmer bewohnte, mit einem Messer verletzt, weil der

Mann angeblich eine Flüssigkeit in den Heizkörper geschüttet hatte, die giftige Dämpfe verströmte. Wegen Unzurechnungsfähigkeit war er freigesprochen worden. Er hatte schon mehrere solche Angriffe getätigt, unter anderem auf seine Schwester und auf Klassenkameraden an der High-School. Einem Psychiater hatte er mit sechs Jahren erzählt, der Teufel sei aus dem Boden gefahren und in seinen Körper geschlüpft. Wahrscheinlich hatte er recht.

Nach dem Angriff auf seinen Mitbewohner wurde Carlquist in eine Heilanstalt am Rand der Stadt eingewiesen, in der Katie Mason an jenem verhängnisvollen Julitag den Straßenbasar besuchte. Kurze Zeit vor dem Angriff auf Katie war ein Gutachten erstellt worden, wonach sich sein Geisteszustand wesentlich gebessert hatte. Carlquist wurde in eine offene Einrichtung mit mehrstündigem Ausgang täglich verlegt. Am Morgen der Wahnsinnstat nahm Carlquist den Bus ins Zentrum und ging in eine Eisenwarenhandlung. Er kaufte sich ein Jagdmesser und ging zum Straßenbasar weiter. Vor dem Kaufhaus Woolworth sah er in der Menge die beiden hübschen kleinen Mädchen im gleichen Kleid. In seinem gestörten Gehirn liegt verborgen, warum er die dunkelhaarige Katie und nicht die blonde Laura als Opfer auserkor. Er stürzte sich auf sie, riß sie zu Boden und begann im Wahn auf sie einzustechen.

Katie Mason starb an einer akuten Blutung, die zu einem hypovolämischen Schock führte. Obwohl sie am Oberkörper von zahlreichen Stichen getroffen worden war, hatte sie das meiste Blut durch eine durchtrennte Halsschlagader verloren. Das Blut hatte sich durch einen Schnitt in der Speiseröhre in den Magen ergossen, was zu ihrem starken Erbrechen führte.

Der Körper von verblutenden Menschen ist einer bestimmten Abfolge von Ereignissen ausgesetzt. Die Betroffenen beginnen zunächst zu hyperventilieren, also hechelnd zu atmen, wodurch das Blut stärker mit Sauerstoff gesättigt wird. Mit dieser Reaktion versucht der Körper, die verminderte Sauerstoffzufuhr auszugleichen, die durch die verringerte Blutmenge entsteht. Aus dem gleichen Grund beschleunigt sich der Puls. Bei größerem Blutverlust fällt der Druck in den Gefäßen rapide ab, so daß auch das Herz über die Koronararterien schlechter mit Blut versorgt wird. In dieser Situation würde ein Elektrokardiogramm eine Ischämie des Herzmuskels anzeigen. Eine Unterversorgung des Herzmuskels mit Sauerstoff führt zu einem nachlassenden Pulsschlag. Fallen Blutdruck und Herzfrequenz unter einen kritischen Wert, kommt es zu einer Unterversorgung des Gehirns mit Sauerstoff und Traubenzucker. Bewußtlosigkeit und Hirntod sind die Folge. Das langsamer schlagende ischämische Herz setzt – gewöhnlich ohne vorheriges Kammerflimmern – schließlich ganz aus. Blutzirkulation und Atmung kommen zum Erliegen. Der klinische Tod wird von typischen Erscheinungen der Agonie begleitet. Wurde ein Gefäß von der Größe einer Kopfschlagader durchtrennt, spielen sich diese Vorgänge innerhalb weniger Minuten ab.

Katie Mason starb auf diese Weise. Die beschriebenen Abläufe erklären freilich nicht das Phänomen, das ihre Mutter erlebte und das sich mit den Schilderungen zahlreicher ähnlich schrecklicher Ereignisse deckt. Wie kann ein Mädchen, über das ein Wahnsinniger mit einem Messer herfällt, sterben, ohne daß ihr der Schrecken ins Gesicht geschrieben steht? Warum wirkt es völlig gelöst und eher überrascht als entsetzt? Das Kind hat doch eine Zeitlang bei vollem Bewußtsein miterlebt, wie der Rasende immer wieder mit dem Messer auf ihren Oberkörper und ihr Gesicht einstach. Warum hat das Mädchen dennoch offenbar weder Panik noch Furcht empfunden?

Über das Phänomen, das Joan Mason beschrieben hat, staunen die Menschen schon seit Jahrhunderten. Es gab Soldaten, die trotz schwerster Verwundungen ohne Schmerzen und Angst und nur von Kampfbegeisterung beseelt bis zum Ende der Schlacht weiterkämpften. Erst dann brachen sie zusammen oder starben sogar. Bei solchen Erscheinungen ist sehr viel mehr im Spiel als der vielbeschworene Adrenalinstoß, der Reserven für den Kampf oder die Flucht mobilisiert.

In seinem Essay »Das Üben« vertritt Michel de Montaigne die Ansicht, man könne die Angst vor dem Sterben lindern, indem man sich das ganze Leben über immer wieder die verschiedenen Todesarten vor Augen hält:

> Und doch, glaube ich, können wir uns irgendwie mit dem Tod vertraut machen und ihn sozusagen probieren. Wir können ihn zwar nicht ganz und vollständig erfahren, aber doch so weit, daß diese Erfahrung nicht nutzlos ist, weil sie uns Kraft und Halt gibt: wenn wir auch nicht wirklich hinkommen können, so können wir doch in die Nähe gelangen; wir können Erkundungsfahrten unternehmen; und wenn wir auch nicht bis zum Geheimnis des Todes vordringen, so ist es uns doch möglich, die Wege, die dahin führen, zu sehen und uns mit ihnen schon vertraut zu machen.

Montaigne berichtet von einem persönlichen Erlebnis, als er von einem Reiter aus dem Sattel gestoßen wurde. Der Reiter »jagte … in vollem Lauf gerade auf den Weg zu, auf dem ich geritten kam«. Montaigne trug Prellungen davon und blutete stark, und er glaubte zunächst, er sei von einem Schuß aus einer Arkebuse getroffen worden. Zu seiner eigenen Überraschung blieb er jedoch ganz gelassen: »[Zu Hause] antwortete ich nicht nur auf einige der Fragen, die an mich gerichtet wurden, sondern ich soll sogar daran gedacht haben, den Befehl zu geben, daß meine Frau ein Pferd bekommen sollte, weil ich sah, daß sie auf dem unebenen schlechten Weg nicht recht vorankam.«

Das Gefühl, das Montaigne in dieser Situation empfand, beschreibt er als eine Art Seelenfrieden. Er lehnte es sogar ab, Schmerzmittel einzunehmen, weil er zunächst glaubte, er habe einen tödlichen Kopfschuß. »Das wäre zweifellos ein sehr glücklicher Tod gewesen«, schreibt er, »denn durch die Schwächung meiner Denkkraft war ich davor bewahrt, die Situation irgendwie zu erfassen, und durch die körperliche Schwäche, irgend etwas davon zu fühlen: Ich versank so wohlig, so sanft und leicht, daß ich kaum je einen Zustand gekannt habe, der so schwerelos wie dieser gewesen wäre.« Nach einigen Stunden kam er wieder richtig zu sich: »[Dann] fielen meine Schmerzen plötzlich wieder über mich her; waren doch meine Glieder durch den Sturz alle gestaucht und zerkratzt. Zwei oder drei Nächte nachher fühlte ich mich so elend, daß ich noch einmal zu sterben glaubte; aber diesmal schien der Tod lebendiger.«

Was dem schwerverletzten Montaigne auch immer in einen betäubungsähnlichen Zustand versetzt hat, nach einiger Zeit war es jedenfalls verschwunden, und einige Stunden nach dem Unfall quälten ihn heftige Schmerzen. Vorbei war es mit dem Seelenfrieden, dem Dämmer und der Erwartung, einen leichten Tod zu sterben. Die Wirklichkeit der Schmerzen und der Angst war zurückgekehrt.

Erfahrungen wie die von Montaigne sind nicht selten, und manchmal werden sie als mystische oder übernatürliche Begebenheiten dargestellt. Ein Chirurg, der mit Schwerkranken und mit Opfern von Unfällen und Gewaltverbrechen zu tun hat, kennt solche Reaktionen aus einem ganz anderen Zusammenhang. Bei diesen Patienten verschwinden nach der Injektion eines Opiates oder anderen starken Schmerzmittels in der richtigen Dosierung auch Todesängste, und trotz schlimmster Verwundungen stellt sich ein Gefühl unbeteiligter Ruhe ein. Ich selbst habe schon miterlebt, wie Patienten auf die Verabreichung eines dem Morphium ähnlichen Betäubungsmittels fast euphorisch reagierten.

Man braucht nicht viel Phantasie, um sich vorzustellen, daß der Körper solche morphiumähnlichen Substanzen auch selbst produzieren und sie im notwendigen Augenblick einsetzen kann. Die Ausschüttung eines solchen körpereigenen Betäubungsmittels müßte dann nur durch einen äußeren Reiz ausgelöst werden.

Solche körpereigenen Opiate, sogenannte Endorphine, gibt es tatsächlich. Ihren Namen haben sie kurz nach ihrer Entdeckung vor ungefähr zwanzig Jahren aus einer Zusammenziehung der Worte »endogene Morphine« erhalten. Das Wort »endogen«, das es seit mindestens hundert Jahren im medizinischen Fachvokabular gibt, ist aus den griechischen Bestandteilen *endon* für »inner« oder »innen« und *gennao* für »hervorbringen« entstanden. »Endogen« sind also Wirkstoffe oder Umstände, die im Inneren des Organismus entstehen. Morphin, der Hauptbestandteil des Morphiums, ist dagegen von Morpheus abgeleitet, dem griechischen Gott des Schlafs und der Träume.

Verschiedene Teile des Gehirns, etwa der Hypothalamus, die graue Substanz um den Aquädukt und die Hypophyse, sind in der Lage, als Reaktion auf Streß Endorphine auszuschütten. Die Moleküle der Endorphine binden sich wie andere Opiate mit dem adrenokortikotropen Hormon (ACTH), das die Nebenniere aktiviert, an Rezeptoren an den Oberflächen bestimmter Nervenzellen an und unterdrücken dadurch die Schmerzempfindung. Endorphine spielen aber offenbar nicht nur bei der Schmerzunterdrückung, sondern auch bei den veränderten Bewußtseinszuständen, die durch äußeren Streß ausgelöst werden können, eine bedeutende Rolle. Wie sich herausgestellt hat, wirken sie mit adrenalinähnlichen Hormonen zusammen.

Ohne eine Verletzung oder eine starke körperliche oder seelische Belastung entfalten Endorphine offenbar keine schmerzlindernde oder angstlösende Wirkung. Sie bedürfen, um aktiviert zu werden, eines gewissen physischen oder psychischen Traumas. Wie stark und welcher Art ein solches Trauma sein muß, ist bislang noch ungeklärt.

Eine Ausschüttung von Endorphinen könnte beispielsweise schon durch die Reizung einer Hautpartie mit einer Akupunkturnadel ausgelöst werden. Ich habe über mehrere Jahre hinweg verschiedene medizinische Fakultäten in China besucht, und dabei ist mir auf eindrucksvolle Weise immer wieder demonstriert worden, daß die Akupunktur auch bei größeren chirurgischen Eingriffen eine Alternative zur normalen Narkose sein kann. 1990 habe ich Professor Cao Xiaoding besucht, einen Neurobiologen, der eine interdisziplinäre Koordinierungsstelle für Akupunktur-Anästhesie und Analgesie-Forschung an der Medizinischen Fakultät der Universität Shanghai leitet. Der Einrichtung, der dreißig Fakultätsmitglieder angehören, sind sechs Laboratorien mit den Forschungsrichtungen Neuropharmakologie, Neurophysiologie, Neuromorphologie, Neurobiochemie, klinische Psychologie und Computerwissenschaft angeschlossen. Professor Caos Forschungsteam hat eine gewaltige Menge an experimentellen und klinischen Belegen dafür zusammengetragen, daß die unleugbare Wirkung der Akupunktur bei manchen Anwendungen auf der Ausschüttung von Endorphinen beruht, bewirkt durch vibrierende oder sich drehende Nadeln. In Shanghai und mehreren westlichen Laboratorien hat man diesen Zusammenhang inzwischen mehrfach nachgewiesen, wobei allerdings noch nicht geklärt werden konnte, über welche Nervenbahnen das Signal zur Freisetzung des Opiats das Gehirn erreicht. Vielleicht handelt es sich um einen ähnlichen Mechanismus wie bei der Aktivierung der bekannten Streßreaktionen.

Wie man seit den späten siebziger Jahren weiß, treten Endorphine bei Schocks infolge eines größeren Blutverlusts oder einer Septikämie in Erscheinung. Ihre Rolle bei körperlichen Traumata ist in der chirurgischen Fachliteratur bestens dokumentiert. Ein neuerer Bericht der University of Pittsburgh belegt, daß für Kinder das gleiche gilt wie für Erwachsene: Bei Patienten mit schweren Verletzungen werden deutlich größere Mengen an Endorphinen wirksam als bei solchen mit leichten Traumata. Erhöhte Endorphinwerte lassen sich schon bei Kindern mit Schürfwunden feststellen.

Wir werden nie wissen, welche Menge an Endorphinen bei der kleinen Katie Mason wirksam wurde, und meine Vermutung, daß es sehr viel war, werden einige kritische Kollegen sicher als Spekulation abtun. Trotzdem bin ich überzeugt, daß die Natur im Fall Katies einmal mehr mit der entsprechenden Dosis eines Wirkstoffs aufgewartet hat, um dem sterbenden Kind unnötiges Leiden zu ersparen. Die Ausschüttung von Endorphinen ist offenbar eine angeborene physiologische Reizreaktion, mit der sich Säuger und vielleicht auch andere höhere Lebewesen vor lebensbedrohenden Gefahren schützen, in die sie durch Angstverhalten oder Schmerzreaktionen geraten könnten. Diese Überlebensstrategie dürfte sich in einem frühen Stadium der evolutionären Entwicklung des Menschen herausgebildet haben, als lebensgefährliche Situationen noch der Alltag waren. Die Unterdrükkung von Panikreaktionen hat gewiß viele Leben gerettet.

Von Endorphinen beschützt wurde offenbar auch Joan Mason. Ohne das seltsame Wärmegefühl und das Gefühl, von einer undurchdringlichen Aura umgeben zu sein, so sagte sie mir, wäre sie sicher vor Angst gestorben. In prähistorischer Zeit hatten Menschen, deren Herz und Kreislaufsystem in der Schrecksekunde beim Angriff eines Raubtieres nicht versagten, die besseren Überlebenschancen, und diesen Selektionsvorteil gaben sie an ihre Nachkommen weiter.

Obwohl es nur wenig Ansätze gibt, das oben beschriebene Phänomen systematisch zu erforschen, sind Berichte über ungewöhnliche seelische Reaktionen in lebensgefährlichen Situationen häufig, sei es die philosophische Schilderung eines Montaigne, die Geschichte eines Soldaten oder die Erzählung eines Bergsteigers, der eine ungewohnte innere Ruhe verspürte, als er in den sicheren Tod zu stürzen glaubte. Mancher Leser wird selbst eine ähnliche Erfahrung gemacht haben. Es gibt natürlich auch Situationen, in denen Endorphine versagen. Dann zeigt der Tod sein schreckliches Gesicht.

Da bei der Wirkung von Endorphinen körperliche, also biochemische, und seelische Vorgänge ineinandergreifen, liegt es nahe, auch die Erfahrungen eines Mannes anzuführen, dem am körperlichen und seelischen Heil der Menschen gleichermaßen gelegen war. Daß der große britische Forschungsreisende David Livingstone als Missionar und Mediziner nach Afrika kam, wird heute vielfach vergessen. Livingstone entging auf seinen Reisen durch den schwarzen Kontinent mehrmals knapp dem Tod. Das folgende Beispiel verdeutlicht besonders eindrucksvoll, wie Körper und Geist in Lebensgefahr zusammenwirken können.

Im Februar 1844 brach ein Löwe in das Gebiet des Stammes ein, den der damals dreißigjährige Livingstone als Missionar und Arzt betreute. Das Tier wurde von einem Mitglied des Stammes verletzt und griff Livingstone an. Es packte ihn am linken Oberarm, hob ihn hoch und schüttelte ihn heftig. Livingstone erlebte bei vollem Bewußtsein, wie das Raubtier die Zähne in sein Fleisch schlug und ihm den Oberarmknochen zermalmte. Später blutete er stark aus elf klaffenden Bißwunden. Einer seiner Begleiter, ein älterer Schulmeister namens Mebalwe, ergriff geistesgegenwärtig eine Büchse und feuerte beide Läufe ab. Der Löwe wurde zwar nicht getroffen, ließ seine Beute aber erschreckt fallen und lief davon. Kurze Zeit später verendete er an den Schußverletzungen, die man ihm vor seinem Angriff auf Livingstone beigebracht hatte.

Livingstone hatte anschließend viel Zeit, um über seine wunderbare Rettung nachzudenken: Er brauchte über zwei Monate, um sich vom Blutverlust, dem komplizierten Bruch und den stark eiternden Wunden zu erholen. Vor allem wunderte er sich, daß er in der Situation, als ihn der Löwe zu zerreißen drohte, völlig gelassen geblieben war. Er beschrieb das Abenteuer und das unsagbar friedvolle Gefühl angesichts der größten Gefahr später in dem 1857 erschienenen autobiographischen Werk *Missionsreisen und Forschungen in Südafrika.*

> Er brüllte dicht an meinem Ohr entsetzlich und schüttelte mich dann, wie ein Dachshund eine Ratte schüttelt. Diese Erschütterung verursachte eine Betäubung, etwa wie diejenige, welche eine Maus fühlen muß, nachdem sie zum ersten Male von einer Katze geschüttelt worden ist. Sie versetzte mich in einen träumerischen Zustand, worin ich keine Empfindung von Schrecken und kein Gefühl von Schmerz verspürte, obschon ich mir vollkommen dessen bewußt war, was um mich herum vorging. Dieser Zustand glich demjenigen, den Patienten unter dem Einfluß einer nur teilweisen Narkose durch Chloroform beschreiben, welche die ganze Operation sehen, aber das Messer nicht fühlen. Diese eigentümliche Lage war nicht das Ergebnis eines geistigen Vorgangs. Das Schütteln hob die Furcht auf und ließ keine Regung von Entsetzen beim Anblick des Tieres aufkommen. Es mögen wohl alle Tiere diesen eigentümlichen Zustand empfinden, welche von den großen Fleischfressern getötet werden; und ist dies der Fall, so erkennen wir darin eine gnädige Vorkehrung unseres allgütigen Schöpfers zur Verminderung der Todesqual.

Zur damaligen Zeit, als die medizinische Laborforschung noch in den Kinderschuhen steckte, hätten die meisten Menschen wohl Livingstones metaphysischer Erklärung seiner erstaunlichen Gelassenheit im Angesicht des Todes zugestimmt. Man hätte ein Prophet oder zumindest ein Skeptiker sein müssen, um zu ahnen, daß für diese seelischen Vorgänge physiologische Abläufe verantwortlich sind, denn die Mikroskopie und die chemische Analyse steckten ja noch in den Anfängen. Daß ein Bewußtseinszustand, wie ihn Livingstone beschrieben hat, durch biochemische Wirkstoffe als Streßreaktion ausgelöst wird, dürfte damals selbst für Ärzte fast unvorstellbar gewesen sein.

Ich selbst hatte ein ähnliches Erlebnis wie Livingstone. Ich bin von Natur aus nicht ängstlich, aber in zwei Situationen befällt mich eine geradezu krankhaft irrationale Angst: beim Blick aus schwindelerregender Höhe nach unten und in Gewässern, in denen ich nicht stehen kann. Beim bloßen Gedanken an eine dieser beiden Situationen krampft sich in mir alles zusammen. Nicht, daß ich in tiefem Wasser einfach nur vorsichtig oder ängstlich wäre: Ich gerate in Panik und kann mich dagegen nicht zur Wehr setzen. Mehr als einmal hat mich in einem Swimmingpool selbst in Anwesenheit kräftiger junger Männer, die mich alle mühelos hätten retten können, eine entsetzliche Angst vor dem Ertrinken befallen. Es genügte schon, wenn ich plötzlich merkte, daß ich mich einige Zentimeter zu weit hinausgewagt und den Boden unter den Füßen verloren hatte.

Nach einem offiziellen Bankett der Hunan Medical University bei Changsha, einer Stadt im südlichen Zentralchina, machte ich mich mit einem amerikanischen und einem halben Dutzend chinesischer Kollegen auf den Rückweg zu meiner Unterkunft. Ich war nüchtern, denn ich hatte nur zu Beginn des zweistündigen Essens eine Flasche Tsingtao-Bier getrunken. Ich passierte mit meinen Begleitern einen gewundenen Steg, der eine kurze Strecke über einen glitzernden, scheinbar seichten Weiher führte. Ich hatte schwere Kleider an und trug über der Schulter eine halb gefüllte Umhängetasche. Da ich zwei Jahre zuvor in derselben Unterkunft gewohnt hatte, war ich mit der Umgebung vertraut, ich hatte aber nicht damit gerechnet, daß ich den schmalen Steg bei fast völliger Dunkelheit in einer bewölkten Nacht passieren mußte. Als ich mich mitten auf dem Steg nach einem meiner Gastgeber umwandte, trat ich mit dem rechten Fuß ins Leere. Ich tauchte sofort in dem schwarzen, undurchsichtigen Wasser unter. Als mir blitzartig klar wurde, daß ich in aufrechter Haltung immer tiefer sank, empfand ich neben Überraschung einen Anflug von Spott über mich selbst, als hätte ich ein lächerliches Kunststück vorführen wollen und es verpatzt. Zugleich ärgerte ich mich, weil ich das Gefühl hatte, das Mißgeschick könne den erfolgreichen Abschluß meiner Mission in Hunan vereiteln. Aber am erstaunlichsten war, daß ich überhaupt keine Angst hatte und keinen Augenblick fürchtete, ich könnte ertrinken.

Ich muß schließlich auf dem Grund angekommen sein und mich wie ein geübter Schwimmer abgestoßen haben; jedenfalls stieg ich in die Höhe und tauchte kurze Zeit später mit dem Kopf wieder auf. Oben streckten mir meine aufgeregt rufenden Begleiter die Hände entgegen. Mit ihrer Hilfe kletterte ich über die scharfkantigen Steine am Rand des Teichs aus dem Wasser. Die Tasche hing noch immer über meinen Schultern. Ich hatte lediglich meine Brille und – was in China eine große Rolle spielt – ein wenig das *mianzi,* das Gesicht, verloren. Betreten blieb ich einen Augenblick auf dem Weg stehen. Ich fühlte mich elend und begann zu frieren.

Der Tauchgang im Weiher konnte nicht mehr als einige Sekunden gedauert haben. Daß dabei Endorphine wirksam geworden waren, ist natürlich eine weitere Vermutung, die sich nicht nachprüfen läßt. Aber mein persönliches Erlebnis zeigt einmal mehr, daß es lebensbedrohende Situationen gibt, in denen der Mensch, statt die Selbstbeherrschung zu verlieren, ruhig und gelassen bleibt und sich instinktiv richtig verhält. Der psychische Schock hat-

te bei mir offenbar eine Streßreaktion ausgelöst, die mich davor bewahrte, in Panik zu geraten. Statt kopflos mit den Armen zu rudern und unter Wasser nach Luft zu schnappen, tat ich genau das Richtige: Ich vermied ruckartige Bewegungen, durch die ich mir an scharfkantigen Steinen den Kopf hätte verletzen können, wartete, bis ich am Grund des Weihers angekommen war, stieß mich dann ab und tauchte wieder auf.
Meine Erfahrung war natürlich nicht so intensiv wie die von Montaigne oder Livingstone, und ich will sie auf keinen Fall mit der Tragödie der kleinen Katie Mason vergleichen. Aber trotz des großen Unterschiedes zeigen all diese Reaktionen auf eine akut lebensbedrohende Situation das gleiche: Ruhe statt Panik, Resignation statt Kampf ums Überleben. Warum das so ist, darüber ist schon viel nachgedacht worden. Menschen der verschiedensten Geisteshaltung haben eine Antwort versucht und vom Spiritualismus bis hin zur wissenschaftlichen Erklärung alles bemüht. Fest steht bisher nur, daß Menschen und wohl auch viele Tiere in einer Lage, in der sie plötzlich dem Tod ins Auge sehen, oft von Angst befreit und vor bestimmten kontraproduktiven Reaktionen bewahrt werden, die Todesqualen steigern oder Gefahren verschärfen könnten.
An dieser Stelle begebe ich mich notgedrungen auf unsicheres Terrain. In letzter Zeit wurde oft über Sterbeerlebnisse diskutiert. Kein vernünftiger Beobachter kann die vielen Berichte glaubhafter Zeugen ignorieren, die gewissermaßen ins Jenseits geblickt haben und dem Tod gerade noch einmal von der Schippe gesprungen sind. Forscher, die solche Erlebnisse auf wissenschaftlicher Basis zu erklären versuchen, machen psychische, biochemische oder andere Ursachen dafür verantwortlich. Andere suchen eine Erklärung in der Religion oder Para-

psychologie. Wiederum andere halten Sterbeerlebnisse für die realen Erfahrungen von Menschen, die das Leben tatsächlich verlassen und in die Sphäre des Jenseits, in den Himmel, eingetreten sind.

Der Psychologe Kenneth Ring hat hundertzwei Überlebende von lebensgefährlichen Verletzungen oder Krankheiten befragt. Die Erfahrungen von neunundvierzig der Befragten erfüllten seine Kriterien für ein Sterbeerlebnis oder eine Vorform, die Erfahrungen der anderen dreiundfünfzig erfüllten sie nicht. Die weitaus meisten Befragten waren plötzlich krank geworden, etwa aufgrund eines Herzinfarkts oder einer Blutung. Ring ermittelte bei denen, die ein Sterbeerlebnis gehabt hatten, einige durchgehend gleiche Elemente: ein Gefühl des inneren Friedens und Wohlbehagens, die Empfindung einer Trennung des Geistes vom Körper, Eintritt in die Dunkelheit, Anblick von Licht, Eintritt in dieses Licht. Andere, weniger charakteristische Erscheinungen waren eine Rückschau auf das vergangene Leben, eine überirdische Erscheinung, eine Begegnung mit nahestehenden Verstorbenen und der Entschluß zur Rückkehr. Einige der Befragten Rings waren klinisch tot gewesen, die meisten anderen hatten in Lebensgefahr geschwebt.

Ich weiß über dieses sogenannte Lazarussyndrom nicht mehr als die meisten anderen Menschen, die sich mit ihm befaßt haben. Dennoch bin ich der Meinung, daß man die beobachteten Fakten vorsichtiger behandeln sollte, als dies zuweilen geschieht. Ich meine hier vor allem unkritische Beobachter, die aus jedem Sterbeerlebnis ein Jenseitserlebnis machen. Dagegen halte ich den Versuch für hilfreich, aus dem Sterbeerlebnis biologische Schlüsse zu ziehen. Inwiefern könnte es der Erhaltung eines Individuums und einer Art dienen?

Ich bin der Meinung, daß sich das Sterbeerlebnis im

Lauf von Jahrmillionen der evolutionären Entwicklung herausgebildet hat und daß ihm eine arterhaltende Funktion zukommt. Dem Wesen nach gleicht es sehr wahrscheinlich dem Phänomen, das auf den vorangegangenen Seiten beschrieben worden ist. Auch wenn das Sterben in einigen Fällen länger dauert oder relativ »streßfrei« verläuft, wird man, so glaube ich, eines Tages nachweisen können, daß Sterbeerlebnisse ebenfalls durch die Wirkung von Endorphinen oder durch ähnliche biochemische Wirkstoffe ausgelöst werden. Vielleicht spielen auch andere Ursachen mit hinein, zum Beispiel der psychologische Schutzmechanismus der sogenannten Entpersönlichung, durch Schock ausgelöste halluzinatorische Erlebnisse oder einfach eine Unterversorgung des Gehirns mit Sauerstoff. Die Ausschüttung biochemischer Wirkstoffe könnte die Folge oder die Ursache von einem oder mehreren dieser Mechanismen sein. Bei siechen Schwerstkranken könnten natürlich auch andere Faktoren mitspielen wie die verabreichten Schmerzmittel oder eine krankheitsbedingte Ansammlung von Giftstoffen im Körper.

Religiöse Menschen werden diese biochemischen Erklärungen für ein rätselhaftes und scheinbar mystisches Phänomen vielleicht ablehnen. Wie andere vor mir kann ich nur darauf hinweisen, daß sich eine religiöse und eine wissenschaftliche Sichtweise dieser Vorgänge im menschlichen Körper durchaus nicht widersprechen müssen. Warum sollte der Schöpfer seine unergründlichen Pläne nicht auf biochemischem Wege verwirklichen? Als Skeptiker bin ich der Überzeugung, daß wir alles hinterfragen, aber auch alles für möglich halten sollten. Skeptiker sind gerne Agnostiker, aber einige wollen gern überzeugt werden. Wenn ich mich als Rationalist gegen parapsychologische Annahmen wehre, so habe ich gegen die Vorstellung von einem höheren Wesen nichts einzuwenden. Nichts wäre mir lieber als der Beweis dafür, daß es einen Schöpfer und ein Weiterleben nach dem Tod gibt. In Sterbeerlebnissen vermag ich einen solchen Beweis allerdings nicht zu erkennen.

Ich zweifle nicht daran, daß es Sterbeerlebnisse gibt und daß Menschen in Todesgefahr manchmal geradezu Übernatürliches widerfährt. Ich glaube indes nicht, daß dies bei Menschen, die dem Tod nicht plötzlich gegenüberstehen, sehr häufig ist. Wenn also von Trost, Seelenfrieden oder heiterer Gelassenheit während der letzten Tage eines Sterbenden die Rede ist, muß vor Übertreibungen gewarnt werden. Wer falsche Erwartungen weckt, dient den Menschen wenig.

VII

Unfälle, Selbstmord und Sterbehilfe

William Osler hat 1904 in Harvard eine berühmte und oft zitierte Vorlesung gehalten, die Ingersoll-Vorlesung über die Unsterblichkeit des Menschen. Darin spricht er von einer Fallsammlung, die sich in seinem Besitz befinde und die die Sterbeumstände von annähernd fünfhundert Menschen dokumentiere, »mit besonderer Rücksicht auf die Todesart und die Empfindungen der Sterbenden«. Osler behauptet, die Betroffenen hätten nur in neunzig Fällen Zeichen von Schmerz oder Leid gezeigt. »Die meisten«, so fährt er fort, »ließen überhaupt keine Regungen erkennen; wie die Geburt war für sie der Tod nur Schlaf und Vergessen ... Sterbende scheinen ihren Gedanken nachzuhängen, sind unbeteiligt oder bewußtlos.« Der Arzt Lewis Thomas geht sogar noch weiter: »Einen Todeskampf habe ich nur einmal beobachtet, bei einem Patienten mit Tollwut.« Zum Zeitpunkt ihrer Äußerungen genossen Osler und Thomas (letzterer immer noch) als Mediziner höchstes Ansehen.
Mich machen solche Behauptungen ratlos. Ich habe zu oft erlebt, wie Menschen qualvoll starben und wie ihre Angehörigen bei der Sterbebegleitung unter ihrer Hilf-

losigkeit litten, als daß ich meine klinischen Beobachtungen für eine Mißdeutung der Wirklichkeit halten könnte. Die letzten Wochen und Tage der Mehrzahl meiner Patienten – das kann ich bezeugen – waren von Höllenqualen geprägt. Vielleicht ist der Grund für Thomas' grundverschiedene Sicht, daß er die längste Zeit seiner beruflichen Laufbahn als Forscher in Laboratorien gearbeitet hat. Vielleicht geht Oslers Deutung der fünfhundert Fallgeschichten auf das Konto seines wohlbekannten Optimismus; er glaubte, die Welt sei viel besser, als wir gemeinhin annehmen, und wollte seine rosige Weltanschauung als eine Art universaler Lehrer überall verkünden. Was die beiden so humanen Vertreter der Schulmedizin auch zu ihren Anschauungen bewogen haben mag, mir drängt sich auf, was wir sagen, wenn wir an unseren Hausgöttern zweifeln: Bei allem Respekt, aber ich bin anderer Meinung.

Allerdings bin ich nicht in allen Punkten anderer Meinung. Und womöglich standen Osler und Thomas selbst nicht ganz hinter ihren idealisierten Vorstellungen, wollten das aber nicht zugeben. Wahrscheinlich sind beide von falschen Voraussetzungen ausgegangen. Wenn sie beschreiben, was sie als agoniefreien Zustand ansehen, dann lassen sie bewußt die Ereignisse beiseite, die den letzten Tagen oder Stunden vorausgehen. Patienten, die mit Medikamenten ruhiggestellt werden oder bereits ins Koma gefallen sind – manchen ist das nach langem und heftigem Kampf vergönnt –, können in der tatsächlichen Sterbestunde, wenn das Herz schließlich stillsteht, oft friedvoll aus dem Leben scheiden. Auf diese Weise bleibt ihnen ein qualvolles Ende erspart. Viele andere leiden jedoch physisch und seelisch bis fast zuletzt oder auch bis zuletzt. Eine gewisse Scham sorgt dafür, daß der Gedanke an ein elendes Ende verdrängt wird. Wenn aber von der irrigen Vorstellung eines friedvollen und würdigen Sterbens ausgegangen wird, müssen sich viele in ihrer letzten Stunde fragen, was sie oder die Ärzte falsch gemacht haben.

Für Osler selbst sollte die letzte Stunde friedvoll sein. Allerdings war sie um den Preis schweren Leidens erkauft, dem sogar sein stets fröhliches Naturell nicht gewachsen war. Sein Krankenlager zog sich zwei Monate hin, angefangen mit einer Erkältung, die sich in eine Grippe und dann in eine Lungenentzündung weiterentwickelte. Zwar ertrug er tapfer das hohe Fieber und die qualvollen Hustenanfälle, doch gelang es ihm nicht immer, seine Frau und die besorgten Freunde von seinem ungebrochenen Optimismus zu überzeugen. Auf der Höhe seiner Krankheit schrieb er seinem früheren Sekretär: »Ich habe eine schreckliche Zeit hinter mir – seit sechs Wochen bettlägerig! Eine paroxysmale Bronchitis, wie sie in keinem Lehrbuch beschrieben ist! Fast keine physischen Symptome; hartnäckiger Husten, der sich zu schweren Anfällen wie bei Keuchhusten steigert ... Neulich gegen elf Uhr nachts eine akute Pleuritis. Stechender Schmerz, der in alle Richtungen ausstrahlt. Husten und schwergehender Atem, aber zwölf Stunden später dann ein Anfall, der alle pleuralen Verwachsungen zerriß und auch den Schmerz wegblies ... Bronchitistherapie schlägt nicht an. Meine Ärzte haben nichts unversucht gelassen, doch das einzige, was gegen den Husten gewirkt hat, waren Opiumtropfen und Morphiumspritzen.«

Am Ende war selbst Oslers Optimismus gebrochen. Zweimal war er unter Vollnarkose operiert worden, um Eiteransammlungen zu entfernen, und jedesmal hatte sich sein Zustand nur kurzzeitig gebessert. Elend wie er war, wünschte er sich den Tod herbei. Dabei hatte er fünfzehn Jahre vorher geschrieben, Sterbende schienen ihm »unbeteiligt oder bewußtlos«. Der tapfere Osler mußte sich seine Qualen eingestehen und sehnte sich nach dem Ende: »Die ganze Sache zieht sich ungebührlich in die Länge. Im einundsiebzigsten Jahr ist der Hafen nicht mehr fern.«

Zwei Wochen später starb Osler. Er hatte die siebzig Jahre erreicht, von denen der Psalmist spricht. Seine Lungenentzündung war nicht die »akute, kurze, meist schmerzlose Krankheit« gewesen, die er einst beschrieben hatte, und gewiß hatte sie sich auch nicht als der »Freund des Greisenalters« erwiesen, denn ohne Zweifel hätte er noch viele Jahre in rüstiger Verfassung vor sich gehabt, wäre er nicht an ihr erkrankt. Er starb also ganz anders, als er erwartet hatte, und diese Erfahrung müssen die meisten Menschen machen.

Im großen und ganzen ist das Sterben mühsam. Mögen auch viele »unbeteiligt oder bewußtlos« in komatösen Zustand verfallen; mögen einige Glückliche tatsächlich einen friedvollen und sogar bewußten Abschied am Ende einer schweren Krankheit erleben; mögen einige tausend jedes Jahr unerwartet nach einem Augenblick des Unwohlseins sterben; mögen die Opfer eines tödlichen Unfalls manchmal die gnädige Erlösung von schrecklichen Schmerzen finden; selbst wenn alle diese Einschränkungen gemacht werden, gilt immer noch, daß nicht einmal jeder Fünfte unter solch glücklichen Umständen stirbt. Und selbst diejenigen, die in beispiellosem Frieden von uns gehen, haben oft Tage und Wochen seelischer und körperlicher Qualen hinter sich.

Nur zu oft haben Patienten und Angehörige unerfüllbare Erwartungen, was das Sterben noch schwieriger macht. Denn die Beteiligten sind enttäuscht über die Leistung der Ärzte, die aber nicht mehr tun können oder umgekehrt alles noch verschlimmern, weil sie weiter um das Leben des Patienten kämpfen, obwohl das Scheitern schon lange unausweichlich geworden ist; denn in der Annahme, daß die große Mehrheit der Patienten friedvoll sterben, werden gegen Ende des Lebens noch Therapien versucht, die dem Sterbenden weitere Leiden aufbürden, statt ihn von seinem Übel zu befreien. Hierunter fallen chirurgische Eingriffe von fragwürdigem Nutzen und hohem Risiko, Chemotherapien mit schweren Nebenwirkungen und ungewissem Ausgang und Intensivpflege über den Zeitpunkt sinnvoller Erhaltung hinaus. Besser ist es, über das Sterben aufzuklären und die Option zu wählen, die das Schlimmste verhütet. Was nicht verhindert werden kann, kann aller Erfahrung nach zumindest gemildert werden.

Wie sehr ein Mensch auch davon überzeugt sein mag, daß er vor dem Sterben keine Angst hat, er wird dem Endstadium seiner Krankheit doch mit Beklemmung entgegensehen. Wer dann realistisch einschätzen kann, was ihn erwartet, ist gegen unbegründete Ängste und den erschreckenden Gedanken gewappnet, man habe Entscheidendes nicht richtig gemacht. Jede Krankheit entwickelt sich in einem bestimmten Rahmen und hat einen charakteristischen Verlauf. Kennen wir unsere Krankheit in groben Zügen und wissen wir, wie sie ihr zerstörerisches Werk bis zum Ende fortsetzt, können wir selbst abschätzen, ob der richtige Zeitpunkt gekommen ist, um den Arzt um schmerzstillende Mittel oder um Hilfe für ein baldiges Ende der Reise zu bitten.

Für den gewaltsamen Tod gibt es indessen kaum oder gar keine Vorbereitung, und vielleicht ist das auch gar nicht wünschenswert. Dem Tod durch Gewalt fallen vor allem junge Menschen zum Opfer. Wider besseres Wissen hört die Jugend nicht auf den Rat, der vor den entsprechenden tödlichen Gefahren warnt. Auch durch Statistiken läßt sie sich nicht beeindrucken. Verletzungen, die auf äußere Gewalteinwirkung zurückgehen, sind in den Vereinigten Staaten bei Personen unter vierundvierzig Jahren die häufigste Todesursache. Rund 150 000 Amerikaner fallen ihnen jährlich zum Opfer, weitere 400 000 tragen lebenslange Behinderungen davon. Bei 60 Prozent der Opfer tritt der Tod innerhalb der ersten vierundzwanzig Stunden nach der Verletzung ein.

Es wird niemanden wundern, daß Verkehrsunfälle die häufigste Ursache für Verletzungen darstellen. Pkw-Insassen tragen fast 35 Prozent aller schweren Verletzungen davon, Motorradfahrer weitere 7 Prozent. Wenigstens steht hinter den Verletzungen im Verkehr in den allermeisten Fällen keine Absicht. Anders ist es mit Schußverletzungen, die 10 Prozent aller schweren Verletzungen ausmachen, und Stichwunden (ebenfalls fast 10 Prozent). Auf Unfälle von Fußgängern kommen 7 bis 8 Prozent, weitere 17 Prozent auf Stürze, deren Opfer vor allem kleine Kinder und Hochbetagte sind. Die restlichen 15 Prozent der schweren Verletzungen haben ganz verschiedene Ursachen wie Unfälle am Arbeitsplatz, Fahrradunfälle und Verletzungen durch Selbstmordversuche.

An einem Sommertag des Jahres 1899 stieg in New York der achtundsechzigjährige Immobilienmakler Henry Bliss am späten Nachmittag aus einer Straßenbahn und wurde von einem vorüberfahrenden Automobil erfaßt. Dies brachte Mister Bliss den zweifelhaften Ruhm ein, der erste Verkehrstote der Vereinigten Staaten zu sein. Seitdem sind fast drei Millionen Menschen bei Autounfällen ums Leben gekommen, und in den meisten Fällen war Alkohol im Spiel. Der Anteil solcher Unfälle liegt in unserem Land bei 50 Prozent; ein Drittel der Toten wurde Opfer der Trunkenheit anderer Verkehrsteilnehmer.

An anderer Stelle wurde bereits dargelegt, daß der Tod des Individuums der Kunstgriff ist, mit dem die Natur den Fortbestand der Gattung garantiert. Es versteht sich von selbst, daß wir ihr dabei nicht zu helfen brauchen. Die natürlichen Mechanismen im Innern der Zellen besorgen das Geschäft des Todes, daher ist es unnötig und geradezu kontraproduktiv, wenn wir Menschen uns in großer Zahl gegenseitig töten oder selbst Hand an uns legen. Opfer tödlicher Verletzungen, zumal in der jungen Generation, stören das Gleichgewicht von Beständigkeit und Wandel innerhalb der Gattung. Ein früher Tod ist stets ein tragischer Verlust für die Hinterbliebenen, aber auch für die ganze menschliche Gattung.

Um so bedenklicher ist es, daß die medizinische Forschung in unserer Gesellschaft so wenig Interesse an der Vorbeugung und Therapie von Verletzungen zeigt. Erst in jüngster Zeit ist in den Vereinigten Staaten das Bewußtsein gewachsen, daß die zunehmende Gewalttätigkeit eines der Hauptprobleme der staatlichen Gesundheitsfürsorge in unserem Land darstellt. Die Tatsachen sprechen eine deutliche Sprache: In den Vereinigten Staaten kommen siebenmal mehr Menschen durch Schußwaffen ums Leben als in Großbritannien; die Zahl der Selbstmorde unter Kindern und Heranwachsenden – sicherlich die betrüblichste Seite der wachsenden Gewalttätigkeit – hat sich in den vergangenen dreißig Jahren verdoppelt, und dieser Anstieg geht fast ausschließlich auf den Gebrauch von Schußwaffen zurück. Selbstmord ist die dritthäufigste Todesursache bei Jugendlichen.

Einige Beobachter weisen darauf hin, daß die Selbstmordrate eigentlich viel zu niedrig angesetzt ist, denn, so behaupten sie nicht ohne Grund, die offiziellen Zahlen berücksichtigen nicht diejenigen verdeckten Formen der Selbstzerstörung, die manche als »Selbstmord auf Raten« bezeichnen: Drogen- und Alkoholkonsum, aggressiver Fahrstil, risikoreiche Sexualpraktiken, Mitgliedschaft in Straßenbanden und andere Verhaltensweisen, mit denen Jugendliche die gesellschaftlichen Normen herausfordern. Solche Verhaltensweisen bringen nicht nur Verluste an Menschenleben, sie schmälern auch die Lebensqualität allgemein. Wir werden der Fähigkeiten und der Tatkraft der jugendlichen Opfer beraubt, die auch keinen Beitrag zur Gesellschaft mehr leisten können. Dies gilt um so mehr, als die unerfüllten Leben dieser Jugendlichen der Gesellschaft schon lange, ehe sie ihr gewaltsames Ende finden, verlorengehen. Die Verluste sind gar nicht zu überschätzen, sie gehen an die Substanz der Gesellschaft.

Bei Patienten, die nach einem Unfall oder an den Folgen von Gewaltanwendung sterben, unterscheidet man zwischen sofortigem, baldigem und spätem Tod. Ein »sofortiger Tod« erfolgt binnen Minuten nach der Verletzung. Mehr als die Hälfte aller Unfallopfer sterben auf diese Weise, und fast immer handelt es sich um Verletzungen des Gehirns, der Wirbelsäule, des Herzens oder einer Hauptschlagader. Physiologisch betrachtet liegt entweder eine massive Schädigung des Gehirns oder ein Entblutungsschock vor.

»Baldiger Tod« nennt man einen Tod einige Stunden nach dem Trauma. Gewöhnlich sind die Ursachen Verletzungen des Kopfes, der Lungen oder des Bauchraumes mit Blutungen in diesen Körperteilen. Schädeltraumen und Blutverlust, oft in Verbindung mit mangelhafter Atmung, führen bald zum Tod. Unabhängig von der zeitlichen Entwicklung sind ein Drittel aller gewaltsamen Tode auf Hirnschäden und ein weiteres Drittel auf Blutverlust zurückzuführen. Anders als beim

»sofortigen Tod«, bei dem keine medizinische Hilfe möglich ist, können viele Patienten, denen ein »baldiger Tod« droht, dank Sofortmaßnahmen noch gerettet werden. Ein rascher Transport ins Krankenhaus, gut ausgebildete Rettungsteams und gut ausgestattete Notaufnahmen entscheiden über Leben und Tod. Schätzungen zufolge sterben jährlich rund 25 000 Amerikaner, weil eine solche medizinische Infrastruktur nicht überall im Land vorhanden ist. Wie sehr es auf schnelle medizinische Hilfe ankommt, lehrt ein Vergleich der letzten vier Kriege, an denen die Vereinigten Staaten teilgenommen haben. Bei jedem neuen Krieg verfügte man über mehr medizinisches Wissen und ein besseres Sanitätswesen, dank dessen die Opfer rascher vom Kriegsschauplatz evakuiert werden konnten. Das Resultat war jedesmal ein signifikanter Rückgang der Zahl der Toten.

Die Bezeichnung »später Tod« trifft auf solche Fälle zu, bei denen Patienten ihren Verletzungen erst Tage oder Wochen nach dem Unfall oder der Gewalteinwirkung erliegen. Annähernd 80 Prozent dieser Sterbefälle gehen auf später auftretende Komplikationen wie Infektionen und Lungen-, Nieren- und Leberversagen zurück. Die Patienten überleben zwar den schweren Blutverlust oder die Kopfverletzung, aber sie haben oft auch Verletzungen an anderen Organen erlitten wie eine Perforation der Eingeweide, einen Riß der Milz oder der Leber oder eine Stauchung der Lunge. Nicht selten sind chirurgische Eingriffe nötig, um Blutungen zu stillen, einer Bauchfellentzündung vorzubeugen und verletzte Organe wiederherzustellen oder ganz zu entfernen. Bei vielen Patienten setzt nach solchen Eingriffen nicht die Genesung ein, sondern sie bekommen hohes Fieber, der Anteil weißer Blutkörperchen steigt, und das zirkulierende Blut hat die Tendenz, sich in ungeeigneten Körperregionen wie den Gefäßen der Eingeweide zu sammeln, wodurch es dem übrigen Kreislauf verlorengeht. Alle diese pathologischen Entwicklungen sind Anzeichen einer allgemeinen Infektion oder Blutvergiftung, der mit Antibiotika und anderen Medikamenten kaum noch beizukommen ist.

Wenn die Ursache der Blutvergiftung ein Abszeß oder eine nach dem chirurgischen Eingriff aufgetretene Entzündung ist, kann eine Drainage gelegt werden, die gewöhnlich den Schaden behebt und den Patienten genesen läßt. In vielen Fällen ist jedoch kein festumschriebener Abszeß auszumachen, daher entwickeln sich die Symptome weiter. Am Ende der ersten Woche nach der Operation stellen sich dann Atembeschwerden ein, die auf ein Lungenödem oder pneumonieverwandte Prozesse zurückzuführen sind und die die Anreicherung des Blutes mit Sauerstoff verringern. Bei einer Blutvergiftung gehört die Lunge zu den Organen, die zuerst angegriffen werden, gefolgt von Leber und Nieren. Das ganze Syndrom stellt einen entzündlichen Prozeß dar, der auf das Vorhandensein von Fremdkörpern im Blut antwortet. Bei diesen Eindringlingen, die giftige Substanzen im Blut bilden, kann es sich um Bakterien, Viren, Pilze oder sogar mikroskopisch kleine Teilchen von totem Gewebe handeln. Die Fremdkörper, sofern sie identifiziert werden können, kommen oft aus dem Harnapparat, aber auch aus den Atmungsorganen und dem Magen-Darm-Trakt. Oft sind chirurgische Wunden die Infektionsherde. Als Reaktion auf die zirkulierenden Giftstoffe sondern die Lunge und andere Organe bestimmte chemische Substanzen ab, die Blutgefäße, Organe und sogar Zellen einschließlich der Bestandteile des Blutes selbst schädigen. Die Gewebszellen können dem Hämoglobin nicht mehr genügend Sauerstoff entnehmen, und das zu einem Zeitpunkt, da ihnen infolge der verringerten Zirkulation sowieso weniger Hämoglobin zugeführt wird. Das ganze Geschehen ähnelt so sehr dem Bild des kardiogenen Schocks, daß es als septischer Schock bezeichnet wird. Wenn die Therapie bei einem septischen Schock nicht anschlägt, versagen eines nach dem anderen die lebenswichtigen Organe.

Nicht nur Opfer von Gewalt oder Unfällen können einen septischen Schock erleiden. Das Phänomen tritt auch bei anderen Krankheiten auf, in deren Verlauf das Immunsystem des Patienten geschwächt wird. Stellt sich bei Diabetes, Krebs, Pankreatitis, Zirrhose oder großflächigen Verbrennungen zusätzlich noch ein septischer Schock ein, dann steigt die Sterblichkeit auf 40 bis 60 Prozent. Mit jährlich 100 000 bis 200 000 Toten ist diese Form des Schocks in den Intensivstationen der Vereinigten Staaten die häufigste Todesursache.

Verliert die Lunge teilweise ihre Fähigkeit, Blut mit Sauerstoff anzureichern, und zirkuliert das Blut langsamer, weil das Myokard geschwächt ist und sich Staus in den Gefäßen der Eingeweide bilden, dann zeigen gleich mehrere Organe die Auswirkungen mangelhafter Sauerstoffversorgung. Die Hirnfunktion läßt nach. Die Leber produziert nicht mehr genügend Stoffe, die der Körper braucht, und zerstört nicht mehr die Stoffe, die der Körper nicht braucht. Mit dem Leberversagen geht eine Schwächung des Immunsystems einher, d.h. es werden weniger körpereigene Abwehrstoffe gebildet. Weil gleichzeitig weniger Blut in die Nieren fließt, können diese nicht in ausreichendem Maße Schadstoffe aus dem Körper filtrieren. Die Folge ist Urämie, das Aufstauen von Schadstoffen im Blut.

Doch damit nicht genug. Zellen, die den Magen und die Eingeweide auskleiden, leiden unter den Giftstoffen; es kommt zu Entzündungen und Blutungen. Für viele Patienten, die anfangs an Verletzungen oder »eher natürlichen« Krankheiten leiden, bedeutet der septische Schock den Anfang vom Ende. Das Versagen gleich mehrerer Organe ist die gewöhnliche Folge der Blutvergiftung. Die charakteristischen Symptome des Syndroms scheinen allesamt eine Folge der Giftstoffe zu sein, die verschiedene Organsysteme befallen. Wie der einzelne letztlich stirbt, hängt davon ab, wie viele Organe diesem Ansturm nicht widerstehen können. Sind drei Organe befallen, steigt die Sterblichkeit auf beinahe 100 Prozent.

Der gesamte Prozeß dauert gewöhnlich zwischen zwei und drei Wochen, manchmal auch länger. Einer meiner Patienten, dessen Blutvergiftung von einer Pankreatitis herrührte, quälte sich monatelang dahin. Die Beteiligten – Chirurg, hinzugezogene Konsiliarärzte, Anästhesisten, medizinische Assistenten, Krankenschwestern und technisches Personal – schöpften alle Therapie- und Pflegemöglichkeiten aus, die unsere Universitätsklinik überhaupt bieten konnte. Doch was sie auch unternahmen, um den Befall gleich mehrerer Organe zu verhindern, es war alles vergebens.

Was Patienten durchleiden, die an einem septischen Schock sterben, ist kaum zu beschreiben. Die todbringenden Ereignisse folgen auch hier einem vorgegebenen Muster. Wenn nicht bereits eindeutige Symptome wie Fieber, beschleunigter Puls und Atemnot auftreten, gibt ein Test Hinweise auf mangelnden Sauerstoffgehalt des Blutes. Zur Beatmung wird dem Patienten ein Tubus eingeführt, aber zumeist bessert sich sein Zustand dadurch nicht wesentlich. Das Bewußtsein des Patienten beginnt sich einzutrüben, sofern er nicht schon durch Medikamente sediert ist. Mit Computertomographie, Ultraschalluntersuchungen, Blutanalysen und Abstri-

chen versuchen Ärzte und Helfer Licht in das Krankheitsgeschehen zu bringen und womöglich einen therapierbaren Infektionsherd zu finden, doch häufig ist alles Suchen vergebens. Stationsarzt und Spezialisten, die ihr Konsilium im engen Arztzimmer halten, diskutieren immer länger über mögliche Therapieformen. Allmählich befällt alle Beteiligten das Gefühl der Ratlosigkeit. Der Patient wird zwischen Intensivstation und Röntgenabteilung hin- und hergefahren, immer neue Untersuchungen werden angestellt, um vielleicht doch einen Eiterherd oder eine versteckte Entzündung ausfindig zu machen. Bei jedem Umlagern vom Bett auf die fahrbare Liege muß auf die zahlreichen Schläuche und Schnüre geachtet werden, mit denen der Patient an diverse Apparate angeschlossen ist. Die Pläne und die Stimmung der Familie und des medizinischen Teams ändern sich mit jedem neuen Laborbericht, aber nur die positiven Resultate teilt man dem ängstlichen Patienten im Krankenbett mit, sofern er überhaupt noch ansprechbar ist. Antibiotika werden verabreicht, neue Kombinationen ausprobiert und wieder abgesetzt, in der Hoffnung, daß sich Keime in der Blutbahn zeigen, für die es eine Therapie gibt. Nur bei 50 Prozent der Patienten mit mehrfachem Organversagen sind Bakterien in Blutkulturen nachweisbar.
Störungen in der Zusammensetzung des Blutes treten auf, das Blut gerinnt nicht mehr, es kann zu spontanen Blutungen kommen. Bei Leberversagen stellt sich manchmal Gelbsucht ein, und auch die Nieren zeigen eine zunehmende Schwäche. In diesem Fall wird, sofern Hoffnung auf eine Wende besteht, eine Dialyse versucht, um Zeit zu gewinnen. Spätestens jetzt, wenn nicht schon vorher, fragt sich der verängstigte Patient, ob das, was für ihn überhaupt noch getan werden kann, all das

rechtfertigt, was ihm bisher zugemutet worden ist. Ohne daß er es weiß, beginnen auch die Ärzte sich diese Frage zu stellen.
Und dennoch machen alle weiter, weil die Schlacht noch nicht verloren ist. Unterdessen ist aber unmerklich etwas geschehen – trotz aller guten Vorsätze lösen sich Ärzte und Mitglieder des Pflegeteams langsam von dem Menschen, um dessen Leben sie weiterhin kämpfen. Der Patient büßt jeden Tag ein Stück seiner Persönlichkeit ein. Er wird zu einem komplizierten Fall für die Intensivpflege und zu einer Herausforderung für tüchtige und ehrgeizige Klinikärzte. Für die Krankenschwestern und die wenigen Ärzte, die ihn vor seinem septischen Schock gekannt haben, bleibt immer etwas von dem Menschen, der er früher einmal war. Nicht so für den hinzugezogenen Spezialisten, der die verbliebene Lebenskraft des Patienten auf ihre molekulare Beschaffenheit untersucht. Für ihn ist der Patient nur ein Fall, allerdings ein interessanter. Der interessante Fall muß hören, wie ihn Ärzte, die dreißig Jahre jünger als er sind, beim Vornamen nennen. Immerhin ist das besser, als nur mit einer Nummer oder einem Krankheitsnamen bezeichnet zu werden.
Ist dem Sterbenden etwas Glück beschieden, erleidet er das Drama, bei dem er ungewollt die Hauptrolle spielt, nicht mehr mit Bewußtsein. Erst haben seine Reflexe nachgelassen, dann war er immer weniger ansprechbar und schließlich ist er ins Koma gefallen. Dieser Prozeß kann spontan einsetzen, wenn mehrere Organe versagen, oder er kann durch Medikamente beschleunigt werden. Währenddessen lernen die Angehörigen nach Sorge und Verzweiflung nunmehr die Hoffnungslosigkeit kennen.
Aber nicht nur die Familie, auch die Krankenschwestern und Ärzte, die von Anfang an dabei waren, verlieren

allmählich den Mut, und ihr Kampf wird zum Rückzugsgefecht. Sie stellen die ganze Behandlung in Frage, in deren Verlauf Spezialisten immer neue Therapieformen vorschlagen, ausprobieren und wieder absetzen mit dem Ziel, doch noch den entscheidenden diagnostischen Hinweis zu finden. Das Gefühl beschleicht sie, daß sie einen Mitmenschen quälen, nur damit jede noch so winzige Chance auf Heilung genutzt wird. Selbstkritische Ärzte gestehen sich auch ein, daß ein Teil ihrer Motivation darin besteht, ein schwieriges diagnostisches Problem zu lösen und in letzter Minute wider Erwarten doch den Sieg zu erringen.

Mancher aus dem Pflegeteam fühlt sich den Angehörigen näher als dem Patienten, so als ob sich ihre Sympathie in den langen Wochen am Krankenbett auf die Mitleidenden übertragen hätte. Besonders gegen Ende wird der Trost, den der Sterbende nicht mehr wahrnehmen kann, nun den Angehörigen gespendet, die schon mit dem Trauern begonnen haben. Auf Intensivstationen gibt es selten Gelegenheit zu letzten Worten. Eine Krankenschwester, die einen Trauernden in den Arm nimmt, oder ein Arzt, der ein mitfühlendes Wort findet: andere Formen des Trostes gibt es nicht mehr.

Schließlich halten selbst diejenigen, die bis zum Schluß gekämpft haben, ein Ende der Leiden für die Erlösung. Ich habe altgediente Krankenschwestern weinen sehen, wenn ein Intensivpflegepatient schließlich starb. Gestandene Chirurgen wandten das Gesicht ab, damit jüngere Kollegen ihre Tränen nicht sahen. Mehr als einmal hat auch mir die Stimme versagt, als ich die unvermeidlichen Worte sprechen sollte.

Personen, die in Heilberufen tätig sind, bleiben nicht ungerührt, wenn ein Patient durch Krankheit oder nicht vorsätzliche äußere Gewalt frühzeitig aus dem Leben scheidet. Anders verhält es sich, wenn Menschen absichtlich ihr Leben zerstören. Allerdings ist das vorherrschende Gefühl auch dann nicht Teilnahmslosigkeit oder Gleichmut. In einem Buch über das Sterben sorgt schon das Wort Selbstmord für Unwohlsein. Wir gehen auf Distanz zu diesem Thema, wie auch der Selbstmörder sich von der übrigen Welt distanziert, wenn er den Selbstmord plant. Einsam und fremd, wie er sich fühlt, wird er vom Grab angezogen, weil er glaubt, dies sei der einzige Platz auf Erden, den es für ihn noch gibt. Die Hinterbliebenen stehen fassungslos vor einer solchen Tat.

Wenn ich meine Haltung gegenüber dem Selbstmord zusammenfassen soll, fällt mir dazu stets die Antwort ein, die meine älteste Tochter dazu einmal spontan gefunden hat. Meine Frau und ich waren hundertsechzig Kilometer gefahren, um meine Tochter an ihrem Studienort zu besuchen, denn wir wollten ihr die schreckliche Nachricht vom Selbstmord einer ihrer besten Freundinnen selbst mitteilen. So schonend wie möglich und ohne Einzelheiten sagte ich ihr in zwei, drei kurzen Sätzen, was ihre Freundin getan hatte. Zuerst sah sie uns ungläubig an, während ihr schon Tränen über die geröteten Wangen liefen. Dann brach es plötzlich in einem Anfall von Wut und Verzweiflung aus ihr hervor: »Diese Idiotin! Warum hat sie das bloß getan?« Und das ist der springende Punkt. Wie konnte sie nur so etwas ihren Freunden und ihrer Familie und allen Menschen antun, die sie brauchten? Wie konnte eine intelligente junge Frau eine solche Tat begehen und sich damit allen entziehen? In einer geordneten Welt gibt es keinen Platz für Verzweiflungstaten, so etwas sollte nie geschehen. Warum hatte die junge Frau, die von vielen geliebt wurde, ohne die anderen zu fragen plötzlich Ernst gemacht und sich das Leben genommen?

Wer sie kannte, weiß auf solche Fragen keine Antwort. Für die Ärzte und Helfer, die als erste die Leiche sehen, kommt etwas anderes hinzu. Wenn Männer und Frauen, deren Lebensaufgabe es ist, gegen Krankheit und Tod zu kämpfen, mit der Leiche eines Selbstmörders konfrontiert werden, hindert sie ein schwer faßbares Gefühl, für diese Tat Verständnis oder Mitgefühl zu entwickeln. Ob verstört oder wütend über die Sinnlosigkeit der Tat, sie scheinen nicht traurig, wenn sie vor der Leiche stehen. Nach meiner Erfahrung gibt es nur wenige Ausnahmen von dieser Regel. Entsetzen und sogar Bedauern sind möglich, aber selten echte Trauer, wie bei einem ungewollten Lebensende.

Sich das Leben zu nehmen ist fast immer das Falscheste, was man tun kann. In zwei Fällen mag das allerdings nicht zutreffen: zum einen bei unerträglichem Siechtum im hohen Alter, zum anderen bei irreversiblen Organzerstörungen durch eine todbringende Krankheit. Auf die Substantive kommt es im letzten Satz nicht an, entscheidend sind die Adjektive, denn sie bezeichnen den Kern des Problems: »unerträglich«, »irreversibel«, »todbringend«.

Der römische Philosoph Seneca hat im Laufe seines langen Lebens viel über das Alter nachgedacht:

> Ich möchte das hohe Alter nicht preisgeben, wenn es mein besseres Selbst unbeschadet läßt. Doch wenn es meinen Geist zerrüttet, wenn es alle meine Fähigkeiten und Kräfte allmählich zerstört und mir vom Leben nur noch der Atem bleibt, dann werde ich das baufällige Gebäude meines Leibes verlassen. Ich will der Krankheit nicht durch den Tod entfliehen, solange noch Aussicht auf Heilung besteht und mein Geist keinen Scha-

> den leidet. Ich lege nicht wegen Schmerzen Hand an mich, denn wer so stirbt, stirbt als Besiegter. Wenn ich aber weiß, daß ich leiden muß ohne Hoffnung auf Besserung, dann will ich aus dem Leben scheiden, nicht aus Furcht vor den Schmerzen, sondern weil sie mir alles nehmen, was mir das Leben lebenswert macht.

Aus diesen Worten spricht soviel Einsicht, daß sich wohl kaum jemand der Meinung verschließen dürfte, daß der Selbstmord zu den Optionen gehört, die sich Hochbetagte für ausweglose Situationen offenhalten sollten, sofern ihnen nicht Glaubensüberzeugungen eine solche Wahl verbieten. Die stoische Philosophie, wie sie Seneca vertritt, mag der Grund dafür sein, weshalb hochbetagte Männer fünfmal häufiger den Freitod wählen als die Bevölkerung im landesweiten Durchschnitt. Haben sie nicht den »rationalen Suizid« begangen, der in den Fachzeitschriften für Ethik und mittlerweile auch in den Tageszeitungen so vehement verteidigt wird?

Nein. Seneca übersieht etwas, das auch so gut wie alle modernen Kommentare zum Problem des Freitods übersehen: Sehr viele alte Menschen, die sich selbst töten, handeln so, weil sie an einer durchaus heilbaren Depression leiden. Mit der angemessenen Therapie und Medikation könnten die meisten vom Druck der Verzweiflung, der auf ihnen lastet, befreit werden. Dann würden sie erkennen, daß das Haus, in dem sie leben, noch nicht so baufällig und die Hoffnung auf Besserung nicht so abwegig ist, wie sie angenommen hatten. Ich habe oft erlebt, wie ein suizidaler alter Mensch aus der Depression wieder herausfand und neuen Lebensmut schöpfte. Wenn solche Menschen lernen, die Welt nicht mehr nur in düsteren Farben zu sehen, erscheint ihnen ihre Ein-

samkeit nicht mehr so schrecklich und ihre Schmerzen erträglicher, weil das Leben wieder interessant geworden ist und weil sie merken, daß sie von Menschen gebraucht werden.
Das soll nicht heißen, daß es nicht Situationen gibt, in denen Senecas Worte ihre Gültigkeit haben. Dann aber müssen die Argumente des Römers mit anderen diskutiert und auf ihr Für und Wider untersucht werden. Die Entscheidung für ein vorzeitiges Lebensende muß die uns wichtigen Menschen ebenso überzeugen wie uns selbst. Erst wenn dieses Kriterium erfüllt ist, sollte der Tod als letzter Ausweg ins Auge gefaßt werden.
Der Freitod des Physikers Percy Bridgman kommt diesen hohen Anforderungen sehr nahe. Bridgman war Professor in Harvard und erhielt 1946 den Physik-Nobelpreis. Mit neunundsiebzig Jahren war seine Krebserkrankung weit fortgeschritten. Dennoch arbeitete er weiter, bis er dazu nicht mehr imstande war. In seinem Sommerhaus in Randolph im Bundesstaat New Hampshire stellte er noch das Register für die siebenbändige Ausgabe seiner gesammelten wissenschaftlichen Schriften zusammen und schickte es an seinen Verlag. Dann, es war am 20. August 1961, erschoß er sich. Mit seinem kurzen Abschiedsbrief löste er eine Kontroverse aus, die bis heute die Diskussion um eine medizinische Ethik beschäftigt: »Es ist nicht anständig, wenn die Gesellschaft einen Menschen zwingt, sich so etwas anzutun. Wahrscheinlich ist heute der letzte Tag, an dem ich es mir selbst antun kann.«
Bei seinem Tod schien Bridgman sich vollkommen im klaren darüber zu sein, daß er die rechte Wahl getroffen hatte. Bis zum letzten Tag zwang er sich zur Arbeit und ordnete seine Papiere, dann führte er sein Vorhaben aus. Zwar weiß ich nicht, ob er großen Wert auf den Rat an-

derer gelegt hat, aber sein Entschluß war für seine Freunde und Kollegen kein Geheimnis; es liegen Hinweise vor, wonach er seinen Freitod zumindest einigen angekündigt hat. Seine Krankheit war so weit fortgeschritten, daß er zweifelte, ob er noch länger die Kraft haben würde, seinen festen Vorsatz in die Tat umzusetzen.

In seinem Abschiedsbrief bedauert Bridgman, den letzten Schritt ganz allein tun zu müssen. Ein Kollege berichtet von einem Gespräch mit ihm, in dem er sagte: »Ich möchte die Lage, in der ich mich befinde, dazu nutzen, einen allgemeinen Grundsatz aufzustellen. Wenn das Leben unausweichlich seinem Ende zustrebt, wie es mir jetzt scheint, hat der einzelne das Recht, seinen Arzt darum zu bitten, es für ihn zu beenden.« Wenn es einen Satz gibt, der die Auseinandersetzung, in der wir uns gegenwärtig befinden, bündig zusammenfaßt, dann ist es dieser.

Keine zeitgenössische Erörterung des Selbstmords kann, sofern sie von einem Arzt stammt, die Frage ausklammern, ob ein Arzt Patienten Sterbehilfe leisten darf oder nicht. Das entscheidende Wort ist »Patienten« – nicht einfach Menschen, sondern Patienten, vor allem die Patienten des Arztes, der die Möglichkeit der Sterbehilfe erwägt. Der ärztliche Stand sollte nicht einen neuen Spezialisten kreieren, den Sterbehelfer, an den von Gewissensbissen geplagte Onkologen, Chirurgen und andere Fachärzte alle die Patienten überweisen, die aus dem Leben scheiden wollen. Zu befürworten ist eine offene Diskussion um die Rolle des Arztes bei der Sterbehilfe, sofern sie eine Praxis ins Zentrum der Aufmerksamkeit rückt, die seit den Tagen Äskulaps mehr oder weniger stillschweigend existiert hat.

Der Selbstmord, vor allem in der gegenwärtig so heftig diskutierten Form der Tötung auf Verlangen, ist erst spät salonfähig geworden. Jahrhundertelang hat man allen, die Hand an sich legten, bestenfalls Verrat an sich selbst vorgeworfen, schlimmstenfalls traf sie das Verdikt, eine Todsünde begangen zu haben. Beide Haltungen sprechen aus den Worten Immanuel Kants, der gesagt hatte, der Selbstmord sei nicht verwerflich, weil Gott ihn verbiete, sondern Gott verbiete ihn, weil er verwerflich sei.

Heute sehen wir den Selbstmord mit anderen Augen, nicht zuletzt weil selbsternannte Ratgeber, die über die Grenzen des menschlichen Leidens Bescheid zu wissen vorgeben, uns beeinflussen und vielleicht auch zu einer neuen Sicht ermuntern. Wir lesen in Zeitungen und Magazinen, daß Selbstmörder unter gewissen Umständen mit einer Publizität bedacht werden, wie sie sonst nur die Helden des New Age erfahren; einige von ihnen sind solche Helden geworden. Publicitysüchtige Hausierer des Todes, die ihnen beim Selbstmord helfen, lassen sich wie Popstars in Talk-Shows herumreichen und plaudern über ihre »Philosophie«. Dabei stellen sie ihre Uneigennützigkeit heraus, auch wenn die Strafverfolgungsbehörden bereits Anklage gegen sie erhoben haben.

Im Jahr 1988 erschien im *Journal of the American Medical Association* der Bericht eines jungen, noch in der Ausbildung befindlichen Gynäkologen, der eine krebskranke zweiundzwanzigjährige Frau in den frühen Morgenstunden umbrachte – anders kann man es nicht nennen –, weil er ihre Bitte um Erlösung als Verlangen nach dem Tod deutete, den nur er geben zu können vermeinte. Dazu injizierte er ihr intravenös Morphium in einer mindestens doppelt so großen Dosis wie üblich und wartete dann, bis ihre Atmung unregelmäßig wurde und schließlich ganz aussetzte. Daß der selbsternannte Erlöser sein Opfer vorher nie gesehen hatte, schreckte ihn weder von der Tat noch von ihrer Publikation ab, ja er sparte auch nicht mit Einzelheiten über den von ihm gewährten Gnadentod, so überzeugt war er von der Richtigkeit seines Tuns. Hippokrates hätte sich im Grabe umgedreht, und seine heutigen Nachfahren legten lauten Protest ein.

Während amerikanische Ärzte das Verhalten des jungen Gynäkologen einhellig verurteilten, reagierten sie drei Jahre später auf einen anders gearteten Fall ganz unterschiedlich. Dr. Timothy Quill, ein Internist aus Rochester im Bundesstaat New York, schilderte im *New England Journal of Medicine* den Fall einer Patientin, die er nur bei ihrem Vornamen Diane nannte und die die Mutter eines Sohns im College-Alter war. Quill hatte bei der Selbsttötung der Patientin mitgeholfen, indem er ihr die von ihr verlangten Barbiturate verschrieb. Diane war schon seit langem seine Patientin. Dreieinhalb Jahre zuvor hatte er bei ihr eine besonders schwere Form der Leukämie diagnostiziert; seitdem war die Krankheit so weit fortgeschritten, daß »Knochenschmerzen, allgemeine Körperschwäche und Fieber ihr Leben beherrschten«.

Diane stimmte einer Chemotherapie nicht zu, da wenig Aussicht bestand, daß die tödliche Krebserkrankung damit gestoppt werden könnte. Sie hatte schon früher gegenüber Quill und verschiedenen Spezialisten deutlich gemacht, daß sie die Verheerungen der aggressiven Therapie und den Verlust der Kontrolle über ihren Körper mehr fürchte als den Tod. Quill nahm sich Dianes Fall mit viel Geduld und Mitgefühl an, und nach eingehender Konsultation unter Kollegen akzeptierte er schließlich ihren Entschluß und die Gründe, die sie ihm gegenüber vorbrachte. Die Art und Weise, wie in ihm langsam die Überzeugung wuchs, daß er seiner Patientin helfen und auf ihr Verlangen den Tod herbeiführen müsse, ist beispielhaft für das tiefe Vertrauen, das zwischen einem Arzt und einem sterbenskranken Patienten entstehen kann. Dieses Vertrauen bestätigt sich auch und gerade dann, wenn der Patient nach Abwägen aller Gründe und nach Beratung mit anderen beschließt, daß der vorzeitige Tod für ihn die richtige Form des Abgangs aus der Welt ist. Für alle, die sich aus weltanschaulichen Gründen die Option des Freitods vorbehalten, darf Quills Haltung zum heiklen Problem des Einverständnisses, die er 1993 in einem klugen, klar geschriebenen Buch dargelegt hat, als vorbildlich gelten. Hier könnte eine medizinische Ethik einen festen Bezugspunkt finden. Ärzte wie der junge Gynäkologe und Erfinder von Selbsttötungsmaschinen können von Diane und Quill viel lernen.

Quill und der junge Gynäkologe verkörpern die diametral entgegengesetzten Haltungen, zwischen denen sich die Diskussion um die Rolle des Arztes bei der Sterbehilfe bewegt. In gewisser Weise bezeichnen sie das Ideal und die gefürchtete Entgleisung. Hitzige Debatten sind geführt worden – und ich hoffe, daß sie auch in Zukunft weitergehen –, wie sich der ärztliche Stand zu dem Problem stellen soll. Hierzu gibt es eine Vielzahl differenzierter Ansichten.

In den Niederlanden wurden nach allgemeinem Konsens Richtlinien für die Praxis der Sterbehilfe formuliert, dank denen umfassend aufgeklärte Patienten zu genau definierten Bedingungen vom Leben zum Tod gebracht werden können. Üblicherweise versetzt dazu der Arzt den Kranken mit Barbituraten in Tiefschlaf und verabreicht dann eine muskellähmende Droge, die zum Atemstillstand führt. Die holländische Reformierte Kirche vertritt in der Frage der Sterbehilfe eine Haltung, die den

Tod auf Verlangen nicht grundsätzlich ablehnt, wenn die Krankheit das Weiterleben unerträglich erscheinen läßt. In ihrer Schrift *Euthanasie en Pastoraat* (Sterbehilfe und Seelsorge) zeigen die Kirchenvertreter schon in ihrer Wortwahl, daß sie einen Unterschied sehen zwischen dem gewöhnlichen Selbstmord, niederländisch *zelfmoord,* und dem Tod auf Verlangen zu den Bedingungen der Sterbehilfe, dem *zelfdoding.*

Obwohl die Sterbehilfe in den Niederlanden im Grunde nach wie vor ungesetzlich ist, werden die ausführenden Ärzte nicht verfolgt, sofern sie sich an die Richtlinien halten. Danach mußte der Patient wiederholt und ohne äußeren Zwang sein Verlangen artikulieren, den seelischen und körperlichen Qualen, die ihm eine unheilbare Krankheit verursacht, ein vorzeitiges Ende zu bereiten. Weiterhin müssen alle therapeutischen Alternativen ausgeschöpft sein oder auf Ablehnung beim Patienten stoßen. Die Zahl der unheilbar Kranken, die in den Niederlanden Sterbehilfe verlangen, liegt bei jährlich rund 2300, das sind bei einer Bevölkerung von 14,5 Millionen ungefähr 1 Prozent aller Todesfälle. Die Sterbehilfe erfolgt meist bei dem Patienten zu Hause. Interessanterweise werden die weitaus meisten Bitten um Gewährung von Sterbehilfe von den Ärzten abschlägig beschieden, weil sie den Richtlinien nicht genügen.

Ein auf Vertrauen gegründetes Arzt-Patient-Verhältnis ist bei jeder Form der Sterbehilfe entscheidend. In den Niederlanden sind die Hausärzte die Stützen der Gesundheitspflege. Wenn ein Schwerstkranker Sterbehilfe verlangt, wendet er sich nicht an einen Spezialisten oder einen Thanatologen. Vielmehr kennen sich Arzt und Patient meist schon seit Jahren, wie es auch bei Dr. Quill und Diane der Fall war. Selbst dann sind Beratung und Begutachtung durch einen anderen Arzt obligatorisch.

Das langjährige vertrauensvolle Verhältnis zwischen Quill und seiner Patientin war ausschlaggebend für die im Juli 1991 getroffene Entscheidung eines Gerichts in Rochester, gegen den Arzt keine Anklage zu erheben.
Die Diskussion verschiedener Standpunkte zur Sterbehilfe in den Vereinigten Staaten und überhaupt allen demokratischen Staaten ist nicht deshalb wichtig, weil ein allgemeiner Konsens gefunden werden soll, sondern weil ein solcher Konsens umgekehrt gar nicht zu erwarten ist. Wer das Spektrum der in diesen Diskussionen auftretenden Meinungen für sich prüft, wird erst die vielen Nuancen erkennen, die ihm beim eigenen Durchdenken der Problematik vielleicht entgangen wären. Anders als die Diskussionen, die öffentlich geführt werden müssen, werden die jeweiligen Entscheidungen aber stets in der persönlichen Sphäre des eigenen Gewissens gefällt werden müssen. Und das ist auch gut so.
In dieser Situation ist nun in den Vereinigten Staaten eine Organisation mit dem Namen Hemlock Society auf den Plan getreten. Mein Buch ist nicht das geeignete Forum, um die höchst zweifelhaften Methoden anzuprangern, mit denen diese gutmeinende Selbsthilfegruppe die Selbstmordentscheidungen von Menschen, deren Urteilsvermögen eingeschränkt war, publizistisch glorifizierte. Auch möchte ich nicht meine Verachtung für die Art und Weise in den Vordergrund stellen, wie der Gründer der Hemlock Society, Derek Humphry, das Rampenlicht der Medien gesucht hat, als er seine unselige Anleitung zum Selbstmord unter dem Titel *Final Exit* (Letzter Ausweg) auf den Buchmarkt brachte. Allerdings sollte niemand ein abschließendes Urteil über *Final Exit* fällen, ohne sich folgende statistische Tatsache zu vergegenwärtigen: Eine im Jahr 1991 von den staatlichen Centers for Disease Control durchgeführte

Studie belegt, daß 27 Prozent von insgesamt 11631 Schülern der High-School im vorangegangenen Jahr »ernsthaft erwogen« hatten, sich das Leben zu nehmen, und daß jeder Zwölfte tatsächlich einen Versuch unternahm. Jährlich versuchen mehr als eine halbe Million Amerikaner, sich selbst zu töten. Hinzu kommt eine nicht abschätzbare Zahl von Suizidalen, von deren Versuchen die Öffentlichkeit nichts erfährt.

Im Juni 1992 warnten zwei Psychiater vom Yale Child Study Center in einem Brief an das *Journal of the American Medical Association:* »*Final Exit* hat mit seinen reißerisch aufgemachten Fällen, seinen ausführlichen Anleitungen und seinem prononcierten Plädoyer für den Selbstmord auf Jugendliche einen schädlichen Einfluß. Gerade Heranwachsende, unter denen die Rate der versuchten und erfolgreichen Selbsttötungen sehr hoch ist, sprechen auf Vorbilder und Ideologien an, die den Selbstmord verherrlichen oder enttabuisieren.«

Depressive Erkrankungen, die periodische Niedergeschlagenheit von chronisch Kranken und die Todesfaszination, die in Teilen unserer Gesellschaft herrscht, stellen keine hinreichende Rechtfertigung dar, Menschen anzuleiten, wie sie sich selbst am besten umbringen können, ihnen Hilfe zu gewähren oder die Tat selbst zu glorifizieren. Menschen, deren Urteilsfähigkeit eingeschränkt ist, können zu keiner ausgewogenen Entscheidung über die Beendigung ihres Lebens gelangen. Über diesen Punkt herrscht Einhelligkeit selbst unter Ethikern, die entschieden jenes Konzept verteidigen, von dem seit neuestem unter dem Begriff »rationaler Suizid« die Rede ist. Dr. Quill hat mit Recht betont, daß Derek Humphrys Selbstmordfibel in keiner Weise »eine Antwort auf die tiefe ethische und persönliche Problematik zu geben vermag, die mit den Begriffen Sterbehilfe und Beihilfe zur Selbsttötung verbunden ist«. Wie bei allen Fragen, die das menschliche Leben betreffen, gibt es keine für alle Menschen gültige Antwort, aber es sollte eine für alle verbindliche Haltung der Toleranz und der kritischen Überprüfung möglich sein. Vermutlich ist es illusorisch, sich eine allgemeine Methode der Entscheidungsfindung zu erhoffen, die in der Aussage verbindlicher wäre als die bereits erwähnten Richtlinien. Solange keine bessere gefunden ist, darf Quills Methode, die Verständnis und Mitgefühl für den Patienten zeigt, sich für Diskussion, Konsultation und Nachprüfung Zeit läßt und schließlich zu begründeten Annahmen kommt, als vorbildlich gelten.

Auch wenn man Humphrys geistige Haltung ablehnt, die Anleitungen, die er in seinem Buch gibt, sind verläßlich. Die mittlerweile wohlbekannte Methode, eine Dosis Schlaftabletten einzunehmen und dann den Kopf in einen luftdichten Plastikbeutel zu stecken, der unten fest zuzubinden ist, führt zuverlässig zum Ziel, wie Humphry beschreibt, wenn auch nicht nach dem physiologischen Mechanismus, den er zur Erklärung anführt. Weil der Plastikbeutel so eng ist, wird der Sauerstoff rasch aufgebraucht, noch bevor das wieder eingeatmete Kohlendioxid zur Wirkung kommt. Die Hirnfunktion setzt aus, doch zum eigentlichen Tod führt der niedrige Sauerstoffspiegel des Blutes, der den Herzschlag umgehend verlangsamt, bis das Herz ganz stehenbleibt und der Kreislauf zusammenbricht. Symptome für akutes Herzversagen können auftreten, da die Kammerkontraktionen abnehmen, aber das spielt keine Rolle, denn der Tod tritt so oder so ein. Obwohl eigentlich Konvulsionen oder Brechreiz zu erwarten wären, ist dies offensichtlich selten, wenn überhaupt der Fall. Dr. Wayne Carver, medizinischer Leichenbeschauer im Bundesstaat Connecticut, hat genügend solche Suizidfälle gesehen, um mir bestätigen zu können, daß die Gesichter der Opfer weder blau verfärbt noch aufgedunsen sind. Sie sehen eigentlich ganz normal aus, nur sind die Menschen eben tot.

Dreißigtausend Amerikaner nehmen sich jährlich das Leben, und die meisten davon sind junge Erwachsene. Die Zahl umfaßt natürlich nur jene Personen, deren Tod mit einiger Sicherheit auf selbstzerstörerisches Verhalten zurückzuführen ist. Da am Selbstmord immer noch der Ruch des Frevels haftet, vertuschen die Familie und der Suizident selbst oft die Umstände des Ablebens. Hinterbliebene bitten manchmal einen mitfühlenden Arzt, eine andere Ursache auf den Totenschein zu schreiben. Wie bereits oben angedeutet, nehmen sich vor allem ältere Männer das Leben. Sie neigen zu Depressionen und brechen häufig unter der doppelten Belastung von Krankheit und Einsamkeit zusammen.

Die große Mehrheit der Suizidenten greift immer noch auf die hergebrachten Methoden zurück: Stich- und Feuerwaffen, Strangulation mit dem Strick, Gas, Schlaftabletten oder eine Kombination dieser Möglichkeiten. Nicht selten bleibt ein schlecht geplanter Selbstmordversuch ohne Erfolg, besonders wenn die betreffende Person ihn in einem Zustand der Erregung begeht. In ihrer Verzweiflung versuchen solche Menschen nacheinander alle möglichen Methoden, bis sie den ersehnten Tod finden. Wird ihre Leiche dann entdeckt, weist sie Schnitt- und Schußverletzungen auf, während die tödliche Wirkung oft erst durch Gift oder Strangulation erreicht wurde. Als Seneca sich zuletzt selbst das Leben nahm, tat er dies nicht aus freier Wahl, sondern auf Befehl des Kaisers Nero. Man hätte meinen können, seine langjährigen Betrachtungen über den Freitod hätten aus ihm auch einen Experten in dessen Ausführung gemacht, doch das war nicht der Fall. Seneca war ein berühmter Philosoph und

Rhetor, aber er besaß nur wenig Kenntnisse über den menschlichen Körper. Entschlossen, seinem Leben ein Ende zu setzen, stach er einen Dolch in die Pulsadern seiner Arme. Doch das Blut kam ihm nicht rasch genug, deshalb trennte er sich auch die Venen an Beinen und Knien auf. Als auch das nicht genügte, nahm er Gift, wieder ohne Erfolg. Schließlich, so berichtet Tacitus, »ward er in ein Schwitzbad gebracht und, vom Dampf erstickt, ohne alle Leichenfeierlichkeit verbrannt«.

Barbiturate, ein modernes Mittel zur Selbsttötung, wirken auf verschiedene Weise. Das Koma, das sie bei dem Opfer herbeiführen, ist so tief, daß die Atemwege blokkiert werden können, wenn der Kopf sich in eine entsprechende Position neigt und die Zufuhr von Atemluft unterbrochen wird. Der Suizident erstickt auf diese Weise, bisweilen aber auch an Erbrochenem. Eine sehr hohe Dosis Barbiturate verursacht eine Erschlaffung der Muskeln in den Arterien. Die Gefäße dehnen sich übermäßig, und Blut geht für den Kreislauf verloren, weil es sich in bestimmten Körperregionen sammelt. In hohen Dosen unterbinden die Drogen auch die Kontraktionsfähigkeit des Herzens, was zum Herzstillstand führt.

Neben Barbituraten gibt es weitere todbringende Drogen: Heroin verursacht, wie einige andere intravenös injizierte Narkotika, akute Lungenödeme, obwohl der Mechanismus, der zu diesem tödlichen Zustand führt, noch nicht geklärt ist. Zyankali blockiert das Eisen der Atmungsfermente; Arsen schädigt mehrere Organe, aber tödlich wirkt es letztlich dadurch, daß es zu Herzrhythmusstörungen führt, die von Koma und Krämpfen begleitet sein können.

Wenn ein Suizident das Ende eines Schlauches an den Auspuff eines Autos anschließt und am anderen Ende die Abgase einatmet, macht er sich die Affinität zunutze, die Hämoglobin für Kohlenmonoxid besitzt. Der eisenhaltige Blutstoff verbindet sich um den Faktor 200 bis 300 eher mit dem giftigen Kohlenmonoxid als mit dem lebensspendenden Sauerstoff. Der Suizident stirbt an mangelnder Sauerstoffversorgung des Gehirns und des Herzens. Das kohlenmonoxidhaltige Hämoglobin gibt dem Blut eine deutlich hellere Farbe und läßt es paradoxerweise lebendiger aussehen als im gesunden Zustand. Daraus resultiert auch die kirschrote Färbung, die die Haut und die Schleimhäute der Opfer von Kohlenmonoxidvergiftungen aufweisen. Da die typische blaue Verfärbung fehlt, die ansonsten beim Erstickungstod charakteristisch ist, kann man beim Anblick der rosigen Wangen eines Opfers für einen Augenblick glauben, sein Körper sei bei bester Gesundheit, während er in Wirklichkeit tot ist.

Strangulation führt zum gleichen Resultat, doch ist die Methode ungleich rücksichtsloser. Das Gewicht des fallenden Körpers sorgt für genügend Energie, um die Schlinge fest zu schließen und die Atemwege abzuschnüren. Der Verschluß kann dadurch zustande kommen, daß die Luftröhre zerquetscht oder daß die Zungenwurzel nach oben verschoben wird. Die zusammengezogene Schlinge blockiert die Drosselvene und hindert das desoxygenierte Blut am Abfließen, das sich dann in Gesicht und Kopf staut. Ein in grotesker Pose erstarrter Erhängter, die geschwollene Zunge herausgestreckt und manchmal blutig gebissen, das bläulich-fahle Gesicht aufgedunsen, die Augen weit hervorgetreten, ist ein alptraumartiger Anblick, den nur ein vollkommen abgebrühter Mensch ohne Schaudern erträgt.

Beim Erhängen als Vollzug der Todesstrafe bemüht sich der Henker, ein Ersticken des Delinquenten zu vermeiden, was ihm freilich nicht immer gelingt. Liegt der

Knoten der Schlinge korrekt neben dem Unterkieferbogen, bricht der freie Fall aus anderthalb bis zwei Meter Höhe dem Deliquenten in der Regel das Genick. Wird das Rückenmark durchtrennt, bedeutet das Schock und sofortige Atemlähmung. Der Tod tritt wenn nicht auf der Stelle, so doch rasch ein, obwohl das Herz noch einige Minuten weiterschlagen kann.
Beim Erhängen in suizidaler Absicht führt die gleiche Ereigniskette zum Tod wie bei allen anderen Fällen von mechanischem Ersticken, sei es absichtlich oder nicht. Ein Beispiel für den Erstickungstod von Menschen ohne Selbstmordabsichten ist der sogenannte Bolus-Tod. Verstopft plötzlich ein großer Speisebrocken die Luftröhre eines Essenden, der noch dazu betrunken ist, kann dieser nicht mehr atmen und reagiert mit Panik. Erregt und hyperkapnisch, wie der Unglückliche ist, versucht er vergeblich, sich Erleichterung zu verschaffen und greift sich an Brust und Kehle, als habe er einen Herzanfall. Er stürzt zur Toilette und hofft, den Speisebrocken dort erbrechen zu können, denn selbst im Augenblick des Sterbens ist es ihm zu peinlich, dies vor den Augen seiner Tischgenossen zu tun, die entgeistert und unschlüssig sitzen bleiben. Passiert ihm das Mißgeschick, wenn er allein zu Hause ist, hat er ebenfalls keine große Überlebenschance. Passiert es ihm in der Öffentlichkeit und befindet sich unter den Anwesenden jemand, der den Heimlich-Handgriff beherrscht, kann er gerettet werden.
Kann der Speisebrocken nicht entfernt werden, ist der Erstickungstod unabwendbar. Der Puls beschleunigt sich, und Blutdruck und Kohlendioxidgehalt des Blutes steigen, bis der Zustand der Hyperkapnie erreicht ist. Infolge des akuten Sauerstoffmangels verfärbt sich das Opfer bläulich, außerdem zeigt es alle Anzeichen höchster Angst. In seiner Not versucht es verzweifelt, Luft

durch die blockierten Atemwege einzusaugen, festigt damit aber die Lage des Fremdkörpers nur noch mehr. Wie beim Erhängen tritt Bewußtlosigkeit ein, manchmal kommen dazu Krämpfe, die das desoxygenierte und hyperkapnische Gehirn auslöst. Nach kurzer Zeit werden die Versuche, Luft einzuatmen, schwächer. Der Herzschlag wird unregelmäßig und setzt am Ende ganz aus.

Ertrinken ist eigentlich eine Form der Atemlosigkeit, bei der Mund und Nasenlöcher durch Wasser verschlossen sind. Wird der Ertrinkungstod gesucht, wehrt sich das Opfer nicht gegen das Einatmen von Wasser; handelt es sich hingegen wie in den meisten Fällen um einen Unfall, versucht es den Atem solange wie möglich anzuhalten, bis es aus Erschöpfung aufgibt. Dann füllen sich die Atemwege bis hinunter in die Lunge mit Wasser. Ringt das Opfer nahe der Wasseroberfläche um Luft, kann mit dem Wasser noch genügend Luft eingeatmet werden, um eine Schaumbarriere zu bilden. Schaum und Wasser in den Atemwegen können Brechreiz auslösen. Das verschlimmert die Lage freilich noch, denn Magensäure steigt in den Mund auf, von wo sie wiederum in die Luftröhre gelangen kann.

Beim Ertrinken in Süßwasser gelangt das Wasser über die Lunge in den Kreislauf, verwässert das Blut und zerstört das empfindliche Gleichgewicht der physikalischen und chemischen Elemente des Blutes. Rote Blutkörperchen gehen zugrunde, worauf große Mengen an Kalium in den Kreislauf gelangen. Das Kalium wirkt wie Herzgift und verursacht Kammerflimmern. Beim Ertrinken in Salzwasser verläuft der Prozeß umgekehrt. Dem Kreislauf wird Wasser entzogen, das sich in den feinen Bläschen der Lunge sammelt und dort den gleichen Zustand verursacht wie bei einem Lungenödem. Derselbe

ödematöse Zustand kann auch beim Ertrinken in einem Swimmingpool auftreten, da Chlor das Lungengewebe reizt.
Versucht sich der Ertrinkende über Wasser zu halten, stellt sich ein Überlebensreflex ein, der das Wassereinatmen anfangs verzögert, dann aber fördert. Gelangt der erste Schwall in die Luftröhre, verkrampft sich der Kehlkopf reflexartig und verschließt sich, um einen weiteren Zufluß zu verhindern. Doch nach zwei oder drei Minuten löst der schwindende Sauerstoffgehalt des Blutes den Krampf, und das Wasser kann ungehemmt eindringen. In dieser Phase des sogenannten letzten Atemholens gelangen so große Mengen Wasser in den Körper, daß das Volumen beim Ertrinken in Süßwasser bis zu 50 Prozent der gesamten Blutmenge ausmachen kann.
Ein lebloser menschlicher Körper ist schwerer als Wasser, und der Kopf ist der schwerste Teil. Infolgedessen sinkt ein Ertrunkener mit dem Kopf zuerst zum Grund des Gewässers und verharrt dort in dieser Position. Hat sich durch Fäulnisprozesse so viel Gas in den Geweben gebildet, daß die Leiche Auftrieb bekommt, steigt sie wieder an die Oberfläche. Dieser Vorgang kann je nach Wasserbeschaffenheit und -temperatur zwischen einigen Tagen und mehreren Wochen dauern. Der Unglückliche, der eine solche Wasserleiche entdeckt, vermag sich nur mit Mühe vorzustellen, daß das faulige Etwas einmal einen menschlichen Geist beherbergt und wie die übrige Menschheit lebensspendende Luft eingeatmet hat.
Durch Ertrinken kommen in den Vereinigten Staaten jährlich fast fünftausend Menschen ums Leben. Läßt man die Fälle von Selbstmord und Mord oder Totschlag einmal beiseite, weiß die Mehrheit der Opfer zumindest von der Gefahr, denn gewöhnlich ereignen sich die Unglücksfälle in der Nähe von tiefem Wasser.

Anders verhält es sich mit den rund eintausend Amerikanern, die jährlich an einem tödlichen Stromschlag sterben. Selbst wenn sie an Hochspannungsgeräten arbeiten, rechnen sie in der jeweiligen Situation so gut wie nie mit einem nahen Tod. Bei weitem die häufigste Todesursache beim Elektroschock ist Kammerflimmern, wenn das Herz plötzlich einen starken Stromstoß erhält. Kammerflimmern oder Herzstillstand kann auch eintreten, wenn das Herzzentrum im Gehirn von hoher elektrischer Spannung getroffen wird. Ist das Atemzentrum in Mitleidenschaft gezogen, folgt auf den Atemstillstand der Tod. Obwohl die meisten Opfer von tödlichen Stromschlägen Männer sind, die an Hochspannungsleitungen arbeiten, fordern Unfälle mit elektrischem Strom im Haushalt auch viele Tote unter Frauen und Kindern.

Auf solch verschiedene Weise sterben die Opfer von Unfällen, Tötungsdelikten und Selbsttötungen, und jedesmal ist es Sauerstoffmangel, der sie vom Leben zum Tod bringt. Die Aufzählung der Ursachen und physiologischen Vorgänge ist dabei keineswegs vollständig, denn der gewaltsame Tod kann noch auf viele andere Arten zuschlagen. Meine knappe Erörterung so unterschiedlicher Themen wie Gleichmut und Würde bei Kranken im Endstadium, Erlebnisse von Menschen, die bereits klinisch tot waren, oder Beihilfe zur Selbsttötung hat die Probleme nur anreißen können. Diese Probleme verdienten allerdings die Aufmerksamkeit, ja die prüfende Betrachtung nicht nur der Philosophen und Wissenschaftler, sondern aller Menschen guten Willens. Wenn es um Tod und Sterben geht, liegen klinische Sachverhalte und ethische Fragen immer so nah beieinander, daß wir das eine nicht ohne das andere betrachten können.

VIII

Ein Fall von Aids

Nennen Sie mich Ismael.« Die junge Ärztin lächelte bei der Erinnerung an diesen Satz, in dem für sie soviel Ironie mitschwang.

Aber ihr Blick war wehmütig und ging an mir vorbei in das Krankenzimmer, in dem der Vater einer jungen Familie im Sterben lag.

»Es ist kaum fünf Monate her, aber mir scheint es ein ganzes Leben, wirklich. Als ich an jenem Tag in die Klinik kam, saß er im Arztzimmer und wartete auf den großen Wunderdoktor, von dem er sich Hilfe versprach. Der Wunderdoktor war ich. ›Guten Morgen, Mister Garcia‹, sagte ich mit einem Lächeln und betont locker, wie man das wohl von einer neuen Assistenzärztin erwartet. Und er sprang auf, der kleine Latino mit dem großen gewinnenden Lächeln, und sagte: ›Nennen Sie mich Ismael.‹ Denken Sie nur! *Moby Dick* hat er wahrscheinlich nie gelesen. Der Ismael aus Melvilles Roman kam mit dem Leben davon, während meiner nie eine Chance hatte. In ein paar Tagen ist er tot, aber ich werde ihn mein Lebtag nicht vergessen.« Sie hielt inne. Nur mit Mühe sprach sie schließlich weiter, und ihre Worte klangen gebrochen. »Er war mein erster Patient mit dieser scheußlichen Krankheit.«

Seit jenem Sommernachmittag, an dem Ismael Garcia vom Stuhl aufsprang und meiner Kollegin Dr. Mary Defoe zur Begrüßung die Hand hinstreckte, hatte er eine Krise nach der anderen erlebt. Beide, Patient und Ärztin, waren unter diesen Prüfungen andere Menschen geworden. Obwohl Mary im Laufe ihrer klinischen Ausbildung viele Aidspatienten gesehen hatte, wurde ihr das ganze Ausmaß der persönlichen Katastrophe für den Kranken erst wirklich bewußt, als sie als frischpromovierte Ärztin in der Verantwortung für ihren Patienten stand.

Die ganze Zeit über, von jenem sonnigen Julinachmittag ihrer ersten Begegnung in der Aidsklinik bis zu dem kalten grauen Novembermorgen, an dem sie Ismael Garcias' Tod feststellen sollte, war sie die Ärztin seines Vertrauens. Ob er stationär oder ambulant behandelt wurde, stets war sie seine Ansprechpartnerin. Von Zeit zu Zeit kümmerten sich andere Assistenzärzte um ihn, wenn Mary auf einer anderen Abteilung Dienst tat, aber immer fanden sie sich wieder und gingen den Weg gemeinsam bis zum bitteren Ende, dem sie ohne Illusionen entgegensahen.

Die meisten Ärzte entwickeln schon früh in ihrer Ausbildung eine bestimmte Beziehung zu ihren Patienten, und diese Beziehung prägt ihre Einstellung zu Krankheit und Tod in ihrer weiteren ärztlichen Laufbahn. Mary Defoe mußte mit ihrem ersten Aidspatienten eine Erfahrung machen, die den Ärzten der jüngeren Generationen schon fast entschwunden schien: Ohnmacht angesichts einer tödlichen Seuche, die vor allem junge Menschen hinwegrafft.

Vor 1981 konnte niemand mit dem HIV, dem menschlichen Immunschwächevirus, rechnen. Die ersten Hinweise auf seine verheerenden Wirkungen kamen zu einer Zeit, als die Biochemiker schon stolz einen Forschungsstand erreicht zu haben glaubten, der einen endgültigen Sieg über die Infektionskrankheiten in Aussicht stellte. Aids stürzte nicht nur die Virusjäger in Verwirrung; die Seuche erschütterte unser aller Zuversicht, daß Wissenschaft und Technik die Menschheit vor den Launen der Natur schützen könnten. Und in den folgenden Jahren begegnete tatsächlich jeder junge Arzt schon in der Ausbildung Patienten, die in einem Alter starben, in dem sie eigentlich noch hätten leben sollen.

Dr. Defoe und ich traten in Ismaels Zimmer. Wir bemühten uns, möglichst leise zu sein, auch wenn der Sterbende weit davon entfernt war, irgendwelche Geräusche wahrzunehmen. Wir taten es eher aus Respekt als aus Notwendigkeit. Der Raum, in dem ein Mensch im Sterben liegt, wird zu einer Kapelle, daher schickt es sich, mit Ehrfurcht einzutreten.

Diese Stille unterscheidet sich grundlegend von den hektischen Szenen, die sich so oft in den letzten Augenblikken eines Patienten abspielen, wenn alles versucht wird, ihn am Leben zu erhalten. Oft bringen ihm diese Versuche noch ein paar Wochen oder Monate mehr des Wartens auf den Tod – manchmal auch nur ein paar Tage oder Stunden. Nach dem ganzen Elend, das Ismael Garcia auf seinem Weg durch Fieber und Auflösung hatte erleiden müssen, war die Bewußtlosigkeit verdient; es war angemessen, daß wenigstens sein Ende friedvoll sein sollte.

Die indirekte Deckenbeleuchtung war ausgeschaltet, die Rollos herabgezogen. Gedämpft fiel die herbstliche Mittagssonne in das Zimmer und tauchte es in ein mildes Licht. Der Bewußtlose im Bett hatte hohes Fieber, seine Stirn glänzte gelblich neben dem Weiß des frischbezogenen Kopfkissens. Trotz der Verheerungen, die die Krankheit in seinem Körper angerichtet hatte, konnte man erkennen, daß er einmal ein gutaussehender Mann gewesen war.

Ich hatte Ismaels Krankenblatt gelesen und wußte, daß im Fall eines Atemstillstands ein Wiederbelebungsversuch unternommen werden sollte. Dann würde es mit dem Frieden des Tiefschlafs vorbeisein. Bereits vor Monaten hatte er in einem Augenblick der Angst seine Frau Carmen gebeten, sie möge auf die Ärzte eindringen, alles in ihrer Macht Stehende zu tun, um sein Leben zu retten. Sie dürfe nicht zulassen, daß die Ärzte ihn aufgäben. Jetzt konnte seine Frau nicht glauben, was das Aids-Team ihr zu verstehen gab: daß es tatsächlich auf das Ende zugehe. Sie wollte ihr Versprechen halten – ein Versprechen, mit dem sie ihren Mann um einen sanften Tod bringen würde.

Obwohl sich Ismael drei Jahre vor seiner Aidserkrankung von seiner Frau getrennt hatte, war Carmen dennoch seine nächste Verwandte, und sie sprach für seine Familie. Doch eigentlich sprach sie nur für sich selbst, denn sie hatte mit ihrem Mann den festen Entschluß gefaßt, über die Diagnose Aids niemandem auch nur ein Wort zu sagen. Weder Ismaels Eltern noch seine beiden Schwestern kannten den Namen der Krankheit. Sollten sie es doch erfahren haben, dann sprachen sie nie darüber.

Als Carmen merkte, wie krank Ismael wirklich war, hatte sie ihn heimkehren lassen. Sie fand die Kraft, über seine jahrelange Untreue und seine Drogenabhängigkeit hinwegzusehen, und sie verzieh ihm auch, daß er sie und ihre drei Töchter mit seinem haltlosen Lebenswandel an den Rand der Armut gebracht hatte. Er kehrte heim, und sie wurde seine Pflegerin und der einzige Mensch in seiner Familie, mit dem er das Wissen um seine tödliche Krankheit teilte. Er sei trotz allem ein guter Vater gewesen, und dafür sei sie ihm sehr dankbar. Um ihrer Töchter willen und in Erinnerung an ihr früheres gemeinsames Leben habe sie ihn wieder bei sich aufgenommen.

Wenn sie nun ihrem Mann das Sterben verwehrte, obwohl seine Stunde gekommen war, tat sie das aus Liebe zu Ismael; schließlich hatte sie es ihm versprochen. Sie weigerte sich, mit den Ärzten darüber zu diskutieren, und keiner der Ärzte brachte es übers Herz, sie zu drängen. Mir gegenüber sagten sie, in einem verborgenen Winkel ihres Herzens müsse Carmen wohl Schuldgefühle hegen, weil sie Ismael, obwohl er offensichtlich sehr an seinen Töchtern hing, den Umgang mit ihnen verboten hatte. Auch hatte sie sein Versprechen, sich zu bessern, nie ernstgenommen, und auf seine Versuche, ein geordnetes Leben zu führen, war sie nie eingegangen. Das Ärzte- und Pflegeteam hatte schon den Vorsitzenden der Ethikkommission unseres Krankenhauses konsultiert, doch als er hörte, daß eine Wiederbelebung erfolgreich sein konnte, lehnte er es ab, sich über die Herzensgründe der Frau des Patienten hinwegzusetzen. Wer vermag unter solchen Umständen zu sagen, was das Richtige ist?

Ismael war nie allein im Krankenzimmer. Ein auf neunzig mal sechzig Zentimeter vergrößertes, gerahmtes Foto seiner drei Töchter stand auf dem Fensterbrett und sorgte für die ständige Anwesenheit der Töchter im Zimmer des geliebten Vaters. Die Aufnahme aus glücklicheren Tagen zeigte drei hübsche Mädchen mit lockigen Haaren, die im Sonntagsstaat ihrem Vater und anderen Betrachtern zulächelten. Ich deutete stumm auf das Foto und sah Mary fragend an.

»Die beiden Älteren«, sagte sie, »kommen fast jeden Tag, aber das jüngste Mädchen bringt die Mutter nie mit. Die Sechsjährige spielt für sich am Fuß des Bettes, sie versteht das Ganze noch nicht. Die Zehnjährige steht die ganze Zeit neben dem Bett ihres Vaters und weint. Mit Tränen in den Augen streicht sie ihm übers Haar und streichelt sein Gesicht. Ich vermeide es möglichst, ins Zimmer zu gehen, wenn die Kinder da sind. Ich kann es einfach nicht mit ansehen.«
Vor dem Foto lag aufgeschlagen eine spanischsprachige Bibel. Einige Verse des siebenundzwanzigsten und achtundzwanzigsten Psalms waren in verschiedenen Farben angestrichen. Ich notierte mir die Stellen auf einer Karteikarte und schlug sie daheim nach:

> Verbirg dein Antlitz nicht vor mir und verstoße nicht im Zorn deinen Knecht; denn du bist meine Hilfe. Laß mich nicht und tue nicht von mir die Hand ab, Gott, mein Heil! (Ps 27,9)
> Denn mein Vater und meine Mutter verlassen mich; aber der Herr nimmt mich auf. (Ps 27,10)
> Gelobt sei der Herr; denn er hat erhört die Stimme meines Flehens. (Ps 28,6)

Mir fiel ein, daß Ismael im Hebräischen »Gott hört« heißt. Der Name kommt von den Worten, die Gott gesprochen haben soll, als er Saras Magd Hagar in der Wüste fand, in die sie vor dem Zorn ihrer Herrin geflohen war: »Siehe, du bist schwanger geworden und wirst einen Sohn gebären, den sollst du Ismael nennen, darum daß der Herr dein Elend erhört hat.« Der Brunnen, bei dem Hagar die Stimme Gottes gehört hatte, erhielt den Namen *Beer-Lahai-Roï*, »Brunnen des Lebendigen, der mich ansieht«.

Als der biblische Ismael vierzehn war, erinnerte sich Gott an den Sohn der Magd. Diesmal war es die Stimme des Knaben, die er erhörte. Er rettete ihn vor dem Tod in der Wüste und verhieß, er werde ihn »zu einem großen Volk machen«.
Doch den Ismael, der hier auf dem Sterbebett lag, schien Gott vergessen zu haben. Weder sah er ihn noch hörte er ihn. Auf jeden Fall griff er nicht rettend ein, obwohl sein Knecht in Qualen lag. Hierin glich Ismael Garcia dem großen Dulder Hiob, dessen Leiden Gott nicht sah und dessen Klagen er nicht hörte, so als habe er sich blind und taub stellen wollen.
Ich für meinen Teil glaube, daß Gott nichts mit dieser Krankheit zu tun hat. Wir sind Zeugen eines von den blinden Kräften der Natur angerichteten Desasters, das in seiner Art beispiellos ist und keinen Sinn hat und, vielen Deutungsversuchen zum Trotz, nicht für eine übergreifende Metapher taugt. Auch viele Theologen sind der Meinung, daß Gott bei solchen Katastrophen nicht im Spiel ist. Die Bischöfe der holländischen Reformierten Kirche haben sich in ihrer bereits zitierten Schrift *Euthanasie en Pastoraat* freimütig zu der alten Frage nach dem göttlichen Anteil an menschlichem Leiden geäußert, für das es keine Erklärung gibt: »Die natürliche Ordnung der Dinge stimmt nicht notwendig mit dem Willen Gottes überein.« Ihre Haltung wird von weiten Teilen der christlichen und jüdischen Geistlichkeit geteilt. Jede weniger zurückhaltende Aussage wäre gefühllos und unverantwortlich, denn damit machte man es Menschen, die schon viel zu leiden haben, noch schwerer. Gewiß kann uns Aids viel lehren, aber die Lehren, die aus der Seuche zu ziehen sind, liegen im Bereich von Wissenschaft und Gesellschaft und sicherlich nicht im Feld religiöser Spekulation. Wir haben es nicht

mit einem Strafgericht zu tun, sondern mit einer vom Zufall gesteuerten Katastrophe in der Natur, der immer wieder auch Menschen zum Opfer fallen. Die Natur ist gleichgültig, wie Anatole France einmal gesagt hat, sie macht keinen Unterschied zwischen Gut und Böse.

Das Problem Aids besteht aus viel mehr als nur den klinischen Fakten. Das gilt zwar für jede Krankheit, ganz besonders aber für diese. Um jedoch die kulturellen und gesellschaftlichen Folgen von Aids abschätzen zu können, muß man sich zuerst über einige klinische und wissenschaftliche Phänomene Klarheit verschaffen. Erst dann zeigt sich das ganze Ausmaß der Tragödie sterbender Aidskranker. Ismael Garcias Fall steht stellvertretend für viele.

Im Februar 1990 wurde bei Garcia ein HIV-Test durchgeführt, und der Befund war positiv. Der Test war Teil einer Untersuchung, die Aufschluß über eine offene Wunde an Garcias linkem Unterarm geben sollte, die nicht heilen wollte. Garcia hat sich sehr wahrscheinlich durch seine intravenösen Drogeninjektionen infiziert. Nach einer ambulanten Behandlung mit Antibiotika verheilte die Wunde am Unterarm schnell, und da er sich sonst körperlich wohl fühlte, erschien er zu keinem weiteren Beratungstermin. Im Januar 1991 bekam er jedoch einen trockenen Husten, der sich von Woche zu Woche verschlimmerte. Mit dem Husten stellten sich auch beklemmende Schmerzen in der Brust ein, die bei Tiefenatmung noch zunahmen. Nach einem weiteren Monat verunsicherten ihn zwei neue Symptome: Er bekam Fieber und litt unter Atembeschwerden, sobald er sich auch nur ein wenig bewegte. Als er nicht einmal mehr eine Runde in seiner kleinen Wohnung in der Altstadt von New Haven machen konnte, ohne in Atemnot zu geraten, merkte er, daß es Zeit war, ins Krankenhaus zu gehen.

Eine Röntgenaufnahme des Thorax brachte an den Tag, daß Ismaels Lunge großflächig infiltriert war. Eine Infektion hatte sich dort ausgebreitet und machte ihm das Atmen schwer. Eine weitere Untersuchung zeigte, daß sein arterielles Blut einen ungewöhnlich geringen Sauerstoffgehalt aufwies, ein Beweis dafür, daß der lebenswichtige Gasaustausch in der infizierten Lunge nur noch unvollkommen stattfand. Schließlich brauchte der Arzt, der ihn in der Notaufnahme untersuchte, nur in den Mund des fiebrigen Patienten zu schauen, um ein weiteres charakteristisches Symptom fast aller Aidspatienten zu entdecken: Ismaels Zunge hatte einen milchig-weißen Belag, der von Soor, einer Pilzinfektion, her rührte.
Der Thoraxbefund stimmte mit einer Spielart der Lungenentzündung überein, die bei Aids am häufigsten auftritt und die durch den Erreger *Pneumocystis carinii* hervorgerufen wird. Für Ismael war nun eine stationäre Behandlung unumgänglich. Mit einem Bronchoskop, einem schlangenförmigen Gerät, das in die Luftröhre eingeführt wird, machten die Ärzte einen Abstrich und legten eine Zellkultur an. Die anschließende Untersuchung unter dem Mikroskop bestätigte das Vorhandensein von *Pneumocystis carinii.* Ismael mußte sich nun einer Behandlung mit einem hochspezifischen Antibiotikum, Pentamidin, unterziehen. Gegen den Soor erhielt er ein pilztötendes Medikament. Die Mittel schlugen an, und er erholte sich allmählich. Bei seinem Krankenhausaufenthalt stellte sich auch heraus, daß er anämisch und die Zahl der weißen Blutkörperchen zu niedrig war. Entgegen seiner Behauptung, immer gut gegessen zu haben, war er so unterernährt, daß der Eiweißgehalt im Blut nicht der Norm entsprach. Auf der Waage mußte er verblüfft feststellen, daß er von seinen gewöhnlichen 70 Kilo zwei verloren hatte. Das schlimmste Ergebnis der

Diagnose aber war etwas, dessen Tragweite er damals noch gar nicht ermessen konnte. Für eine HIV-Infektion ist die Zahl der T4-Zellen oder Helferzellen, auch CD4-Rezeptoren genannt, eine Unterklasse der T-Lymphozyten, von entscheidendem diagnostischen Wert. In Ismaels Blut lag die Zahl der T4-Zellen bei 120 pro Kubikmillimeter, und das ist erheblich weniger als normal.

Wir wissen nicht, ob Ismael nach seiner Entlassung die verschriebenen Medikamente gegen eine erneute Pneumocystis-carinii-Pneumonie (PcP) genau nach Anweisung eingenommen hat. Vermutlich hat er es nicht getan, denn elf Monate später, im Januar 1992, kam er mit ähnlichen, allerdings schlimmeren Symptomen wieder ins Krankenhaus. Diesmal klagte er außerdem über Kopfschmerzen und Übelkeit und machte insgesamt einen verwirrten Eindruck. Bei der Analyse seiner Rückenmarksflüssigkeit wurden hefepilzähnliche Organismen namens *Cryptococcus neoformans* entdeckt, die Hirnhautentzündung verursachen. Außerdem stellte man eine bakterielle Infektion des rechten Ohrs fest, die er in seinem verwirrten Allgemeinzustand gar nicht wahrgenommen hatte. Die Zahl seiner CD4 war auf 50 gefallen, ein sicheres Zeichen dafür, daß die Zerstörung der körpereigenen Abwehr durch das HIV-Virus rasch voranschritt. Das Zusammenkommen dreier verschiedener Infektionskrankheiten hätte Ismaels Ende bedeuten können, doch das Aids-Team des Yale-New Haven Hospital rettete ihn mit einer genau berechneten Therapie. Nach drei Wochen im Krankenhaus konnte er wieder zu Carmen und seinen Töchtern heimkehren. Unterdessen waren die Kosten für seine Behandlung auf zwölftausend Dollar angewachsen. Da er seit seiner bereits lange zurückliegenden Entlassung aus der Firma wegen Drogenabhängigkeit

keinen Krankenversicherungsschutz mehr hatte, übernahm der Bundesstaat Connecticut die Kosten.
Von da an hielt Ismael seine Termine in der Klinik genau ein. Anfang Juli 1992 kam er in die Ambulanz mit einem großen schmerzhaften Abszeß in der linken Achselhöhle, der einen chirurgischen Eingriff erforderte. Bei diesem Besuch begegnete er zum erstenmal Dr. Mary Defoe. In den folgenden Wochen war sie für seine ambulante Behandlung verantwortlich. Der Abszeß heilte gut, ebenso eine Sinusitis und eine weitere Entzündung im Ohr.
Während Ismael von seinen verschiedenen bakteriellen Infekten kuriert wurde, klagte er wieder, daß er sich oft benommen und schwindelig fühle und manchmal Mühe habe, das Gleichgewicht zu halten. Kurz nach dem Auftreten dieser Störungen begann auch sein Gedächtnis immer mehr nachzulassen. Seiner Frau fiel auf, daß er selbst einfache Sätze nicht immer verstand. Die Symptome verschlimmerten sich im folgenden Monat, bis er schließlich die meiste Zeit über verwirrt und lethargisch war. Außerdem verlor er rasch an Gewicht. Dennoch bat er seine Frau, ihn nicht in die Notaufnahme des Krankenhauses zu bringen. Obwohl Carmen den Ärzten für ihre Bemühungen dankbar war, entsprach sie seiner Bitte. Beide ahnten wohl, daß Ismael nach einer Einlieferung ins Krankenhaus nie wieder nach Hause kommen würde.
Schließlich rief Carmen eines Morgens doch den Krankenwagen. Sie hatte ihren Mann an diesem Morgen schwächer denn je gefunden, und auch er selbst hatte keine Einwände mehr. Zu diesem Zeitpunkt war Ismael fast schon im Koma, der linke Arm zuckte unwillkürlich, und er reagierte kaum noch, wenn man ihm etwas ins Ohr schrie. In Abständen ging ein kurzes Zittern

durch seine linke Körperhälfte. Eine Computertomographie brachte einen Befund, der auf eine Infektion des Gehirns mit einem Erreger namens *Toxoplasma gondii* hindeutete, obwohl die Bluntuntersuchungen die Diagnose nicht bestätigten. Die Bilder waren deutlich und zeigten mehrere kleine infizierte Areale in beiden Hirnhälften. Ähnliche Läsionen finden sich auch bei Aidspatienten mit malignem Lymphom, einer bösartigen Lymphknotenvergrößerung, doch schien bei Ismael eher eine Toxoplasmose vorzuliegen.

In dieser Situation hielt es das Ärzteteam für das sicherste, trotz der bestehenden diagnostischen Unsicherheit zunächst mit Verdacht auf Toxoplasmose zu behandeln, da diese bei Aidspatienten häufiger auftritt als ein Lymphom. Als nach zweiwöchiger Therapie eine leichte Besserung eintrat, wurde Ismael in den Operationssaal gebracht, wo ein Neurochirurg ein kleines Loch in seine Schädeldecke bohrte und eine kleine Probe Gehirngewebe für eine Biopsie entnahm. Bei der anschließenden mikroskopischen Untersuchung fanden sich keine Toxoplasmose-Erreger, wohl aber Hinweise auf Gewebsveränderungen, die nach Ansicht des Pathologen auf die Heilung der von *Toxoplasma gondii* verursachten Krankheit schließen ließen. Das Aids-Team sah sich ermutigt, die eingeschlagene Therapie fortzusetzen. Nach einer Woche wurde jedoch deutlich, daß sich Ismaels Zustand verschlechterte. Weil triftige Hinweise auf *Toxoplasma gondii* weiterhin fehlten, empfahlen diejenigen, die von Anfang an gegen diese Diagnose gestimmt hatten, bei Verdacht auf ein Gehirnlymphom mit einer Strahlenbehandlung zu beginnen. Bevor es Aids gab, war ein Gehirnlymphom höchst selten, heute tritt es häufig bei Aidspatienten auf.

Anfangs reagierte Ismael auf die Strahlenbehandlung

mit einem teilweisen Erwachen aus dem tiefen Koma, in das er gefallen war. Er kam sogar so weit zu Bewußtsein, daß er wieder kleine Portionen Eiercreme und pürierte Nahrung schlucken konnte, die ihm seine Frau oder eine Krankenschwester löffelweise in den Mund schob. Doch die Besserung war nur von kurzer Dauer. Ismael fiel wieder ins Koma zurück, und das zeitweise schwache Fieber erhöhte sich auf 39 bis 39,5 °C. Zu alledem entwickelte sich neben der allgemeinen Infektion ungewissen Ursprungs noch eine bakterielle Lungenentzündung, die sich als therapieresistent erwies. So sah Ismaels Krankheitsbild zu jener Mittagsstunde im November aus, als Mary Defoe und ich vor seinem Bett standen.

Trotz tiefer Bewußtlosigkeit spiegelte sich Unruhe auf Ismaels Gesicht. Spürte er etwas von der Mühe, die ihn das Ein- und Ausatmen durch die infiltrierte Lunge kostete, spürte er, daß immer weniger Sauerstoff in seine Organe gelangte? Sein ganzer Körper war nun septisch, und alle Lebensfunktionen waren in Mitleidenschaft gezogen. Vielleicht hatte die Unruhe aber auch nichts mit dem physischen Streß zu tun, unter dem seine ischämischen Gewebe litten. Vielleicht wollte er auf diese Weise zu verstehen geben, daß er zu schwach sei, um weiterzumachen, daß er sterben wolle, aber nicht könne. Doch sehnte er wirklich den Tod herbei? Lohnte sich nicht jeder qualvolle Kampf, wenn er dadurch die Chance erhielt, seine drei Töchter noch einmal zu sehen? Niemand weiß, warum die Gesichter von Sterbenden so und nicht anders aussehen. Man mag in ihnen Unruhe oder Seelenfrieden lesen, beides kann unzutreffend sein.

Ismaels Qualen endeten am folgenden Morgen. Carmen, die seinen nahen Tod ahnte, hatte sich einen Tag Urlaub von ihrer Arbeit in einer Kartonagefabrik in New Haven genommen. Nun saß sie auf seinem Bett, während die

Abstände zwischen seinen Atemzügen immer länger wurden. Schließlich setzte die Atmung ganz aus. Ohne daß Carmen erneut darauf angesprochen worden wäre, hatte sie tags zuvor Mary Defoe mitgeteilt, daß keine weitere Wiederbelebung versucht werden solle. Sie habe gesehen, daß das Versprechen, das sie ihrem Mann gegeben hatte, eingehalten worden sei; alles Menschenmögliche sei für ihn getan worden. Als Ismael aufgehört hatte zu atmen, ging sie aus dem Zimmer und benachrichtigte die Krankenschwester, die an diesem Morgen die meiste Zeit bei ihr gewesen war. Und dann tat sie etwas, wogegen sie sich zu Lebzeiten ihres Mannes immer wieder gesträubt hatte: Sie bat um einen Aidstest.

Im Nordosten der Vereinigten Staaten, meiner Heimat, ist Aids mittlerweile die häufigste Todesursache bei Männern zwischen fünfundzwanzig und vierundvierzig, und das in einer Region, in der gerade in dieser Altersgruppe Todesfälle als Folge von Gewalt auf der Straße, Drogenabhängigkeit und Bandenmitgliedschaft genauso zum städtischen Alltag gehören wie Armut und Perspektivlosigkeit, die Ursachen von Delinquenz und Sucht. Wie kann man dieser Heimsuchung einen Sinn abgewinnen? Noch ist kein verborgener Zusammenhang, keine verborgene Moral entdeckt worden. Aids als Metapher, als Allegorie, als Symbol, als Vorbote der Apokalypse, als Bewährungsprobe der Menschlichkeit, als Exempel für das Leiden überall auf der Welt: unter solchen Überschriften bemühen sich heutzutage Intellektuelle, Moralisten und Schreiberlinge um eine Sinngebung, als müsse dieser Geißel der Menschheit um jeden Preis irgend etwas Positives abgewonnen werden. Doch selbst die Geschichte läßt uns im Stich; Aids ist mit den Seuchen der Vergangenheit nicht zu vergleichen.

Noch nie hat es eine solch verheerende Krankheit wie Aids gegeben. Was mich zu dieser Behauptung veranlaßt, ist weniger das unvermutete Auftreten und die explosionsartige Verbreitung der Krankheit als vielmehr ihre entsetzlichen pathophysiologischen Auswirkungen. Nie zuvor hatte die Medizin es mit einem Virus zu tun gehabt, das die Zellen des Immunsystems zerstört. Da diese Zellen die körpereigene Abwehr steuern, verliert der Körper mit ihnen die koordinierte Abwehr gegen sekundäre Eindringlinge.
Schon das erste Auftreten von Aids ist in seiner Art ohne Beispiel. Mittlerweile gibt es genügend epidemiologische Hinweise, die Spekulationen über Ursprung und Verbreitung der Krankheit bis heute erlauben. Einige Forscher meinen, das Virus sei unter bestimmten zentralafrikanischen Primatenarten endemisch gewesen, ohne pathogen zu wirken. Möglicherweise ist das Blut eines infizierten Tieres mit der Schürfwunde eines Bewohners derselben Region in Berührung gekommen, der seinerseits das Virus an seine Nachbarn weitergab. Die Verfechter dieser Theorie schätzen aufgrund von mathematischen Modellrechnungen, daß die erste Übertragung vom Primaten auf den Menschen vor über hundert Jahren stattgefunden haben muß. Da die Dorfgemeinschaften aber nur wenig Außenkontakte hatten, breitete sich die Krankheit nur sehr langsam aus. Doch mit dem tiefgehenden kulturellen Wandel nach der Mitte unseres Jahrhunderts, der sich nicht zuletzt in Verstädterung und zunehmender Mobilität widerspiegelt, beschleunigte sich die Verbreitung dramatisch. Nachdem sich eine hinreichend große Population infizierter Personen gebildet hatte, konnte sich das Virus als Folge der allgemeinen Mobilität über den ganzen Erdball ausbreiten. Aids ist eine Seuche im Zeitalter des Düsenflugzeugs.

Lange bevor das Virus zum erstenmal in Gestalt eines identifizierbaren Aidsfalles manifest wurde, hatte es sich in Tausenden nichtsahnenden Menschen eingenistet. Der erste Hinweis auf die neue Krankheit erschien 1981 in zwei kurzen Artikeln der Juni- und der Julinummer der Zeitschrift *Morbidity and Mortality Weekly Report,* die von den Centers for Disease Control (CDC), staatlichen Zentren zur Erfassung von Krankheiten, herausgegeben wird. Die Artikel beschreiben das Auftreten zweier bis dahin höchst seltener Krankheiten bei einundvierzig jungen Homosexuellen in New York und Kalifornien. Die eine Krankheit war PcP, die andere das Kaposi-Sarkom (KS). *Pneumocystis carinii* verursacht bei Menschen, deren Immunsystem intakt ist, keine Erkrankung. Tatsächlich handelte es sich in allen bis dahin bekannten Fällen von PcP um Patienten, deren Immunsystem zeitweilig ausgeschaltet war, teils absichtlich zum Zweck einer Organverpflanzung, teils als Folge einer Chemotherapie oder krasser Unterernährung. In ganz wenigen Fällen schien auch eine angeborene Immunschwäche vorzuliegen. Das KS, an dem die homosexuellen Patienten litten, war ungleich aggressiver als die bisher bekannten Spielarten. Bei dem Teil der einundvierzig Patienten, deren Blut auf T-Lymphozyten hin untersucht wurde – eine der Hauptstützen des Immunsystems –, zeigte sich ein erheblicher zahlenmäßiger Schwund der T-Lymphozyten. Ein bis dahin unbekannter Faktor hatte einen großen Teil dieser Zellen zerstört und die Abwehrkräfte der jungen Patienten gefährlich geschwächt.

In den folgenden Monaten erschienen mehrere Zeitschriftenartikel zu ähnlichen Fällen, die damals unter dem vorläufigen Namen GRID (gay-related immunodeficiency syndrome, d.h. unter Homosexuellen verbreitete Immunschwäche) bekannt wurden. Experten für Infektionskrankheiten wußten einander auf Kongressen, in Briefen und am Telefon immer neue, ähnliche Fälle zu berichten. In der Dezembernummer des gleichen Jahres stellte Dr. David Durack von der Duke University in einem Leitartikel des *New England Journal of Medicine* in lakonischer Kürze die Ausmaße des Problems fest und umriß geradezu hellsichtig den Forschungsrahmen, der nötig sein würde, und die zu erwartenden sozialen Folgen:

> Die gegenwärtige Entwicklung stellt ein Problem dar, das gelöst werden muß. An einer Lösung ist sehr vielen Menschen gelegen. Wissenschaftler und neugierige Menschen werden fragen, warum gerade diese Gruppe betroffen ist und welche Aufschlüsse über die körpereigene Abwehr und die Entstehung von Tumoren zu erwarten sind. Sozialwissenschaftler, die sich für Fragen der Gesundheitsfürsorge interessieren, werden die Problematik in eine gesellschaftliche Perspektive rücken. Homosexuellenverbände, die in Gesundheitsfragen immer sehr aktiv und gut informiert sind, werden Maßnahmen zur Aufklärung und zum Schutz ihrer Mitglieder fordern. Schließlich werden alle humanitär gesinnten und engagierten Menschen darauf dringen, daß alles Machbare getan wird, damit die Kranken nicht unnötig leiden oder sterben.

Durack wußte damals noch nicht, daß sich weltweit bereits rund 100000 Menschen infiziert hatten.
Inzwischen hatte man in den Geweben der jung gestorbenen Patienten über ein Dutzend Formen von Mikroben identifiziert, darunter viele, die nur bei stark herab-

gesetzten Abwehrkräften gedeihen konnten. Wie sich herausstellte, war von der Krankheit der Teil der körpereigenen Abwehr betroffen, der von den T-Lymphozyten abhing, eben jenen Zellen, deren Präsenz im Blut der Befallenen erheblich vermindert war. Weil bei immungeschwächten Patienten Erreger, die sonst harmlos sind, auf einmal schädlich wirken, spricht man von opportunistischen Infektionen. Beim Erscheinen von Duracks Artikel wußte man bereits, daß die Sterblichkeit bei Patienten der neuen Krankheit erschreckend hoch war und daß die Patienten, die keine Homosexuellen waren, gewohnheitsmäßig Drogen nahmen. Die Krankheit erhielt daraufhin den Namen Acquired Immunodeficiency Syndrome, abgekürzt Aids.

Wie schon an anderer Stelle bemerkt, war das Auftreten von Aids ein Schlag für all jene Vertreter der öffentlichen Gesundheitsfürsorge, die Ende der siebziger Jahre meinten, bakterielle oder Viruskrankheiten stellten keine Gefahr mehr dar und für die medizinische Forschung lägen die Herausforderungen der Zukunft im Kampf gegen die Krankheiten mit chronischen Ausfallerscheinungen wie Krebs, Herzerkrankungen, Hirnschlag, Arthritis und Demenz. Heute, keine anderthalb Jahrzehnte später, ist der angestrebte Triumph der Medizin über Infektionskrankheiten zur Illusion geworden, während die Mikroben immer neue Siege davontragen. Seit den achtziger Jahren bedrohen zwei neue Gefahren Gesundheit und Leben vieler Menschen: medikamentenresistente Bakterienstämme und Aids. Mit beiden Problemen wird sich die Menschheit noch lange herumschlagen müssen. Dr. Gerald Friedland, der Leiter der Aids-Abteilung in Yale und eine internationale Autorität, gibt eine düstere Prognose: »Aids wird uns bis ans Ende der Menschheit nicht verlassen.«

Auch wenn einige Aids-Aktivisten protestieren werden, darf man dennoch sagen, daß das Wissen über die Übertragungswege und die Entwicklung der Krankheit und der Fortschritt in der Bekämpfung des tückischen Virus alles in allem erstaunlich sind. »Erstaunlich« ist auch das Wort, das ein Experte benutzte, um den Stand der Forschung im siebten Jahr der Seuche zu beschreiben. Lewis Thomas, der sich unter anderem als Pionier der Immunologie hervorgetan hat, sah sich 1988 veranlaßt, folgendes zu schreiben:

> Ich habe die medizinische Forschung viele Jahre meines Lebens verfolgt, aber nie zuvor habe ich etwas gesehen, das sich mit dem Fortschrittstempo in den Labors messen kann, die sich mit der Erforschung des Aidsvirus befassen. Wenn man bedenkt, daß die Krankheit erst vor sieben Jahren entdeckt wurde und daß ihr Erreger, das HIV, einer der komplexesten und verwirrendsten Organismen dieses Planeten ist, dann ist der bisher erreichte Kenntnisstand erstaunlich.

Thomas führt weiter aus, daß die Wissenschaftler selbst in diesem relativ frühen Stadium »schon mehr über die Eigenschaften des HIV, seine molekulare Struktur, sein Verhalten und seine Zielzellen wissen als bei jedem anderen Virus auf der Welt«.
Aber nicht nur in den Forschungslabors, auch im Bereich der Therapie zeigen sich ermutigende Fortschritte in der Bekämpfung der Krankheit. So leben Aidskranke heutzutage länger, die Phasen, in denen sie ohne Beschwerden sind, dehnen sich aus, und insgesamt ist ihre Lebensqualität gestiegen. Man weiß auch mehr über die weltweite Verbreitung des Virus. Die ersten Maßnah-

men der Gesundheitsfürsorge greifen, und allgemein steigt das Bewußtsein, daß soziale Einstellungen und individuelles Verhalten sich ändern müssen, will man die Seuche wirklich unter Kontrolle bekommen.
Ein großer Teil des Fortschritts wäre ohne die vereinten Anstrengungen von Universitäten, staatlichen Stellen und der pharmazeutischen Industrie nicht möglich gewesen. Eine solche Allianz ist ein Novum in der amerikanischen Medizin, und daß sie überhaupt zustande kommen konnte, geht auf das Engagement der vielen Aids-Initiativen zurück, zunächst fast ausschließlich der Gruppen innerhalb der amerikanischen Homosexuellengemeinde. Daß Patienten über eine Lobby verfügen, die zunehmend Druck auf die medizinische Forschung ausübt, ist ebenfalls neu. Dieses Engagement hat zusammen mit den Forderungen der Ärzteschaft dazu geführt, daß nunmehr rund 10 Prozent des neun Milliarden Dollar schweren Budgets der National Institutes of Health (NIH) für die Erforschung des Aidsvirus verwandt werden. Die Food and Drug Administration, die amerikanische Gesundheitsbehörde, die für die Zulassung neuer Medikamente zuständig ist, steht unter dem starken Druck der Pressure-groups, die sehr strengen Maßstäbe zu lockern, die für Arzneimittel im Stadium der Erprobung in den Vereinigten Staaten gelten. Dies hatte zweifellos sein Gutes, denn nun können Wirkstoffe, deren therapeutischer Wert unter Laborbedingungen nachgewiesen ist, eine eingeschränkte Zulassung erhalten. Allerdings dürfen auch in Seuchenzeiten die Gefahren einer Lockerung der bewährten Sicherheitsmaßstäbe nicht übersehen werden.
Besonders eindrucksvoll waren die ersten Entdeckungen, die bereits kurz nach den alarmierenden Meldungen der Centers of Disease Control Schlag auf Schlag

folgten. Nachdem mehrere Fälle von PcP bei nichthomosexuellen Drogensüchtigen bekanntgeworden waren, die sich die Drogen intravenös injizierten, tauchte die Vermutung auf, die neue Krankheit könnte auf ähnliche Weise wie die im Drogenmilieu sehr verbreitete Hepatitis B übertragen werden. Mit anderen Worten, der gesuchte Erreger könnte ein Virus sein. Diese Theorie wurde durch die Ergebnisse eines CDC-Berichts aus dem Jahr 1982 bestätigt, wonach neun Patienten einer ersten Gruppe von neunzehn Aidskranken aus dem Großraum Los Angeles sexuellen Kontakt mit demselben Mann hatten, und diese neun wiederum mit vierzig anderen Patienten in zehn verschiedenen Städten. Damit war die sexuelle Übertragung der Krankheit mit an Sicherheit grenzender Wahrscheinlichkeit ermittelt.

Mitte 1984 wurde das HIV identifiziert und seine Rolle als Erreger von Aids beschrieben. Auch die Art und Weise, in der dieses Retrovirus das Immunsystem angreift und entscheidend schwächt, war nun kein Geheimnis mehr. Gleichzeitig wurde das klinische Bild, das die Krankheit mit ihren Verheerungen bot, vollständig beschrieben und ein Bluttest zum Nachweis einer HIV-Infektion entwickelt. Zu diesen Errungenschaften in Labor und Klinik gesellten sich die Untersuchungen von Epidemiologen und Vertretern der Gesundheitsbehörden, die den Bedingungen der Ausbreitung auf den Grund gegangen waren.

Anfangs herrschten unter Wissenschaftlern erhebliche Zweifel, ob jemals ein Medikament gefunden würde, welches das Virus selbst unschädlich machen könnte. Was den Experten besonders Sorge machte, waren die Ergebnisse der neuesten Forschung, die einiges über die Eigenschaften des Mikroorganismus zutage gefördert hatten. Die Überlebensstrategie des Virus sieht nämlich so aus, daß es die Lymphozyten angreift und sich dann in deren genetisches Material (die DNS) einschreibt. Doch damit nicht genug, hat das HIV auch die Fähigkeit, sich in Zellen und Geweben einzunisten, in denen es geschützt und schwer zu finden ist. Außerdem täuscht es die körpereigene Abwehr mit einem verblüffenden Trick. Während eine Bakterie außen vor allem aus Kohlenhydraten besteht, steckt das Virus in einer Hülle aus Eiweiß und fettartigem Material. Die Abwehr wird leichter durch Eiweiß als durch Kohlenhydrate ausgelöst. Das HIV schützt nun aber seine Eiweißhülle mit einer Schicht aus Kohlenhydraten, mit anderen Worten, es ist ein Virus, das im Gewand einer Bakterie daherkommt. Dank dieser gelungenen Tarnung geht die Produktion von Antikörpern zurück. Als wäre das noch nicht genug, mutiert das HIV auch noch ausgiebig und kann sich in eine ganz neue Spielart mit anderen Eigenschaften verwandeln, sollte es der Immunantwort des Körpers oder einem antiviralen Medikament gelingen, die bisherigen Erkennungsschwierigkeiten zu überwinden.

Angesichts dieser Schwierigkeiten und der Tatsache, daß das HIV die Hauptstütze der körpereigenen Abwehr angreift, indem es die Lymphozyten zerstört, die ihm als Wirt dienen, gab es Gründe genug, entmutigt zu sein. Um nicht alle Hoffnung fahren zu lassen, begannen Forscher, eine Reihe von Medikamenten auf die Fähigkeit zu testen, das eindringende Virus zu bekämpfen. So trickreich wie das Virus war, bestand wenig Aussicht, in kurzer Zeit einen Impfstoff zu entwickeln, der die körpereigene Abwehr mobilisierte. Daher gingen die Forscher bei der Aidsbekämpfung in gleicher Weise vor, wie sie es bei bakteriellen Infektionen bereits erfolgreich getan hatten. Sie suchten nach pharmazeutischen Wirkstoffen, die nach Art der Antibiotika funktionierten, also die eindringenden Mikroben abtöten oder an der Fortpflanzung hindern, ohne auf die Mitwirkung des Immunsystems angewiesen zu sein.

Einige der getesteten Wirkstoffe waren für ganz andere Zwecke entwickelt worden, zeigten nur sehr beschränkte Effektivität und verschwanden bald wieder in den Magazinen. Je mehr Wissen sich über die spezifischen Eigenschaften des Virus ansammelte (vor allem nachdem es 1984 gelungen war, das HIV im Labor zu züchten und für Experimente bereitzustellen), desto genauer konnte das Ziel der Suche nach neuen Wirkstoffen angesteuert werden. Bis Ende Frühjahr 1985 wurden am National Cancer Institute dreihundert Medikamente getestet, und bei fünfzehn von ihnen konnte nachgewiesen werden, daß sie die Fortpflanzung des Virus im Reagenzglas unterbanden. Am meisten versprach man sich von einem Wirkstoff, der 1978 zuerst als Mittel gegen Krebs vorgestellt wurde und die chemische Bezeichnung Azidothymidin trug, abgekürzt AZT (auch der Name Zidovudin ist gängig). AZT wurde am 3. Juli 1984 zum erstenmal einem Aidspatienten verabreicht, und darauf folgten großangelegte klinische Tests in zwölf medizinischen Zentren der Vereinigten Staaten. Im September 1986 konnte dann als Ergebnis festgehalten werden, daß das Medikament die Zahl der opportunistischen Infektionen verringert und die Lebensqualität der Aidspatienten verbessert, solange sich das Virus dem Wirkstoff nicht durch Mutation entzieht. Mit AZT stand zum erstenmal ein Mittel zur Verfügung, das gegen Retroviren wirkt, eine Unterfamilie der Viren, zu denen auch das HIV gehört. Obwohl das Medikament teuer und potentiell giftig ist, wurde es bei der Behandlung Aidskranker bald zum Mittel der Wahl. Mit der Entdekkung von AZT als Mittel gegen das HIV bekam die Forschung neuen Auftrieb. Mittlerweile sind weitere Wirkstoffe gefunden worden; einer davon, Didanosin oder Didesoxyinosin (ddI), steht als Alternative zu AZT zur Verfügung.

Es gibt also Fortschritte in der Aidsbekämpfung. Der mikrobiologischen Forschung verdanken wir immer tiefere Einsichten in die Vorgänge im Innern der Zelle. Die Methoden zur Beobachtung und Vorbeugung von Infektionskrankheiten werden ständig verbessert. Die pathologischen Vorgänge, denen opportunistische Infektionen zugrunde liegen, verstehen wir heute besser als früher, und nicht zuletzt kommen neue Medikamente zur Bekämpfung der Viren in die klinische Erprobung.

Nach welchem Mechanismus die vielen opportunistischen Infektionen den Körper eines Aidskranken zerstören, ist nicht leicht zu verstehen und zu erklären. Die HIV-Infizierten und die betreuenden Ärzte haben es mit einem solchen Knäuel von Problemen zu tun, daß man nur dankbar anerkennen kann, wieviel schon geleistet worden ist. Wenn ein Arzt meiner Generation mit einem Aids-Team aus Ärzten und Pflegepersonal auf Visite geht, kann er nur über das Fachwissen staunen, das diese Kliniker in solch kurzer Zeit angesammelt haben. Jeder Patient auf der Station leidet an mehreren Infektionen und manchmal noch an ein oder zwei Krebserkrankungen; jeder erhält zehn oder mehr Medikamente, ohne daß sich die positiven oder negativen Reaktionen des Körpers mit Sicherheit abschätzen ließen. Ismael Garcia wurde zuletzt mit vierzehn Medikamenten behandelt. Täglich, manchmal sogar noch häufiger, muß über die Therapie eines Aidskranken neu entschieden werden. Die relativ kleine Aidsstation meines Krankenhauses hat vierzig Betten, die immer belegt sind.

Doch ein Arzt hat nicht nur mit klinischen Problemen zu kämpfen, er muß auch den besorgten Angehörigen des Kranken, die im Nebenzimmer warten, Rede und Antwort stehen oder tröstende Worte für sie finden. Seine größte Aufmerksamkeit gilt freilich denen von uns, die in die Fänge der tückischen Krankheit gefallen sind. Im Endstadium ist ihr ausgemergelter Körper anämisch, fiebrig und geschwollen. Aus bangen Augen schauen sie den Arzt an und hoffen stumm auf eine Erlösung von ihren Qualen, die allzuoft nur der Tod bringen kann. Mögen viele Kranke auch bewundernswerte Geduld in ihrem Leid und große moralische Kraft angesichts des sicheren Todes zeigen, die Unerbittlichkeit, mit der die Krankheit sie dahinrafft, ist jedesmal aufs neue niederschmetternd.

IX

Das Leben eines Virus und der Tod eines Menschen

Viele rasch aufeinanderfolgende Entdeckungen auf dem Gebiet der Molekularbiologie haben Licht in den Lebenszyklus der Viren gebracht. Nun ist es möglich, die schwachen Stellen dieser Mikroorganismen auszumachen und sie dort anzugreifen. Für sich betrachtet, ist ein Virus nicht mehr als ein Partikel genetischen Materials in einer Hülle aus Eiweiß und fettartigen Bestandteilen. Viren sind die kleinsten Lebewesen überhaupt, und sie enthalten nur wenig genetische Information. Als Parasiten können sie nur innerhalb einer fremden Zelle leben. Da sie sich nicht wie etwa Bakterien selber vermehren können (Wissenschaftler sprechen bei Viren meist von »replizieren«, da Viren sich durch identische Verdopplung vermehren), dringen sie in eine Zelle ein und übernehmen den genetischen Mechanismus der Wirtszelle. Das Immunschwächevirus benutzt hierzu ein Verfahren, bei dem die Übertragung der genetischen Information in umgekehrter Richtung wie sonst üblich verläuft. Deshalb wird es Retrovirus genannt.

Das genetische Material der Zellen besteht aus Molekülketten der Desoxyribonukleinsäure (DNS); die DNS ist die Trägerin der Erbinformation. In normalen Körperzellen wird die Erbinformation der DNS in eine andere Molekülkette, die sogenannte Ribonukleinsäure (RNS), übersetzt. Die RNS reguliert die Bildung von neuem Eiweiß in der Zelle. Bei Retroviren hingegen enthält die RNS die genetische Information. Außerdem verfügen diese Viren über ein Enzym, die reverse Transkriptase. Dringt das Virus in eine Wirtszelle ein, wird die RNS des Virus zunächst durch die reverse Transkriptase in DNS umgeschrieben, die dann wieder in üblicher Weise in Eiweiße übersetzt wird.

Was geschieht, wenn ein Lymphozyt von einem Immunschwächevirus infiziert wird, kann vereinfacht folgendermaßen dargestellt werden: Das Virus heftet sich an einen sogenannten CD-Rezeptor, eine Bindestelle an der Eiweißhülle der Zelle; es wirft die eigene Hülle ab, sobald es in die Zelle gelangt; dort wird die Virus-RNS in DNS umgeschrieben. Die DNS wandert dann in den Zellkern des Lymphozyts und gliedert sich in die DNS der Zelle ein. Der Lymphozyt bleibt für den Rest seines Lebenszyklus mit dem Virus infiziert, und dasselbe gilt für alle seine Nachfolger.

Immer wenn sich eine infizierte Zelle teilt, verdoppelt sich auch die Virus-DNS zusammen mit den Genen der Zelle und bleibt als latente Infektion vorhanden. Aus noch unbekannten Gründen löst die Virus-DNS zu einem bestimmten Zeitpunkt die Bildung neuer Virus-RNS und neuer Virusproteine aus. So entstehen wieder neue Viren. Sie bilden Knospen an der Zellmembran des Lymphozyts, lösen sich ab und befallen andere Zellen. Läuft dieser Prozeß sehr schnell ab, kann der Wirtslymphozyt zerstört werden, wenn die Viruspartikel aus der Membran ausbrechen. Wirtslymphozyten können auch durch ein anderes Verfahren zerstört werden. Dabei machen sich die neu knospenden Viren ihre Fähigkeit zunutze, an noch nicht infizierte T-Lymphozyten anzubinden, was zur Folge hat, daß sich viele Zellen zu sogenannten Synzytien verklumpen. Da diese Riesenzellen für die körpereigene Abwehr funktionslos werden, ist die Verschmelzung vieler T-Lymphozyten ein sehr effizientes Verfahren, mit einem Schlag viele dieser Zellen außer Gefecht zu setzen.

Wie schon oben gesagt, spielen die T-Lymphozyten, vom Thymus abhängige weiße Blutkörperchen, in der Immunabwehr eine wichtige Rolle. Besonders eine Unterart, die CD-Zellen, auch Helferzellen genannt, ist ein tragender Pfeiler der gesamten körpereigenen Abwehr. Gerade auf diese Zellen hat es das Immunschwächevirus besonders abgesehen. Es kann sie zu seiner Vermehrung nutzen, für lange Perioden in ihnen ruhen, sie zerstören oder sie funktionslos machen. Der zahlenmäßige Schwund von CD4-Zellen, der mit der Zeit immer größer wird, ist die Hauptursache dafür, daß der Körper des Aidskranken keine Immunantwort auf die vielen Infektionen bilden kann, die in Form von Bakterien, Pilzen und anderen Mikroben in ihn eindringen.

Das Immunschwächevirus greift noch eine andere Art weißer Blutkörperchen an, die Monozyten, von denen rund vierzig Prozent einen CD4-Rezeptor in ihrer Zellmembran haben und daher das Virus anbinden können. Einen weiteren Unterschlupf bieten die Makrophagen, Zellen, die Bakterien, Viren und Fremdkörper aufnehmen und nach einer HIV-Infektion auch das Immunschwächevirus enthalten können. Anders als die CD4-Zellen werden Makrophagen und Monozyten nicht durch das Immunschwächevirus zerstört, vielmehr scheinen sie dafür bestimmt zu sein, dem Virus als Un-

terschlupf zu dienen, in dem es über lange Perioden »stumm« überleben kann.
Dies ist nur eine skizzenhafte Darstellung der Verfahren, mit denen das Immunschwächevirus die Abwehrkräfte des Körpers überlistet und schrittweise lahmlegt. Auch sehr vorsichtige Epidemiologen schätzen, daß es im Jahr 2000 weltweit zwischen 20 und 40 Millionen Menschen mit der Diagnose »HIV-positiv« geben wird, Menschen, die infiziert sind oder bereits an der Krankheit leiden. In den Vereinigten Staaten kommen jährlich 80 000 Infizierte hinzu, und eine ähnliche Anzahl stirbt im gleichen Zeitraum.
Nach dem aktuellen Stand der Forschung gibt es für Aids nur drei Übertragungswege: Geschlechtsverkehr, Blutaustausch (durch gemeinsamen Nadelgebrauch bei Drogenabhängigen oder durch Transfusionen mit infiziertem Blut) und die Übertragung von der infizierten Mutter auf das Kind (während der Schwangerschaft, bei der Niederkunft oder nach der Geburt durch die Muttermilch). Das Immunschwächevirus konnte mit Labormethoden in Blut, Sperma, Vaginalsekret, Speichel, Muttermilch, Tränen, Urin und Rückenmarksflüssigkeit nachgewiesen werden, aber in der zur Infizierung nötigen Konzentration wurde es nur in Blut, Sperma und Muttermilch gefunden. Seit 1985 sind die Blutkonserven so gründlich auf etwaige Verseuchung geprüft worden, daß die Gefahr, bei einer Transfusion mit dem Immunschwächevirus angesteckt zu werden, extrem niedrig ist. In den Vereinigten Staaten und den meisten hochentwickelten Ländern ist die große Mehrzahl der Personen, die sich auf sexuellem Weg infiziert haben, homo- oder bisexuell, in Afrika und auf Haiti dagegen sind die Mehrheit der Infizierten heterosexuell. Zwar bleibt im Westen die Zahl der Fälle von hetero-

sexueller Übertragung relativ niedrig, aber sie steigt wie die Zahl der infizierten Säuglinge allmählich an. In den Vereinigten Staaten stellen Drogenabhängige, die sich die Droge intravenös spritzen, jährlich ein Drittel der Neuinfizierten. Ein zweites Drittel bilden homosexuelle Männer. Das restliche Drittel, überwiegend schwarze und lateinamerikanische Frauen, infiziert sich auf heterosexuellem Weg. Der hohe Frauenanteil dieses letzten Drittels erklärt, weshalb in den Vereinigten Staaten jährlich zweitausend aidsinfizierte Babies geboren werden.

Aids ist keine hochgradig infektiöse Krankheit. Das HIV ist ein sehr empfindliches Virus, deshalb kann man sich nicht leicht damit anstecken. Ein einfaches Bleichmittel, wie es im Haushalt verwendet wird, tötet das Virus in der Verdünnung 1:10 zuverlässig ab, ebenso Alkohol, Wasserstoffperoxid und Lysol. Virushaltige Flüssigkeit, auf einer Tischplatte ausgegossen und nach zwanzig Minuten angetrocknet, ist nicht mehr infektiös. Auch die vier Schreckgespenster, die ängstliche Zeitgenossen geflissentlich meiden, nämlich Insekten, Toilettenbrillen, Eßbestecke und Küsse, braucht man nicht zu fürchten. Zwar gibt es sicherlich Fälle, in denen die Krankheit bei nur einem Sexualkontakt übertragen wurde, doch gewöhnlich sind zur Infektion eine hohe Viruskonzentration oder wiederholte Kontakte nötig. In den Vereinigten Staaten ist das Risiko, sich bei einem episodischen heterosexuellen Kontakt anzustecken, zwar vorhanden, aber sehr gering. Die Hürden, die vor einer Infektion erst überwunden werden müssen, mögen auf den ersten Blick beruhigend wirken, doch das Gefühl der Sicherheit schwindet sofort wieder angesichts der Tatsache, daß jeder, der sich einmal infiziert hat, mit hoher Wahrscheinlichkeit an Aids sterben wird. Das allein rechtfertigt die

Vorsichtsmaßnahmen, zu denen uns die Vertreter der öffentlichen Gesundheitsfürsorge ermahnen.
Das Virus gibt sich meist schon früh nach der Infektion zu erkennen. Binnen eines Monats vermehrt es sich durch identische Doppelung so rasch, daß es in hoher Konzentration im Blut vorhanden ist; die hohe Konzentration hält zwei bis vier Wochen an. Die meisten Infizierten zeigen keine Symptome, bei anderen treten leichtes Fieber, Drüsenschwellungen, Muskelschmerzen, Hautausschlag und manchmal Kopfschmerzen auf. Da diese Symptome aber nicht spezifisch sind und sich die Infizierten allgemein geschwächt fühlen, werden sie oft fälschlich einer Grippe oder dem Pfeifferschen Drüsenfieber zugeschrieben. Nach dieser ersten Phase tauchen die ersten Antikörper gegen das Immunschwächevirus im Blut auf. Mit einem HIV-Antikörpertest können sie nachgewiesen werden, und wenn dies der Fall ist, ist der Patient HIV-positiv oder aidsinfiziert. Auch nach dem Ende der ersten Symptomphase vermehrt sich das Virus weiter.
Vieles spricht dafür, daß die ersten grippeähnlichen Symptome auf die Immunantwort zurückgehen, die die körpereigene Abwehr gibt, wenn die sich rasch vermehrenden Viren in hoher Konzentration auftreten. Anfangs ist die Abwehr noch erfolgreich, und die Zahl der Viruspartikel im Blut sinkt rapide. Wahrscheinlich ziehen sich die verbliebenen Mikroben in die CD4-Zellen und die Lymphknoten, ins Knochenmark, ins Rückenmark und in die Milz zurück, wo sie jahrelang ruhen oder sich so langsam vermehren, daß die Konzentration im Blut niedrig bleibt. Nur 2 bis 4 Prozent der CD4-Zellen des Körpers sind im Blut vorhanden. Die CD4-Zellen in den Lymphknoten, im Knochen- und Rückenmark und in der Milz werden während der langen Latenzphase vermutlich allmählich zerstört, doch diese Zerstörung wird

erst zum Schluß im Blut offensichtlich, wenn die Zahl der CD4-Zellen, die bisher konstant war, plötzlich dramatisch fällt. In der Folge kommt es dann zu den vielen Sekundärinfektionen, die für Aids so charakteristisch sind. Zu diesem Zeitpunkt steigt die Viruskonzentration im Blut wieder. Warum die Latenzphase so lange dauert, ist unbekannt, aber die Vermutung liegt nahe, daß die körpereigene Abwehr die Infektion auf die eine oder andere Weise dämpft, zumindest soweit sie auf das Blut beschränkt ist. Ist das Immunsystem erst weitgehend zerstört, nimmt die Zahl der Viren, die sich frei im Blut bewegen oder die in die Lymphozyten eindringen, wieder beträchtlich zu.

Diese Vorgänge können als Erklärung dafür dienen, warum viele Aidsinfizierte innerhalb der ersten, zwei bis vier Wochen dauernden Symptomphase an Schwellungen der Lymphdrüsen am Hals und in den Achselhöhlen leiden, die nicht mehr zurückgehen. Danach haben die Infizierten drei bis fünf, manchmal sogar zehn Jahre keine Beschwerden. Nach der Latenzphase stellt sich bei einem Bluttest gewöhnlich heraus, daß die Zahl der CD4-Zellen beträchtlich gefallen ist, von normalerweise 800 bis 1200 auf weniger als 400 pro Kubikmillimeter. Das heißt, daß 80 bis 90 Prozent dieser Lymphozyten zerstört wurden. Etwa achtzehn Monate später zeigt ein Allergietest, daß das Immunsystem erste Schwächen zeigt. Die Zahl der CD4-Zellen fällt weiter, obwohl Patienten in diesem Stadium nicht unbedingt klinische Symptome zeigen. Unterdessen steigt die Viruskonzentration im Blut an, und die geschwollenen Lymphknoten werden langsam zerstört.

Fällt die Zahl der CD4-Zellen unter die Grenze von 300 pro Kubikmillimeter, stellen sich bei den meisten Patienten Pilzinfektionen ein. Der sogenannte Soor besteht aus weißen Flecken, die die Zunge und die ganze Mundhöhle belegen können. Der gleiche Pilz kann auch eine Vaginalinfektion verursachen. Außerdem kann sich Herpes um Mund, After und Geschlechtsorgane ausbreiten. Ein typischer Befund ist orale haarförmige Leukoplakie (von Griechisch *leukos,* »weiß« und *plakoeis,* »flach«), schwielenartige weiße Flecken, die gehäuft an Zungenrand und Wangenschleimhaut auftreten. Diese Symptome sind Folge eines vom Virus ausgelösten Anschwellens der oberen Hautschichten.

Ein oder zwei Jahre nach diesen ersten charakteristischen Beschwerden werden viele Patienten Opfer opportunistischer Infektionen, bei denen nicht nur die Haut und die Körperöffnungen befallen werden. Zu diesem Zeitpunkt liegt die Zahl der CD4-Zellen im allgemeinen weit unter 200, und sie fällt weiter. Das ganze Immunschwächesyndrom wird jetzt offenbar, wenn Krankheiten auftreten, die von ansonsten unschädlichen Mikroben ausgelöst werden. Nun ist das Stadium erreicht, in dem Aidspatienten ernstlich erkranken, wenn sie mit Mikroorganismen in Kontakt kommen, zu deren Abwehr ein intaktes Immunsystem nötig ist. Aidskranke sind für bekannte Krankheiten wie Tuberkulose und bakterielle Lungenentzündung anfällig, aber sie werden auch von verschiedenen ungewöhnlichen Krankheiten befallen, verursacht durch eine Vielfalt von Erregern wie Parasiten, Pilzen, Viren und auch Bakterien. Vor dem Auftreten von Aids hatten die Ärzte mit diesen Krankheiten nur selten zu tun. Für einige dieser Mikroorganismen standen vor den späten achtziger Jahren keine wirksamen Mittel bereit. Erst dann gelang es der Wissenschaft dank vereinter Forschungsanstrengungen von Universitäten und pharmazeutischer Industrie, eine Gruppe von Medikamenten zu entwickeln, die ganz verschieden erfolgreich waren.

Die neuen pharmazeutischen Wirkstoffe können die aggressiven Formen der Krankheit dämpfen oder ihr Auftreten verzögern. Dennoch werden Infektionen in neuem Gewand den Körper wieder befallen. Die eine oder andere Schlacht mag im Verlauf der Krankheit gewonnen oder durch prophylaktische Gabe bestimmter Medikamente von vornherein abgewendet werden, aber das ändert nichts an der Tatsache, daß der Ausgang des Kampfes von Anfang an feststeht. Vor den immer neu anstürmenden Mikroben muß der immungeschwächte Körper schließlich kapitulieren.

Obwohl Aidspatienten einer Vielzahl möglicher pathologischer Prozesse zum Opfer fallen können, werden die meisten Todesfälle nur durch eine relativ kleine Gruppe von Mikroben verursacht. An vorderster Stelle steht *Pneumocystis carinii,* beim weltweiten Ausbruch der Seuche als erster Erreger identifiziert. Mittlerweile gehen die Zahlen der Opfer zurück, weil heute prophylaktisch Medikamente gegen diesen Erreger gegeben werden, doch vor noch gar nicht langer Zeit hatten mehr als 80 Prozent aller Patienten eine PcP, und viele starben daran, sei es an zunehmender Atemnot oder an Komplikationen, die im Zusammenhang mit PcP auftraten. Als es noch keine wirksamen Medikamente gab, erlagen je nach Schwere der Erkrankung zwischen 10 und 50 Prozent bereits der ersten Attacke. Auch heute noch ist die Mikrobe an etwa der Hälfte aller Todesfälle von Aidskranken ursächlich beteiligt, allerdings sinkt der prozentuale Anteil weiter.

Die Symptome von PcP gleichen im wesentlichen denen, die Ismael Garcia spürte, als er zunehmend an Atembeschwerden litt und schließlich ins Krankenhaus eingeliefert werden mußte. Manchmal findet sich die Mikrobe auch in anderen Organen als der Lunge. Bei Patienten,

die an der Infektion starben, zeigte die Obduktion, daß fast alle wichtigen Organe befallen waren, vor allem aber Gehirn, Herz und Nieren.
Die Opfer von PcP ersticken wie Patienten mit anderen Formen von Lungenentzündung, weil die infizierte Lunge den lebensnotwendigen Gasaustausch nicht mehr leistet. Je weiter sich die Infektion in der Lunge ausbreitet, desto mehr Lungenbläschen werden zerstört. Schließlich ist ein Punkt erreicht, an dem der Sauerstoffgehalt des arteriellen Bluts nicht weiter erhöht werden kann, obwohl künstlich beatmet wird. Mangelnde Sauerstoffzufuhr und die Zunahme von Kohlendioxid schädigen das Gehirn und bringen schließlich das Herz zum Stillstand. Die Gewebszerstörung kann solche Ausmaße annehmen, daß sich ähnlich wie bei Tuberkulose regelrechte Kavernen bilden.
Bei Aids wird an erster Stelle die Lunge befallen. Alle opportunistischen Infektionen, aber auch viele Tumoren entwickeln sich vorzugsweise in der Lunge. Tuberkulose, bakterielle Eiterherde, Zytomegalie und Toxoplasmose kommen am häufigsten vor. Von der Toxoplasmose abgesehen, befallen sie alle das Lungengewebe. Tuberkulose kommt bei Aidspatienten fünfhundertmal häufiger vor als in der übrigen Bevölkerung.
Toxoplasmose war vor dem Auftreten von Aids eine so seltene Krankheit, daß ich mich kaum an sie erinnern konnte, als ich sie bei einem der ersten Aidspatienten feststellte. Heute, gut zehn Jahre später, gehört *Toxoplasma gondii* zu den Mikroben, die im Gefolge der HIV-Infektion am häufigsten auftreten. Der Erreger ist ein Einzeller, der sich hauptsächlich Vögel, Katzen und andere kleine Säugetiere als Wirt sucht. Auf Menschen wird er in Form sogenannter Oozysten übertragen, die sich in Katzenkot, rohem Fleisch, infizierten Nutztieren oder Rohmilch fin-

den. Der Erreger lebt »stumm« in 20 bis 70 Prozent aller Amerikaner, je nachdem, welchem sozialen Milieu und welchem Berufsstand sie angehören. Bei einem Aidspatienten kann er Fieber, Lungenentzündung, eine Vergrößerung von Leber oder Milz, Hautausschlag, Entzündungen der Hirnhaut (Meningitis) und des Gehirns selbst (Enzephalitis) auslösen. Manchmal greift er auch den Herzmuskel an. Sein Hauptangriffsziel bei Aids ist das zentrale Nervensystem; dadurch löst er Fieber, Kopfschmerzen, neurologische Ausfallerscheinungen, Anfälle und Bewußtseinstrübungen aus, die von leichter Verwirrung bis zu tiefem Koma reichen können. Auf Computertomogrammen ähneln die infizierten Gehirnpartien so sehr Lymphomläsionen, daß eine Differentialdiagnose schwierig ist. Das war auch im Fall von Ismael Garcia der Grund, warum die Wahl der richtigen Therapie solche Probleme bereitete.

Nur ganz wenige Aidspatienten entgehen einer Schädigung des zentralen Nervensystems. Bei einigen wenigen Patienten stellen sich neurologische Störungen schon in der Frühphase der Ansteckung ein, teilweise sogar schon vor den eigentlichen Aids-Symptomen. Die Komplikationen treten jedoch im allgemeinen erst im Spätstadium auf und werden Aids-Demenz oder Aids-Demenz-Komplex genannt. Die Auswirkungen auf die geistigen Fähigkeiten, die motorische Koordination und das allgemeine Verhalten können verheerend sein, beginnen aber meist eher harmlos mit Konzentrationsstörungen und Vergeßlichkeit. Nach einiger Zeit werden viele Kranke apathisch und ziehen sich auf sich selbst zurück, während eine kleinere Zahl über Kopfschmerzen klagt und Anfälle bekommt. Treten diese Störungen schon im Anfangsstadium der Infektion auf und verschwinden sie nicht bald wieder, dann verstärken sie sich in der Folgezeit allmählich. Ebenso geht es den Patienten, die erst im Stadium des Vollbilds Aids diese Symptome zeigen. Ihre geistige Leistung sinkt ab, und sie haben motorische und Gleichgewichtsstörungen. Bei ausgeprägter Aids-Demenz sind die Patienten geistesschwach und hilflos und reagieren kaum auf ihre Umwelt. Sie können beidseitig gelähmt sein und an Tremor oder Konvulsionen leiden. Diese Komplikationen stellen sich völlig unabhängig von den Prozessen ein, die durch intrazerebrale Toxoplasmose, Lymphom des Gehirns oder andere opportunistische neurologische Störungen wie Meningitis nach Infektion mit dem Hefepilz *Cryptococcus neoformans* verursacht werden. Aids-Demenz soll auf das Virus selbst zurückgehen, aber die genaue Ursache ist noch unbekannt. Die Gehirnatrophie, die sich auf dem Computertomogramm und bei einer Biopsie zeigt, steht in keiner Beziehung zu anderen Faktoren. Neben Toxoplasmose ist dies die häufigste Form neurologischer Störungen bei Aidspatienten. Glücklicherweise tritt Aids-Demenz dank der günstigen Wirkung von AZT heute weniger häufig auf.

Zwei Verwandte des Tuberkulose-Erregers gehören zu den Mikroben, die sich am häufigsten im Körper von Aidskranken ausbreiten. Das *Mycobacterium avium* und das *Mycobacterium intracellulare* (MAI), üblicherweise zum Mycobacterium-avium-Komplex (MAK) zusammengefaßt, können bei rund der Hälfte aller Aidspatienten im Endstadium nachgewiesen werden. MAK verursacht Fieber, Nachtschweiß, Gewichtsverlust, Durchfall, Anämie, Gelbsucht, allgemeine Körperschwäche und Schmerzen. Zwar ist MAK selten allein die Todesursache, aber die mit ihm einhergehenden Erkrankungen schwächen den Körper so sehr, daß er gegen weitere Eindringlinge wehrlos wird.

Das sind nur einige der zahlreichen Symptome von Aids. Man könnte die Liste der Erkrankungen, von denen die Patienten heimgesucht werden, noch lange fortsetzen, ohne damit ein vollständiges Bild aller Leiden zu geben. Einige Beispiele sind: Erblindung durch Netzhautentzündung nach Infektion mit CMV oder *Toxoplasma gondii;* anhaltender Durchfall, der ein halbes Dutzend Ursachen haben kann, von denen keine genau zu isolieren ist; Hirnhautentzündung oder bisweilen auch Lungenentzündung als Folge von Kryptokokkose; Soor, Schluckbeschwerden bei Candida-Mykose, manchmal auch mit Schleimabsonderungen an den befallenen Hautpartien; schmerzhafte Herpesgeschwüre am After; Histoplasmose mit Lungenerkrankung und anschließender Ausbreitung im Körper; Befall durch typische und atypische Bakterien, insgesamt wohl über zwei Dutzend Mikrobenarten mit Namen wie *Aspergillus, Strongyloides, Cryptosporidium, Coccidioides, Nocardia.* Alle diese Eindringlinge nutzen die Gelegenheit, sich in dem bereits geschwächten Körper auszubreiten. Ungefährlich bei Menschen mit intaktem Immunsystem, werden sie zur tödlichen Bedrohung für Aidskranke, deren körpereigene Abwehr zusammengebrochen ist.

Aids befällt auf mannigfache Weise Herz, Leber, Pankreas und Magen-Darm-Trakt, darüber hinaus auch solche Gewebe, die im landläufigen Sinn nicht als Organe gelten wie Haut, Blut oder Knochen. Ausschläge, Entzündungen der Nasennebenhöhlen, Probleme mit der Blutgerinnung, Pankreatitis, Übelkeit und Erbrechen, Soor und Schleimabsonderungen, Sehstörungen, Schmerzen, gastrointestinale Geschwüre und Blutungen, Arthritis, Vaginalinfektionen, Halsweh, umschriebene Entzündungen des Knochenmarks, Infektionen des Herzmuskels und der -klappen, Leber- und Nierenabszesse und dergleichen mehr. Diese Krankheiten erschöpfen die Patienten nicht nur körperlich, die Leidgeplagten fühlen sich durch die Fülle immer neuer Infektionen oft auch gedemütigt und deprimiert.

Die Funktion von Leber und Nieren ist oft herabgesetzt; am Herzen können sich Störungen am Klappenmechanismus oder im Erregungsleitungssystem einstellen; auch der Verdauungstrakt bereitet den Patienten Beschwerden. Die Hormonproduktion der Nebennierenrinde und des Hypophysenvorderlappens geht teilweise zurück. Nimmt die bakterielle Infektion überhand, stellen sich die Symptome der Blutvergiftung ein. Währenddessen schwächen Unterernährung und Anämie den Körper weiter. Neben mangelhafter Nährstoffaufnahme sind oft noch große Eiweißverluste zu verzeichnen, eine Folge der Schädigung der Nieren, für die der Ausdruck Aids-assoziierte Nephropathie verwendet wird. Die Nephropathie kann innerhalb von drei bis vier Monaten in todbringende Urämie übergehen.

Auch ohne direkte Infektion erweitert sich das Herz mancher Aidspatienten. In solchen Fällen kann es zum Herzversagen kommen, oder Herzrhythmusstörungen führen zum plötzlichen Tod. Nicht weniger gefährdet ist die Leber, da viele Patienten außer mit dem Aidsvirus auch mit dem Virus der Hepatitis B infiziert sind. Das CMV und MAI, sowie die Erreger der Tuberkulose und verschiedene Pilze befallen bevorzugt die Leber. Das Organ wird nicht nur durch die Krankheit belastet, sondern auch durch die zahlreichen Therapieversuche, denn die dabei eingesetzten Medikamente haben die verschiedensten toxischen Nebenwirkungen. Bei nur 15 Prozent aller obduzierten Aidsopfer war die Leber noch intakt.

Der Magen-Darm-Trakt ist ein gewundener Schlauch, der den Krankheitserregern eines immunschwachen

Körpers zahlreiche Gelegenheiten zum Angriff bietet. Die Qualen der Aidskranken im Endstadium haben die verschiedensten Ursachen, angefangen bei Herpes und den vielen Entzündungen und Infektionen am und im Mund über den Soorbefall der Speiseröhre bis zu den Problemen, die Inkontinenz am Anus auslöst. Schließlich sind so viele Organe und Gewebe befallen, daß die Beschwerden den Patienten von der Nahrungsaufnahme bis zur Ausscheidung nicht loslassen. Besonders der unkontrollierbare wäßrige Durchfall bedrückt die Patienten und macht es obendrein schwierig, für ausreichende Hygiene im Bereich von Rektum und Anus zu sorgen. Viele Menschen können sich nicht vorstellen, wie in dieser erniedrigenden Lage beim Sterben noch ein Rest von Würde gerettet werden kann. Und doch, mitten im Siechtum kommt es zu Augenblicken von Würde und Größe, in denen die deprimierende Wirklichkeit der Krankheit für eine Weile überwunden ist. Aus welchen verborgenen Quellen diese Kraft kommt, wissen wir nicht, doch daß sie zum Staunen Anlaß gibt, empfinden wir alle.

Ein intaktes Immunsystem wehrt nicht nur Infektionen ab, sondern verhindert auch Tumorwachstum. Fehlt eine wirksame Abwehr, liegt ein Milieu vor, in dem sich maligne Prozesse entfalten können. Das Immunschwächevirus hat vor allem eine bestimmte Krebsform begünstigt, die bis dahin höchst selten auftrat. Die Zahl der Neuerkrankungen mit Kaposi-Sarkom (KS) hat sich in den USA um den Faktor Tausend erhöht. Bei Aidspatienten ist es bei weitem der häufigste Tumor, und aus bisher noch unbekannten Gründen sind erheblich mehr Homosexuelle davon betroffen (40 bis 45 Prozent) als Drogenabhängige (zwischen 2 und 3 Prozent) oder Bluter (1 Prozent). Diese Zahlen geben nur das Vorkommen bei Patienten wieder, denen die Diagnose zu Lebzeiten gestellt wurde. Vergleicht man die Befunde von Obduktionen, dann steigt die Häufigkeit des KS um das Drei- bis Vierfache, wiederum vor allem bei homosexuellen Männern.

Im Jahr 1872 beschrieb Moritz Kaposi, Professor für Dermatologie an der medizinischen Fakultät der Universität Wien, ein Phänomen, das er »idiopathisches multiples Pigmentsarkom« nannte. Dabei handelt es sich um schrotkorn- bis haselnußgroße, braunrot bis blaurot gefärbte Knoten, die zuerst an Händen und Füßen, später an den Extremitäten aufwärts bis zu Rumpf und Kopf auftreten. Im Verlauf der Krankheit vergrößern sich die Läsionen, eitern und breiten sich über die Blutbahn auf innere Organe aus. »Fieber, blutiger Stuhl, Bluthusten und Marasmus sind die Etappen der Krankheit, ehe schließlich der Tod eintritt. Der Sektionsbefund zeigt ähnliche Knoten in großer Zahl in Lunge, Leber, Milz, Herz und Darmtrakt.«

Der Ausdruck Sarkom geht auf das Griechische *sarx,* »Fleisch«, und *oma,* »Geschwulst«, zurück. Die Wucherungen gehen von den Zellen aus, die Stütz- und Bindegewebe, Muskeln und Knochen aufbauen. Trotz Kaposis Warnung, es bestehe keine Hoffnung, »daß durch die frühzeitige, wenn überhaupt ausführbare Exstirpation der anfänglichen Knoten der deletäre Verlauf hintangehalten werden könne«, haben Ärzte hundert Jahre lang die Gefährlichkeit dieser seltenen Geschwulst unterschätzt.

Die Entwicklung des KS galt als langsam; man sprach von »drei bis acht Jahren oder noch länger«. In Lehrbüchern wurde der Verlauf der Krankheit mit dem Wort »indolent« beschrieben, was soviel wie schmerzfrei bedeutet. Infolgedessen verkannte man die todbringende Natur der Krankheit, auch wenn manche Autoritäten die tödlichen Auswirkungen wie innere Blutungen sehr wohl beschrieben. Das Wort »indolent« erschien tatsächlich noch 1981 in Artikeln englischer und amerikanischer Fachzeitschriften, die den Ausbruch des KS unter homosexuellen Männern beschrieben. Die Verfasser waren jedoch so beeindruckt von der Aggressivität der Krankheit, die bisher als indolent galt, daß sie sich in einem amerikanischen Artikel zu einem Hinweis an die Leser veranlaßt sahen, wonach auch »heftige Verläufe mit starken inneren Blutungen« bekannt seien. In der entsprechenden englischen Ausgabe hieß es, »die Hälfte der Patienten starb innerhalb von zwanzig Monaten nach Diagnosestellung«. Nunmehr stand fest, daß man es mit einer neuen Form des KS zu tun hatte, die gefährlicher war als alle bisher bekannten Ausprägungen.

Bevor das KS im Bewußtsein der Ärzte fest mit dem Immunschwächevirus assoziiert war, kannte man es jahrzehntelang durch sein gleichzeitiges Auftreten mit den verschiedenen Spielarten des lymphatischen Krebses, des sogenannten Lymphoms. Heute sind KS und Lymphom, die nicht unbedingt gleichzeitig auftreten, die beiden Tumorarten, die am häufigsten Aidskranke befallen. Von der Grundbedingung der Immunschwäche abgesehen, ist die Beziehung zwischen den beiden Erkrankungen noch nicht geklärt. Das Aids-assoziierte Lymphom, das meist das zentrale Nervensystem, den Magen-Darm-Trakt, die Leber und das Knochenmark in Mitleidenschaft zieht, ist nicht weniger aggressiv als das KS.

Anders als bei allen bisher bekannten Seuchen scheint das Aufgebot der tödlichen Waffen, über die Aids verfügt, keine Grenzen zu kennen. Ein Krebsschaden der Bauchspeicheldrüse etwa führt auf eine ganz bestimmte Weise zum Tod; bei Herz- oder Nierenversagen findet eine genau definierte Reihe von Ereignissen statt; ein

Schlaganfall trifft eine ganz bestimmte Stelle im Gehirn und zeichnet für das Opfer den Weg in den Tod vor. Ganz anders bei Aids – hier bestehen offensichtlich unbegrenzte Möglichkeiten, wie ein Organsystem nach dem anderen von immer neuen Mikroben und bösartigen Tumoren befallen werden kann. Der einzig konstante Autopsiebefund ist eine ernste Schädigung des Lymphsystems als Teil des Immunsystems. Selbst die Ärzte sind am Seziertisch oft überrascht, wie viele Körperareale befallen und in welchem Ausmaß einzelne Gewebe zerstört sind.

Atemstillstand, Blutvergiftung, Zerstörung von Hirngewebe durch Tumor oder Infektion, das sind die üblichen unmittelbaren Todesursachen. Manche Patienten sterben an Blutungen im Gehirn, in der Lunge oder auch im Magen-Darm-Trakt, andere erliegen einer fortgeschrittenen Tuberkulose oder einem Sarkom. Organe versagen, Gewebe bluten, Infektionen breiten sich im Körper aus. In jedem Fall kommt es zu Unterernährung. Welche Mittel man auch aufbieten mag, am Ende kann der Hungertod nicht abgewendet werden. Auf einer Station für Aidskranke im Endstadium sieht man nur ausgemergelte Gestalten mit gespenstischem Blick aus tiefen Augenhöhlen. Das Gesicht ist oft ausdruckslos, der Körper zusammengeschrumpft und welk als Folge vorzeitigen Alterns. Viele Patienten haben allen Lebensmut verloren. Das Virus, das ihnen die Jugend geraubt hat, nimmt ihnen schließlich noch den letzten Rest Leben.

Pathologen unterscheiden bei der Angabe der Todesursache zwischen der mittelbaren und der unmittelbaren Ursache für den Eintritt des Todes. Für den Tod all dieser jungen Menschen ist Aids mittelbar verantwortlich, während die unmittelbare Todesursache ein beliebiger pathologischer Prozeß sein kann. Das Ausmaß des Leidens ist für alle gleich, die Todesart kann verschieden sein. In diesem Zusammenhang ist die Meinung Dr. Peter Selwyns, Professor in Yale, von Bedeutung. Selwyn hat sich in beispielloser Weise für die Therapie und Pflege von Aidspatienten eingesetzt und mit seinem Engagement viele Ärzte und Studenten an unserer medizinischen Fakultät beeindruckt. Obwohl oder vielleicht auch gerade weil er mit seinen Forschungsbeiträgen das Verständnis von Aids vertieft hat, ist er ein Mann, der mit seinem Urteil zurückhaltend ist und weitreichende Konzepte in knappe Worte faßt. Er sagt nur: »Meine Patienten sterben, wenn ihre Zeit gekommen ist.« Auf den ersten Blick scheint dies eine befremdend schlichte Behauptung zu sein, wenn man an die komplexen Zusammenhänge denkt, die von molekularbiologischen Fragen bis zur Durchführung der Pflege reichen. Und dennoch leuchtet seine Aussage ein. Am Ende, sagt Selwyn, funktioniert so vieles nicht mehr, wie es eigentlich sollte, daß der Zeitpunkt kommt, wo dem Kranken die Lebenskraft einfach ausgeht. Wenn der Kranke an Blutvergiftung, Organversagen und Unterernährung leidet, verlassen ihn die Lebensgeister, und der Tod ist unabwendbar. Selwyn weiß, was er sagt, denn er hat es oft genug beobachtet.

Zwischen mir und dem Krankenhaus liegen einige hundert Kilometer. Es ist einer jener unerwartet schönen Nachmittage im Herbst. Unter dem makellosen Blau des Himmels ist alles genau so, wie es sein sollte, aber fast nie ist. Der Sommer war verregnet, doch vielleicht zeigen sich gerade deshalb die Hügel um die Farm meines Freundes John Seidman in einer Farbenpracht, die mir, dem Stadtbewohner, ungläubiges Staunen entlockt. Die Natur meint es gut mit uns, ohne daß sie es weiß, wie sie andererseits auch grausam sein kann, ohne daß sie es weiß. Man glaubt, eine so herrliche Stunde komme nie wieder. Während ich noch das Herbstlicht bewundere, spüre ich, daß ich diesen Tag vermissen werde. Ich will mir unbedingt jeden Baum einprägen, denn ich weiß, daß die strahlenden Herbstfarben nicht wiederkehren und schon morgen schwächer sein werden. Wem etwas Schönes und Gutes zuteil wird, der sollte sich Gestalt und Farbe merken und auch die wohltuende Wirkung solcher Erlebnisse nicht vergessen.

Ich sitze in der sonnigen Küche des über hundert Jahre alten Farmhauses meines Freundes. Das Haus liegt in Hügel gebettet und umgeben von rund acht Hektar fruchtbaren Landes unweit der Stadt Lomontville im Norden des Bundesstaates New York. Zehn Jahre ist es her, daß hier in einem Schlafzimmer im ersten Stock Johns bester Freund David Rounds nach langer, schwerer Krankheit in seinen Armen starb. John und David waren mehr als gute Freunde, eine Liebe verband sie, der sie Dauer wünschten. Doch der Krebs wollte es anders. David wurde John und uns allen, die wir ihn jeder auf seine Art gern hatten, weggenommen, und zwar zu einer Zeit, als beide meinten, in eine sichere und verheißungsvolle Zukunft zu blicken. Keine zwei Jahre zuvor hatte David am Broadway einen Tony Award für die beste schauspielerische Leistung in einer Nebenrolle erhalten, und auch Johns Bühnenkarriere entwickelte sich vielversprechend. Dann zog für lange Zeit Trauer in das Farmhaus ein, ehe das Leben wieder zu seinem gewohnten Rhythmus fand.

Ich kenne John Seidman nun schon fast zwanzig Jahre. Meine Frau Sarah hat mit ihm und David vor langer Zeit im gleichen Haus gewohnt. Er ist ein so enger Freund der Familie geworden, daß meine beiden jüngsten Kinder ihn Onkel nennen. Und dennoch gibt es weite Teile seines Lebens, über die er nie mit mir gesprochen hat und von denen ich so gut wie nichts weiß. An diesem strahlenden Herbstnachmittag mit all seiner flüchtigen Herrlichkeit sitzen wir beide zusammen und reden über den Tod – und über Aids.

Der Tod ist für John ein enger Vertrauter geworden. Es ist so, als sei der Verlust von David nur der Auftakt einer Zeit der Trauer gewesen, in deren Verlauf Freunde, Theaterkollegen und Bekannte krank wurden, dahinsiechten und schließlich starben. In den letzten zehn Jahren hat John in seinem Freundeskreis immer wieder den gleichen Zyklus miterleben müssen: positiver HIV-Test, Ausbruch der Krankheit, hingebungsvolle Krankenpflege, Sterbebegleitung und Tod. Mit seinen vierzig Jahren ist er Zeuge vieler Tragödien geworden. Wie ihm ging es vielen anderen, und nicht wenige sind mittlerweile selbst tot. Die jungen Männer und die wenigen jungen Frauen, die einander zum Grab begleitet haben, sind in den Jahren ihrer höchsten Produktivität dahingerafft worden. Vieles, was sie hätten schaffen können, ist nun für immer verloren. Die Talente und die Lebenskraft einer ganzen Generation haben unter der Seuche gelitten.

Wir sprechen über Johns Freund Kent Griswold, der 1990 an Toxoplasmose und damit einhergehenden Komplikationen wie Zytomegalie, MAI und PcP gestorben ist. Ich frage John, ob bei einem solchen Tod überhaupt Platz für Würde ist. Kann etwas von dem sterbenden Leben gerettet werden, damit der Kranke nach so vielen Qualen in seiner letzten Stunde doch noch einen Sinn in allem erkennt? John denkt lange nach, ehe er antwortet. Nicht daß er sich die Frage noch nie gestellt hätte, aber er will sicher sein, daß ich ihn verstehe. Die Suche nach einer schwer faßbaren Würde, so meint er, sei für den Sterbenden selbst belanglos, denn er habe seinen Kampf hinter sich. Gegen Ende könnten seine Freunde an ihm oft keine Zeichen für Bewußtheit mehr erkennen. Würde sei etwas, das unter diesen Umständen nur die Überlebenden suchten, und nur in ihren Köpfen existiere sie, wenn überhaupt.

> Wir Hinterbliebenen suchen nach Würde, damit wir nicht schlecht von uns selbst denken müssen. Wenn die geliebte Person aus Schwäche und Hinfälligkeit ein bestimmtes Maß an Würde nicht wahren kann, springen wir ihr bei und zwingen ihr auf, was unseren Erwartungen entspricht. Es ist unser einziger möglicher Sieg über die Schrecken dieses Todes. Bei einer Krankheit wie Aids müssen wir erleben, wie ein Mensch allmählich seine Individualität und Einzigartigkeit verliert. Gegen Ende unterscheidet er sich nicht mehr vom letzten Kranken, den man diese Qualen hat durchleiden sehen. Es ist bedrückend, wie aus einem Individuum schließlich ein klinischer Fall wird.
> Inwieweit geht es beim »guten Tod« um den Sterbenden und inwieweit um die Menschen, die ihn begleiten? Beides ist miteinander verbunden, die Frage ist nur wie. Für mich hat die Vorstellung eines »guten Todes« in den meisten Fällen wenig mit dem Sterbenden zu tun. Ein »guter Tod« ist relativ, im Grunde läuft alles nur darauf hinaus, die Katastrophe zu begrenzen. Man kann kaum mehr tun, als den Sterbenskranken sauber und möglichst schmerzfrei zu halten und ihn nicht allein zu lassen. Selbst daß es so wichtig sein soll, in den letzten Stunden nicht allein zu sein, stellen wir uns vielleicht nur vor.

Rückblickend komme ich zu dem Schluß – und das mag schroff klingen –, daß der einzige Anhalt, den wir haben, um zu ermessen, ob wir dem anderen bei einem »guten Tod« geholfen haben, wohl das Gefühl der Reue ist. Haben wir alles getan, oder hätten wir doch noch mehr tun können? Wenn wir mit gutem Gewissen sagen können, daß wir nichts ungenutzt gelassen haben, dann haben wir unser Bestes gegeben. Doch auch dieses Urteil ist ganz subjektiv. Am Ende ist man in einer Situation, in der niemand glücklich sein kann. Man hat einen Menschen verloren, und was man dabei fühlt, hat mit »gut« nichts zu tun.

Wenn es etwas gibt, das eine unverbrüchliche Beziehung zwischen Menschen stiftet, dann ist es die Liebe. Wenn wir in der Stunde, die zum Tod führt, Liebe zeigen, dann, glaube ich, verhelfen wir dem anderen zu einem »guten Tod«, wenn so etwas überhaupt in unserer Macht steht. Aber das ist ganz subjektiv.

Während der letzten Wochen im Krankenhaus war Kent nie allein. Welchen Beistand ihm seine Freunde geleistet haben, ob sie noch mehr hätten tun können oder nicht, allein schon ihre ständige Gegenwart war ihm eine Wohltat, die ihm Ärzte und Pfleger, so aufmerksam sie auch sein mochten, so nicht geben konnten. Jeder, der homosexuelle Aidspatienten beobachtet, ist beeindruckt von der Sorge, mit der ein Kreis von Freunden, die nicht unbedingt alle homosexuell sind, sich um den Kranken kümmern und ihm Ehefrau und Familie ersetzen. Dr. Alvin Novick, der sich als einer der ersten für die Aidskranken eingesetzt hat und hohes Ansehen genießt, hat diese gemeinsame hingebungsvolle Fürsorge als

»Geborgenheit spendende Umgebung« bezeichnet. Es handelt sich um einen Akt der Nächstenliebe und noch etwas mehr. John beschreibt es folgendermaßen:

> An Aids erkranken oft Menschen, vor allem homosexuelle Männer, die sich aufgrund einer ganz bewußten Wahlverwandtschaft einen Freundeskreis, eine Art Familie aufgebaut haben. Wenn wir uns füreinander verantwortlich fühlen, dann nicht aus gewöhnlichen sozialen Bindungen heraus. Oft ist es gerade die traditionelle Familie, die uns ablehnt. Um so wichtiger wird für uns der auf Wahlverwandtschaft beruhende Freundeskreis.
>
> Viele Menschen glauben tatsächlich, daß uns Homosexuellen das passieren *mußte*. Sie sehen darin eine Heimsuchung, eine Strafe für unsere Abartigkeit. Deshalb haben wir ein gemeinsames Interesse, daß keiner von uns mit diesem gesellschaftlichen Verdikt allein gelassen wird. Wer an Selbsthaß leidet, dem mag die Ansicht, Aids sei eine Strafe, willkommen sein. Allerdings wissen auch andersdenkende Homosexuelle, daß diese Ansicht von vielen geteilt wird. Wenn wir unsere Freunde mit der Krankheit allein ließen, würden wir sie damit in gewisser Weise dem Urteil der selbstgerechten Welt überlassen.

Kents letzte Wochen, so berichtet John mir, glichen denen anderer Aidskranker und vieler anderer Menschen, deren nachlassende Lebenskraft langsam von der Krankheit aufgezehrt wird. Nach langen Monaten des Kampfes gegen Probleme aller Art schien er an einen Punkt gekommen zu sein, wo er nicht mehr wahrnahm,

daß es mit jeder neuen Komplikation schwieriger wurde, den Gesamtorganismus unter Kontrolle zu halten. Zugleich hörte er auf, gegen die anbrandenden Infektionen zu kämpfen, als sei es ihm nun nicht mehr wichtig zu widerstehen. Vielleicht ging aber auch die Anstrengung, neue Krankheitsschübe geistig zu verarbeiten, einfach über seine mittlerweile sehr begrenzten Kräfte.
Die Einzelheiten der letzten todbringenden Wendung gingen an ihm vorüber. Manche werden diese Gleichgültigkeit aus Erschöpfung vielleicht Zustimmung nennen, aber das Wort suggeriert, der Tod sei willkommen. Eher handelt es sich um das Eingeständnis der Niederlage, das unwillkürliche Anerkennen, daß nun die Zeit gekommen ist, die Waffen zu strecken. Die meisten Sterbenden, ob nun Aidskranke oder Patienten mit anderen todbringenden Krankheiten, scheinen nicht wahrzunehmen, daß sie das letzte Stadium erreicht haben. Einige wenige, deren geistige Fähigkeiten während der Krankheit intakt bleiben, fügen sich ganz bewußt ins Sterben, doch in den meisten Fällen wird den Kranken eine Entscheidung dadurch abgenommen, daß sie in einen Zustand eingetrübter Wahrnehmung oder gar ins Koma fallen. Ärzte wie William Osler und Lewis Thomas sahen in diesem Stadium des Sterbens nur Ruhe und Frieden. Doch in den meisten Fällen kommt dieser Frieden zu spät, um denen noch Trost zu sein, die am Sterbebett wachen.
Als Kent noch nicht so krank war, hatte ihn manchmal die Frage beunruhigt, wieviel Schmerz er wohl erdulden könne und wie qualvoll seine letzten Wochen sein würden. Er wollte zum entscheidenden Zeitpunkt in der Lage sein, selbst zu bestimmen, ob der Kampf weitergehen sollte. Keiner aus seiner Umgebung vermag zu sagen, ob dieser Wunsch in Erfüllung gegangen ist.

Ein einflußreicher Freund hatte Kent ein gutausgestattetes Privatzimmer im Krankenhaus besorgt. In diesem großen Raum schien er mit jedem neuen Tag kleiner zu werden. Man mußte schon genau hinsehen, um ihn zu entdecken. Wie John es ausdrückte: »Er verschwand immer mehr unter den Laken.« Auch als es Kent noch besserging, konnte er nicht ohne fremde Hilfe zur Toilette gehen; später war er die ganze Zeit bettlägrig. Er, der nie ein kräftiger Mann gewesen war, schien nun dahinzuschwinden. Als John mir Kents allmähliches Verschwinden beschrieb, fiel mir wieder ein, was Thomas Browne vor 350 Jahren über das Sterben seines Freundes gesagt hatte: »Am Ende war er nur noch halb so groß und ließ vieles zurück, was er nicht mitnehmen konnte.«

Die Toxoplasmose schritt bei Kent so weit voran, daß er sein Denkvermögen einbüßte und nicht mehr verstand, was um ihn herum vorging. Eine durch den Zytomegalievirus ausgelöste Entzündung der Netzhaut führte zur Erblindung des einen und dann des anderen Auges. Zu diesem Zeitpunkt war er bereits so hinfällig, daß sein Gesicht keinen erkennbaren Ausdruck mehr zeigte. Ob es ein Lächeln oder eine Grimasse war, was ihm die Mundwinkel verzog, war nicht mehr eindeutig festzustellen. Der ganze Körper des Sterbenden hatte eine dunkle Farbe angenommen, besonders im Gesicht. Kent hatte schon früher gesagt, daß er keine aggressive Therapie wolle, wenn keine Aussicht auf Besserung seines Zustands bestehe. Seinem Willen gemäß setzten sich seine Freunde mit den Ärzten ins Benehmen, und gemeinsam bemühte man sich, die für jede neue Phase der Krankheit richtige Entscheidung zu finden. Doch bald gab es keine Entscheidung mehr zu treffen, weil medizinische Hilfe nicht mehr möglich war. Mit Peter Selwyns schlichten Worten: Kents Zeit war gekommen.

Kent nahm Schmerzen und Leid immer weniger wahr. Die Ärzte konnten nichts mehr für ihn tun. »Unsere Aufgabe«, berichtet John, »bestand nur noch darin, ihm das Gefühl unserer Anwesenheit zu geben, zu ihm Verbindung zu halten, sofern er dergleichen überhaupt noch spürte. Vor allem aber wollten wir ihn nicht allein lassen.« Am Ende ging Kent ganz sanft hinüber. John kommt zum letzten Teil der Geschichte:

> Ich war nicht in New York, als er starb, ich verbrachte ein paar Tage hier auf der Farm. Ich kam gerade vom Bus und hörte meinen Anrufbeantworter ab. Es war die Nachricht darauf, Kent sei gestorben. Ich war wie vor den Kopf gestoßen. Als ich ihn das letzte Mal gesehen hatte, war kaum zu erkennen gewesen, daß er noch lebte, auf jeden Fall war er nicht mehr der Kent, den wir früher gekannt haben. Zwar mußte mit seinem baldigen Tod gerechnet werden, aber trotzdem war ich verstört. Der Schock hatte wohl damit zu tun, daß ich die ganze Zeit vorher mit ihm verbracht hatte und jetzt von meinem Anrufbeantworter erfahren mußte, daß er tot war.

Kent starb im Beisein der Freunde, die ihm in den letzten zwei Jahren seines Lebens beigestanden hatten. Er gehörte nicht zu den Homosexuellen und Drogenabhängigen, die von ihren Familien verstoßen werden. Er war Einzelkind, seine Eltern waren bei seiner Geburt schon im vorgerückten Alter, und sie waren Jahre vor ihm gestorben. Ohne die Erinnerung seiner Freunde wäre sein Tod und ebenso sein Leben bald vergessen gewesen.

Was hier über die Fürsorge und Sterbebegleitung Aidskranker geschrieben wurde, soll keineswegs den Anschein erwecken, als sorgten traditionelle Familien sich nur selten um ihre sterbenden aidskranken Kinder oder Ehemänner oder Ehefrauen. Das Gegenteil ist der Fall. Gerald Friedland spricht von der Rückkehr der Eltern, vor allem der Mütter, zu ihren Kindern, von deren Leben und Freunden sie sich Jahre zuvor distanziert hatten. Dies trifft sowohl für Homosexuelle als auch für Drogenabhängige zu. Auch haben nicht alle Homosexuellen und nicht alle Drogenabhängigen mit ihren Familien gebrochen, daher ist es nicht ungewöhnlich, daß junge Aidskranke die letzten Monate im Familienkreis verbringen, zu dem sich mitsorgende Freunde oder ein Partner gesellen. Im allgemeinen können Angehörige des Mittelstands sehr viel leichter ihre Arbeitsstelle oder einen weitentfernten Wohnsitz verlassen als die Mitglieder einer Familie aus innerstädtischen Slums, für die ein Tag Abwesenheit von der Arbeit nicht nur weniger Lohn, sondern häufig auch den Verlust des Jobs bedeutet. Ich habe von Müttern gehört, denen zur gleichen Zeit vier Kinder an Aids starben. Das Virus sorgt für Schicksale, die über alle Vorstellungskraft gehen.

Am Sterbelager junger Menschen wachen Mütter und Ehefrauen, Gatten und Lebensgefährten, Schwestern, Brüder und Freunde, und alle tun ihr möglichstes, um dem Tod etwas von seinem Schrecken zu nehmen. Wie in alten Zeiten, wenn ein Kind im Sterben lag, lassen sich die leise murmelnden Stimmen der Eltern und Angehörigen vernehmen, manchmal kaum hörbar, wie es der Stille in der Nähe des Todes geziemt. Mit sanften Worten wird Mut zugesprochen, und es wird gebetet. Wie oft sind schon die Worte des biblischen Königs David wiederholt worden, als er über der Leiche seines erschlagenen Sohnes Absalom weinte, mit dem er sich zerstritten hatte:

Mein Sohn Absalom,
Mein Sohn, mein Sohn Absalom!
Wollte Gott, ich wäre für dich gestorben!
O Absalom, mein Sohn, mein Sohn!

Gerald Friedland spricht von einer »Verkehrung des normalen Lebenszyklus«: Eltern tragen ihre Kinder zu Grabe. Ein Atavismus ist zurückgekehrt, gerade als wir glaubten, die Wissenschaft habe solch verheerenden Seuchen ein für allemal ein Ende gesetzt. Das Virus treibt sein Unwesen, und die natürliche Ordnung ist auf den Kopf gestellt. Mit AZT, dem derzeit besten Medikament, das uns in der Therapie zur Verfügung steht, versuchen wir die reverse Transkriptase und damit den gesamten Prozeß, der den Lebenszyklus auf den Kopf stellt, zu stoppen. Die Therapie schlägt an, allerdings nicht so gut wie erwartet, und der Tod rafft weiterhin die Jungen und sehr Jungen dahin, während die Älteren nur dabeistehen und trauern können.

Welche Würde und welchen Sinn wir einem solchen Tod abringen können, vermögen wenn überhaupt nur die Menschen zu sagen, die ihr Leben denen verschrieben haben, die es bald verlieren werden. Die vielen jungen Menschen, die in Pflegeberufen tätig sind und deren Einsatz den jungen Sterbenden gilt, wundern sich über soviel Uneigennützigkeit in einer Welt, die man ihnen als zynisch geschildert hat. Ihre eigene tägliche Arbeit straft die Zyniker Lügen. Was sie tun, verdient Respekt und Anerkennung, denn sie haben eigene Ängste überwunden, um sich in den Dienst der Aidspatienten zu stellen. Sie fällen kein moralisches Urteil, sie machen keinen Unterschied zwischen gesellschaftlichen Klassen, bestimmten Formen der Infektion oder der Zugehörigkeit zu dieser oder jener sogenannten Risikogruppe. Camus hat es sehr gut gesagt: »Was für alle Übel in der Welt gilt, trifft auch auf die Pest zu. Sie hilft Menschen, über sich selbst hinauszuwachsen.«

Gerade wenn immer wieder von unwilligen Ärzten oder Chirurgen mit Aids-Phobie berichtet wird (einer Umfrage unter niedergelassenen Ärzten zufolge würden 20 Prozent es vorziehen, HIV-infizierte Patienten im gegebenen Fall nicht zu behandeln), ist es ermutigend zu wissen, daß Aidskranke so aufopferungsvoll von Freunden, Familienangehörigen, von Ärzten und Pflegern umsorgt werden. Junge Menschen, die Aidskranke pflegen, tragen die zusätzliche Bürde, daß sie sich in den Dienst von Sterbenden stellen, die erst so alt wie sie oder doch nur zehn Jahre älter sind. Diese Ungerechtigkeit der Natur empört uns wohl am meisten. Das Aidsvirus raubt uns viele der Menschen, mit denen wir die Zukunft gestalten wollten. Von den vielen jungen Aidstoten kann mit Recht gesagt werden, was der Neurochirurg Harvey Cushing siebzig Jahre zuvor trauernd über seine im Ersten Weltkrieg gefallenen Kameraden geschrieben hat: »Sie sind doppelt tot, weil so jung gestorben.«

X

Die Bösartigkeit des Krebses

Es war einmal ein kleiner Schornsteinfeger, der hieß Tom. Das ist ein kurzer Name, und ihr habt ihn sicher schon gehört, ihr könnt ihn euch also gut merken. Tom lebte in einer großen Stadt im Norden, wo viele Schornsteine gefegt werden mußten. So konnte Tom viel Geld verdienen, und sein Meister konnte viel Geld ausgeben. Tom konnte weder schreiben noch lesen, aber das war ihm auch nicht wichtig. Er wusch sich nie, weil es in dem Haus, in dem er wohnte, kein Wasser gab. Das Beten hatte ihm niemand beigebracht. Er hatte noch nie etwas von Gott oder von Jesus Christus gehört, nur in Ausdrücken, die ihr noch nie gehört habt und die er besser nicht gehört hätte. Die Hälfte der Zeit weinte, die andere Hälfte lachte er. Er weinte, wenn er in die dunklen Schlote steigen mußte und sich die Knie und Ellenbogen wundscheuerte, wenn er Ruß in die Augen bekam, was an jedem Tag der Woche geschah, und wenn er nicht genug zu essen hatte, was ebenfalls täglich der Fall war.

So beginnt Charles Kingsleys 1863 erschienener Kinderbuchklassiker *Wasserkinder.* Der Held des Buches Tom ist ein sogenannter »Kletterjunge«, wie die englische Oberschicht es damals beschönigend nannte. Er brauchte für seinen Beruf weder besondere Fähigkeiten noch eine lange Ausbildung. Seine Leidensgenossen nahmen die Arbeit zumeist im zarten Alter zwischen vier und zehn Jahren auf. Sein Tagewerk begann so: »Nach ein oder zwei wimmernden Lauten und nach einem Tritt seines Meisters kroch Tom in die Esse und kletterte den Schlot hinauf.«
Die damaligen Kamine hatten mit den senkrechten Abzügen späterer Kamine nur wenig gemein. Aber schon zu Kingsleys Zeiten, also Mitte des neunzehnten Jahrhunderts, waren sie weniger verwinkelt als 1775, als der britische Chirurg Percivall Pott sich mit den Risiken von Toms Berufszweig befaßte. Zu Potts Zeiten war das Innere eines Schlotes nicht nur unregelmäßig gekrümmt, sondern der Abzug verlief unangenehmerweise auch über eine kurze Strecke in horizontaler Richtung, bevor er dann in den eigentlichen vertikalen Schlot einmündete. Aufgrund seines verwinkelten Verlaufs hatte der Abzug zahlreiche Kanten, Ritzen und ebene Oberflächen, an denen sich Ruß ablagerte. Ein Junge, der sich im Schlot nach oben arbeiten mußte, rieb sich zwangsläufig die Haut auf, besonders an den Gliedmaßen und an den Genitalien.
Daß auch der Intimbereich bei dieser schmutzigen Arbeit in Mitleidenschaft gezogen wurde, hängt damit zusammen, daß die kleinen Kletterer ihre Arbeit zumeist völlig nackt verrichteten und so mit dem Ruß überall in Kontakt kamen. Ihre Haut war ungeschützt, weil sie – zumindest aus der Sicht der Meister – keine Kleider tragen durften: Die Schlote hatten einen Durchmesser zwi-

schen dreißig und sechzig Zentimetern. Die Arbeit konnte also nur von schmächtigen Jungen verrichtet werden; eine dicke Schicht Kleider hätte sie stark behindert. Die Meister der Schornsteinfeger schickten ihre kleinen Lehrbuben also allmorgendlich mit einem Tritt in den rußgeschwärzten nackten Hintern die engen stikkigen Abzüge hinauf.

Die Lage der jungen Schornsteinfeger wurde durch ihre Lebensgewohnheiten noch verschlimmert. Als Angehörige der Unterschicht der englischen Gesellschaft hatten sie nie etwas von Körperpflege gehört. Viele hatten kein Elternhaus, und keine liebende Mutter hatte sie je angehalten, gelegentlich in eine Badewanne zu steigen. Viele waren Findelkinder. Die teerhaltigen Rußpartikel fraßen sich vor allem am Hodensack über Monate und Jahre in die Falten und Poren der Haut. Dies wurde vielen nach einem elenden Leben zum Verhängnis.

Percivall Pott (1714–1788), der bedeutendste Londoner Chirurg seiner Zeit, kannte die erbärmliche Lebenssituation englischer Schornsteinfeger bestens. »Das Los dieser Menschen«, klagte er, »scheint besonders hart: In der frühen Kindheit werden sie meistens brutal mißhandelt, sie hungern und erfrieren fast. Man jagt sie enge und zuweilen heiße Kamine hinauf, in denen sie sich blaue Flecken holen, sich verbrennen und fast ersticken. Wenn sie in die Pubertät kommen, werden sie seltsam anfällig für eine ekelerregende, schmerzhafte tödliche Krankheit.« Pott prangerte diese skandalösen Zustände 1775 in einem längeren medizinischen Aufsatz an, der den Titel trug: »Chirurgische Beobachtungen zum grauen Star, zu Nasenpolypen, zum Krebs am Hodensack, zu verschiedenen Arten von Brüchen und zu Veränderungen der Zehen und Füße.« Es handelt sich um die erste bekannte Beschreibung einer berufsbedingten

Krebserkrankung. Zwar brauchte die Krankheit für ihre Entwicklung Jahre, doch bei manchen Patienten brach sie schon in der Pubertät aus. Anfang des neunzehnten Jahrhunderts wurde sogar der Fall eines Achtjährigen bekannt.

Was Pott beschrieb, war nichts anderes als die gefährliche Krebserkrankung, die heute als Schornsteinfegerkrebs oder Carcinoma asbolicum bekannt ist. Auf den Hodensäcken seiner jungen Patienten zeigte sich »eine oberflächliche, schmerzhafte und ausgefranste böse Entzündung mit harten und erhöhten Rändern, von der Zunft auch Rußwarze genannt ... Sie wandert den Samenleiter hinauf in den Unterleib ... Dort befällt sie einige Bauchorgane und entfaltet sehr rasch ihre schmerzhafte und zerstörerische Wirkung.«

Pott wußte nur zu gut, daß dieser Krebs des Hodensacks stets tödlich verlief, von den seltenen Fällen abgesehen, in denen die Wucherung früh erkannt und chirurgisch beseitigt wurde. Immer wieder hatte er junge Patienten durch eine Operation zu retten versucht. Vor Erfindung der Narkose bedeutete dies, daß die Patienten schreiend auf den Operationstisch geschnallt und von kräftigen Gehilfen festgehalten wurden, damit die Tortur des Eingriffs überhaupt durchgeführt werden konnte. Eine Operation kam allerdings nur bei Jungen in Frage, bei denen die Krebsgeschwulst noch lokal begrenzt war.

Die Operation war auch seelisch grausam: Die unglücklichen Jungen oder Jugendlichen verloren einen Hoden und den halben Hodensack. Um Infektionen zu verhindern, drückte man auf die blutende Operationswunde ein glühendes Eisen. Von Versuchen, die Brandwunden anschließend zu vernähen, kam man ab, weil sich stets eitrige Entzündungen bildeten. So ließ man sie einfach offen, damit brandiges Gewebe abgestoßen wurde und

die eitrige Flüssigkeit während der langen Monate der Heilung abfließen konnte.
Die Ergebnisse rechtfertigten die körperlichen und seelischen Qualen nur selten. Die Nachuntersuchungen der Patienten entmutigten Pott: »Obwohl die Wunden nach solchen Operationen bisweilen gut verheilten und die Patienten das Krankenhaus scheinbar wohlauf verlassen konnten, kamen sie im allgemeinen innerhalb weniger Monate mit dem gleichen Leiden am anderen Hoden oder in den Lymphdrüsen der Leistengegend wieder. Andere waren totenbleich und völlig entkräftet. Da sie unter starken Leibschmerzen litten, konnte man mit Sicherheit davon ausgehen, daß ein Bauchorgan befallen war. Dann folgte ein qualvoller Tod.« Pott schildert den Krankheitsverlauf anschaulich, aber er untertreibt noch die Qualen, die seine unglücklichen Patienten bis zu ihrem Tod erleiden mußten.
Wie Pott beobachtete, begann die Krankheit als abnorme lokale Wucherung, die sich unaufhaltsam ins umliegende Gewebe hineinfraß und brandige Geschwüre bildete. Er veröffentlichte seine Studie zu einer Zeit, in der die These, daß eine Krankheit durch Einwirkung von Fremdmaterialien ausgelöst werden könne, auf fruchtbaren Boden fiel. Erst kurz zuvor hatten namhafte medizinische Forscher den Gedanken formuliert, daß lebendes Gewebe zur Erfüllung seiner Funktionen einen äußeren Reiz, eine sogenannte »Irritation«, benötige. Vom Konzept der Irritation war es nur ein kleiner Schritt zur Vorstellung, daß Organe sich durch übermäßige Reizung entzünden und daran erkranken. Pott vertrat die Ansicht, der Krebs an den Genitalien von Schornsteinfegern rühre unmittelbar von einer Entzündung her, die durch die chemische Einwirkung des Rußes hervorgerufen werde.

Heute warnen die Gesundheitsminister der westlichen Industrieländer auf jeder Zigarettenpackung vor den gefährlichen Folgen des Rauchens, und die meisten Menschen nehmen diese Warnung ernst. Daß Teerstoffe und Harze Krebs erregen können, wissen inzwischen alle gebildeten Menschen – und die meisten wissen auch, daß die krebserregende Wirkung dieser Stoffe auf einer dauernden Reizung des Körpergewebes beruht. Diese Einsicht mußte sich bei den Ärzten allerdings erst durchsetzen. Als Percivall Pott die Vermutung vorbrachte, der Schornsteinfegerkrebs werde durch die Einwirkung von Ruß hervorgerufen, stand die allgemeine Theorie von Reizung und Entzündung noch auf schwankendem Boden, und später wurde sie zum größten Teil sogar wieder verworfen. Auch die Schornsteinfeger, die ihre Berufskrankheit doch »Rußwarze« nannten, schienen bis dahin nicht auf die Idee gekommen zu sein, sich durch gelegentliches Waschen einen schlimmen Leidensweg zu ersparen. Sie nahmen die Krankheit als unvermeidliches Berufsrisiko hin.
Trotzdem fand Potts Hypothese, der Krebs der Schornsteinfeger werde durch die ständige Einwirkung von Ruß verursacht, in der Ärzteschaft auf Anhieb Zustimmung. Dies führte unmittelbar zu einem Beschluß des Parlaments, wonach Schornsteinfeger ihre Lehre nicht vor dem achten Lebensjahr beginnen durften; zudem mußte ihnen Gelegenheit gegeben werden, mindestens einmal in der Woche zu baden. 1842 betrug das gesetzliche Mindestalter für Schornsteinfeger schon einundzwanzig Jahre. Das Gesetz wurde allerdings häufig gebrochen, so daß die Arbeit zwanzig Jahre später, als Charles Kingsley die *Wasserkinder* schrieb, noch immer von zahlreichen Minderjährigen verrichtet wurde.
Schon zu Hippokrates' Zeiten und früher hatten grie-

chische Ärzte eine bestimmte Vorstellung von der zerstörerischen Wirkung bösartiger Geschwülste. Sie gaben den harten Schwellungen und Geschwüren, die sie häufig in der weiblichen Brust ertasteten oder aus dem Mastdarm oder der Vagina herauswuchern sahen, je nach Beschaffenheit verschiedene Namen. Um eine solche Geschwulst von der gutartigen, *onkos* genannten Geschwulst zu unterscheiden, verwendeten sie das Wort *karkinos,* »Krebs«, das sich interessanterweise aus der indoeuropäischen Wurzel für »hart« ableitet. Der Begriff *karkinoma* mit der Nachsilbe *oma* für »Tumor« bezeichnete bösartige Wucherungen. Im Deutschen wurde daraus »Karzinom«. *Onkos* dagegen wird heute für alle, also auch für bösartige Tumoren gebraucht; deshalb heißt ein Facharzt für Geschwulstkrankheiten Onkologe.

In der Antike glaubte man, Karzinome oder bösartige Geschwülste würden durch Stauung eines überschüssigen Körpersaftes hervorgerufen, der sogenannten Schwarzen Galle oder *melan cholos* (von *melas*, »schwarz«, und *cholos*, »Galle«). Da Leichenöffnungen bei den alten Griechen unüblich waren, waren ihnen lediglich die eitrigen Geschwülste von Brust und Haut bekannt oder Tumoren, die bereits aus dem Mastdarm und dem weiblichen Genital herauswucherten. Ihre phantasievolle Erklärung für das Entstehen des Krebses wurde gestützt durch die Beobachtung, daß Krebspatienten melancholisch waren, wofür es natürlich eine viel einleuchtendere Erklärung gibt.

Die Ärzte wählten den Ausdruck *karkinos* oder Karzinom wie viele andere medizinische Fachbegriffe aufgrund dessen, was sie mit bloßem Auge beobachteten oder mit den Fingern abtasteten. Galen, ein griechisch-römischer Arzt des zweiten nachchristlichen Jahrhunderts, der das damals verfügbare Wissen sammelte und zu einem eindrucksvollen medizinischen Lehrgebäude verarbeitete, verglich die verhärtete, ins Fleisch einwuchernde Masse mit den eitrigen Geschwüren in der Mitte, die er so oft auf der weiblichen Brust sah, mit einem »Krebs, dessen Beine in alle Richtungen wachsen«. Dabei wuchert ein Krebs nicht nur mit den »Beinen«, sondern mit dem gesamten Körper immer weiter in den Leib seines Opfers hinein.

Er ähnelt einem Parasiten, der seine Klauen ins Fleisch einer wehrlosen Beute schlägt. Unaufhörlich erweitert er den Radius seiner tödlichen Umklammerung und frißt sich tiefer und tiefer ins Gewebe. Dieser lautlose Vorgang hat keinen erkennbaren Anfang; er endet, wenn der Krebs aus seinem Opfer das letzte Stück Lebenskraft gesogen hat.

Noch bis in die zweite Hälfte des neunzehnten Jahrhunderts galt der Krebs als Krankheit, die sich heimlich vorwärtsarbeitete und erst in Erscheinung trat, wenn sie bereits so viel Körpergewebe zerstört hatte, daß der ausgezehrte Kranke ihr keinen Widerstand mehr entgegensetzen konnte. Als bösartiger Wundbrand würgte der Krebs dann gleichsam das Gewebe wieder aus, das er in sich hineingefressen hatte.

Heute weiß man es besser. Im Licht der modernen Forschung offenbart der Krebs ein anderes Gesicht. Er arbeitet sich durchaus nicht langsam durchs Gewebe, sondern zeigt bei seinen Attacken eine rasende Zerstörungswut. Bei seinem Blitzkrieg gegen den menschlichen Organismus hält ihn nichts auf. Krebszellen verhalten sich wie eine barbarische Horde plündernder Soldaten, die keiner Führung mehr gehorchen. Forscher sprechen in diesem Zusammenhang von »Autonomie«. Durch ihre Form und ihre rasante Vermehrung brechen Krebszellen mit allen Regeln des geordneten Wachstums im gesunden Zellverband, der sie mit Nährstoffen versorgt und den sie schließlich vernichten. In diesem Sinn ist Krebs kein Parasit. Und Galen hat unrecht, wenn er ihn *praeter naturam* nennt, »außerhalb der Natur«. Die ersten Krebszellen entstehen aus gesunden Mutterzellen. Sie werden abgestoßen, weil sie unförmig sind und ihre Aufgaben im Gesamtorganismus nicht erfüllen. Sie benehmen sich dann in der intakten Gemeinschaft gesunder Körperzellen wie ein randalierender Haufen von Chaoten.

Noch besser bezeichnet man sie als Bande jugendlicher Verbrecher. Denn Krebs gilt heute als eine Krankheit, die auf der unvollkommenen Reifung junger Zellen beruht. Unter normalen Bedingungen werden abgestorbene Zellen ständig durch neue ersetzt, nicht nur durch Teilung jüngerer Gewebszellen, sondern vor allem durch die Aktivität einer Zellart, die speziell für die Reproduktion von Körperzellen zuständig ist: Die sogenannten Stammzellen sind unreife Zellen mit der Fähigkeit, neues Gewebe zu bilden. Ihre Tochterzellen machen beim Reifungsprozeß mehrere Stadien durch. Dabei verlieren sie zunehmend die Fähigkeit zur raschen Vermehrung und können dafür immer besser die Aufgaben erfüllen, für die sie bestimmt sind. So kann eine voll ausgereifte Zelle der Darmwand hervorragend Nährstoffe aus dem Darminhalt absorbieren, während ihre Fähigkeit zur Teilung zurückgegangen ist. Das gleiche gilt für eine ausgereifte Zelle der Schilddrüse, die die Fähigkeit zur Bildung des Schilddrüsenhormons erworben hat. Die Analogie zum Sozialverhalten eines ganzen Organismus, wie des Menschen, ist unübersehbar.

Eine Krebszelle ist eine Zelle, die die Fähigkeit zur »Differenzierung« verloren hat. Mit diesem Begriff bezeichnen Forscher die normale Zellentwicklung, bei der die

Zellen nach verschiedenen Reifestadien schließlich die Funktionen übernehmen, für die sie bestimmt sind. Eine Wucherung aus unreifen, also undifferenzierten Zellen heißt nach dem griechischen Wort für »Neubildung« Neoplasma. Im neueren Sprachgebrauch bedeutet Neoplasma das gleiche wie Tumor. Tumoren, deren Zellen bei der Differenzierung dem Reifestadium besonders nahe gekommen sind, sind weniger gefährlich und werden deshalb als »gutartig« bezeichnet. Die Zellen eines gutartigen Tumors vermehren sich nicht so unkontrolliert wie die einer Krebsgeschwulst. Sie sind bereits gut differenziert und ähneln unter dem Mikroskop stark ihren ausgereiften Entsprechungen. Ein solcher Tumor wächst langsam, er infiltriert das umgebende Gewebe nicht und wandert nicht in entferntere Körperbereiche. Oft umgibt ihn eine bindegewebige Kapsel, und er wird nur sehr selten gefährlich.

Ein bösartiges Neoplasma, also eine Krebsgeschwulst, ist eine Wucherung völlig anderer Art. Genetische, umweltbedingte oder andere Einflüsse haben den Reifungsprozeß in einem so frühen Stadium zum Erliegen gebracht, daß die Zellen sich ungehindert vermehren. Sie haben keine ausreichend hohe Entwicklungsstufe erreicht, um ihre Aufgaben als Körperzellen zu erfüllen, und sie sehen auch ganz anders aus. Krebszellen bleiben gewissermaßen in einem Alter stecken, in dem sie die gesellschaftlichen Spielregeln ihrer Umgebung noch nicht richtig beherrschen. Sie neigen wie unreife Heranwachsende zu maßlosem Verhalten und handeln ohne Rücksicht auf die Bedürfnisse ihrer Nachbarn.

Als unreife Körperzellen nehmen Krebszellen an den komplexen Stoffwechselaktivitäten der gesunden Zellen in ihrer Umgebung nicht teil. Eine Krebszelle im Darm beteiligt sich nicht an den Verdauungsvorgängen, die sich in gesunden Darmzellen abspielen. Eine Krebszelle in der Lunge ist nicht an der Atmung beteiligt. Gleiches gilt für fast alle anderen bösartigen Tumorzellen. Sie vermehren sich unkontrolliert, statt bei der Erfüllung der Aufgaben zu helfen, mit denen eine bestimmte Gewebsart das Überleben des Gesamtorganismus sichert. Die entarteten Zellen vermehren sich massenhaft und behindern so den umliegenden Zellverband in seiner Funktion. Sie sind nicht produktiv, sondern rein reproduktiv – und dadurch zerstörerisch.

Anders als gesunde Körperzellen sterben Krebszellen auch nicht ab, wenn ihre Zeit gekommen ist. In der Natur ist der Tod die letzte Stufe im normalen Reifungsprozeß der Zelle. Bösartige Zellen erreichen sie nicht, so daß ihre Lebensdauer potentiell unbegrenzt ist. Was für Dr. Hayflicks Fibroblasten gilt, gilt nicht für die Zellpopulation einer bösartigen Wucherung. Im Labor gezüchtete Krebszellen können unbegrenzt weitere Tumorzellen hervorbringen. Sie sind »immortalisiert«, wie man in der Forschung sagt. Potentielle Unsterblichkeit und unkontrollierte Vermehrung sind ihre gefährlichsten Verstöße gegen die Regeln des gesunden Organismus. Beides zusammen ist der Hauptgrund dafür, warum sich ein Krebs anders als gesundes Gewebe sein ganzes Leben lang ausbreitet.

Der Krebs hält sich an keine Gesetze und wuchert rücksichtslos auf Kosten seiner Umgebung. Ein bösartiger Tumor ist eine anarchische Gesellschaft unreifer Zellen, die den Zellverband zerstören, der sie hervorgebracht hat. Es gibt keine Möglichkeit, die Reifung solcher Zellen nachträglich zu beeinflussen. Man kann nur versuchen, sie zu vernichten oder wenigstens ihre weitere Vermehrung zu stoppen.

Später wird noch die Rede davon sein, daß ein solcher

anarchischer Zellverband sich nicht mit einer lokalen Ausbreitung begnügt. Er sät in allen Körperregionen Zellen aus, die dann zu wuchern beginnen und weitere Zerstörungen anrichten, die schließlich dem Krebs selbst zum Verhängnis werden. Da Krebs den Gesamtorganismus, der ihn am Leben erhält, vernichtet, bereitet er sich selbst den Untergang. Schon bei der Entstehung trägt er in sich den Keim der Selbstzerstörung.
Krebszellen sind in jeder Hinsicht nonkonformistisch, aber nur in einem negativen Sinn. Sie verhalten sich anders als gesunde Körperzellen und heben sich schon rein äußerlich von ihnen ab. Eine Krebszelle behält die Gestalt ihres unreifen Stadiums bei. Diese Eigenschaft der bösartigen Tumorzelle nennt man nach dem griechischen Wort für »formlos« Anaplasie. Die Krebszelle gibt sie bei der Reproduktion an alle Tochterzellen weiter.
Allerdings weicht die äußere Erscheinung von Tumorzellen außer bei ungewöhnlichen Krebsen niemals so sehr vom Aussehen entsprechender gesunder Zellen ab, daß ihre Herkunft aus einem bestimmten Körpergewebe nicht mehr feststellbar wäre. Die verwandtschaftlichen Beziehungen zum gesunden Gewebe zeigt gewöhnlich schon ein genauer Blick durchs Mikroskop. So kann man einen Tumor des Darms identifizieren, weil seine Zellen noch immer einige charakteristische Züge gesunder Darmzellen aufweisen. Selbst wenn der Blutstrom eine Tochtergeschwulst in die entfernte Leber getragen hat, läßt sich die Identität dieser Krebszellen trotz Anaplasie ermitteln. Obwohl Krebszellen scheinbar keinen Regeln mehr gehorchen, weisen sie noch immer einige Merkmale des Zellverbandes auf, dessen Zerstörung sie in Angriff genommen haben.
Die beiden Eigenschaften der Autonomie und Anaplasie

bestimmen unser heutiges Verständnis von Krebs. Ob man im Zusammenhang mit Krebszellen nun von »unförmig« und »unkontrolliert« oder gelehrter von Anaplasie und Autonomie spricht: Die Zellen sind im wissenschaftlichen Sinn bösartig, weil sie den Gesamtorganismus, in dem sie entstanden sind, zwangsläufig zugrunde richten.

Die Anaplasie bösartiger Tumorzellen zeigt sich am deutlichsten an ihrer unregelmäßigen Form. Während sich gesunde Zellen von den Nachbarzellen ihres Verbandes äußerlich kaum unterscheiden, haben die Zellen einer Krebspopulation gewöhnlich eine individuelle Form und Größe, und sie sind unregelmäßig angeordnet. Sie erscheinen aufgebläht, abgeflacht, in die Länge gezogen, gestaucht oder auf andere Weise deform. Und sie agieren völlig unabhängig voneinander. Daß es unter ihnen weder Kommunikation noch Abstimmung gibt, ist durch genetische Veränderungen bedingt. Einige Ursachen dieser Veränderungen, zu denen Umwelteinflüsse und der Lebensstil des Krebskranken gehören, sind bekannt und teils gut erforscht; andere liegen bislang noch im dunkeln.

Trotz der ungewöhnlichen Form und unterschiedlichen Größe müssen die Zellen einer bösartigen Geschwulst nicht immer völlig unregelmäßig sein. Einige Krebsarten weisen seltsamerweise einheitlich geformte Zellen auf und überraschen durch ein ungewohntes Maß an Regelmäßigkeit. Ihre Zellen reproduzieren Myriaden fast identischer Nachkommen, einförmiger Keime des Todes, die sich indes alle von Zellen des Muttergewebes unterscheiden. Beim Krebs ist nicht einmal die Unregelmäßigkeit der Zellform sicher.

Der Kern oder Nukleus einer Krebszelle ist größer und auffälliger als ein gesunder Zellkern, und manchmal ist er ebenso mißgestaltet wie die ganze Zelle. Er nimmt Färbemittel stärker an als das umliegende Protoplasma und erscheint unter dem Mikroskop deutlich dunkler. Ein solcher Nukleus verhält sich auch ganz anders als der einer normalen Zelle: Bei der Mitose, der Kernteilung, spaltet er sich nicht in zwei symmetrische Hälften. Die Chromosomen mit der Erbinformation ordnen sich vor der Teilung zu einem jeweils neuen bizarren Muster an. Beobachtet man die Tumorzellen einiger Krebsarten unter dem Mikroskop, entdeckt man, daß ihre Teilungsrate um ein Vielfaches über der gesunder Gewebszellen liegt. Und jede Zelle teilt sich auf ihre ganz eigene Art. So überrascht es nicht, daß die Tochterzellen, die in einer solchen krankhaften Wucherung entstehen, sich ins umliegende Gewebe nicht eingliedern können. Und sie verhalten sich in ihrer »Andersartigkeit« sehr aggressiv: Sie wandern in die Verbände der Nachbarzellen ein und verdrängen sie bei ihrem weiteren Vormarsch.

Mit einem Wort, Krebszellen verhalten sich asozial gegenüber den Mitgliedern des funktionierenden Zellverbandes. Sie haben sich von allen Zwängen gesunder Zellen befreit, und wenn sie sich irgendwo eingenistet haben, wuchern sie unkontrolliert weiter. Nichts kann sie aufhalten. Sie fressen sich in lebenswichtige Strukturen wie Blutgefäße oder Knochen hinein, legen die Funktion von Organen lahm und entziehen dem Organismus alle Lebenskraft.

Der Prozeß einer bösartigen Zellwucherung beginnt im mikroskopischen Bereich. Ist der Vorgang erst richtig in Gang gekommen, läuft er unaufhaltsam weiter. Schließlich ist der Tumor mit bloßem Auge sichtbar und mit den Fingern zu spüren. Anfangs ist er noch klein und räumlich begrenzt, so daß er noch keine Beschwerden verursacht. Bemerkt der Krebskranke ihn, ist es oft

schon zu spät. Besonders in unempfindlichen Organen kann ein Tumor eine beträchtliche Größe erreichen, bevor er Symptome verursacht. Nicht umsonst gilt Krebs als ein Mörder, der auf leisen Sohlen kommt.
Eine Niere beispielsweise kann einen erstaunlich großen Tumor beherbergen, von dem der Erkrankte erst erfährt, wenn er sich im fortgeschrittenen Stadium durch Blut im Urin oder dumpfe Schmerzen in der Seite bemerkbar macht. Ein Chirurg steht bei einer Operation dann vor der Schwierigkeit, daß der Tumor bereits in ausgedehnte Teile des umliegenden Gewebes hineingewuchert ist. Die gewöhnlich braune, symmetrische und glatte Oberfläche der Niere sieht in einem großen Bereich wie angefressen aus. Sie zeigt eine unregelmäßig gelappte Ausbuchtung, die rauh und hart beschaffen und grau verfärbt ist. Die Wucherung in der Niere hat sich bis an die Oberfläche durchgefressen und ist ins umliegende Fettgewebe eingewandert. Der Chirurg hat eine verschrumpelte, unförmige Masse Fleisch vor sich, von der akute Gefahr für den ganzen Organismus ausgeht. Der Krebs ist der besondere Feind des Chirurgen.
Abnorme Zellstruktur und aggressives Wachstum sind nur zwei der vielen Aspekte, die eine bösartige Wucherung kennzeichnen. Besonders heimtückisch ist die Fähigkeit der Krebszellen, die Abstoßungsreaktionen des Gewebes gegen körperfremdes Material auszuschalten. Theoretisch müßten Krebszellen von einem intakten Immunsystem als fremdes oder »andersartiges« Gewebe ausgemacht und wie ein Virus vernichtet werden. Bis zu einem gewissen Grad geschieht dies auch tatsächlich. Nach Auffassung zahlreicher Forscher produziert ein Körper sogar laufend Krebszellen, die dann aber durch die körpereigene Abwehr erkannt und vernichtet werden. Bösartige Geschwülste entwickeln sich demnach nur

in den seltenen Fällen, in denen das Kontrollsystem versagt. Gestützt wird diese Annahme durch die Tatsache, daß Patienten mit der Immunschwächekrankheit Aids deutlich öfter an Tumoren wie einem bösartigen Lymphom (Lymphknotengeschwulst) oder Sarkom (Bindegewebsgeschwulst) erkranken. Überhaupt liegt die Krebsrate bei Personen mit einem geschwächten Immunsystem ungefähr zweihundertmal höher als bei der übrigen Bevölkerung, beim Kaposi-Sarkom sogar vierhundertmal. Ein besonders vielversprechender Ansatz in der medizinischen Forschung befaßt sich gegenwärtig mit der körpereigenen Abwehr gegen Tumorzellen. Dabei geht es darum, die Fähigkeit des Körpers zu stärken, auf die von Krebszellen hervorgebrachten Antigene zu reagieren. Zwar liegen bereits einige positive Ergebnisse vor, doch ist der Durchbruch noch nicht gelungen.

Um ihre Funktion und Lebensfähigkeit aufrechtzuerhalten, brauchen Körperzellen ein komplexes Gemisch aus Nährstoffen und Wachstumsfaktoren. Sie werden ihnen über eine Nährlösung zugeführt, die sogenannte Extrazellulärflüssigkeit, die durch den Blutkreislauf ständig mit Nährstoffen angereichert und von Abfallstoffen gereinigt wird. Die Extrazellulärflüssigkeit besteht zu einem Fünftel aus Blutplasma. Bei den verbleibenden vier Fünfteln handelt es sich überwiegend um die Flüssigkeit zwischen den einzelnen Zellen. Diese Flüssigkeit macht ungefähr 15 Prozent des Körpergewichtes aus. Bei einem Mann von 75 Kilogramm sind dies etwas über 11 Liter. Der französische Physiologe Claude Bernard führte im neunzehnten Jahrhundert für die innere Umgebung der Zellen im lebenden Organismus den Begriff des *Milieu intérieur* ein. Zellen, die sich zu einem hochkomplexen Verband zusammengeschlossen haben, werden also wie ihre einzelligen Vorfahren im Urmeer von einer lebensspendenden Flüssigkeit umspült, die sie mit Nährstoffen versorgt und die Entsorgung der giftigen Abfallstoffe übernimmt. Bösartige Tumorzellen kennzeichnet dagegen eine verminderte Abhängigkeit von den Nährstoffen und Wachstumsfaktoren der Extrazellulärflüssigkeit. Diese Eigenschaft versetzt sie in die Lage, auch in Gewebebereiche hineinzuwuchern, die weniger gut versorgt werden.

Obwohl eine einzelne bösartige Zelle mit weniger Nahrung auskommt als eine gesunde, entsteht durch ungezügelte Vermehrung eine große Zellpopulation, deren wachsender Bedarf an Nahrung das Angebot bald übersteigt. Da die Neubildung von Blutgefäßen mit dem rasch wachsenden Tumor nicht Schritt halten kann, entsteht ein Versorgungsmangel.

So kann es passieren, daß ein Teil der Wucherung durch Unterernährung oder Sauerstoffmangel wieder zugrunde geht: Die Krebsgeschwulst bildet Geschwüre und verursacht Blutungen. In ihrem Zentrum oder am Rand könnten sogenannte Nekrosen (nach dem griechischen *nekrosis* für »Absterben«) auftauchen, schmierige Ablagerungen abgestoßenen toten Gewebes. Vor hundert Jahren, als die Amputation noch nicht zu den üblichen Behandlungsmethoden bei Brustkrebs gehörte, war der Tod für die unglücklichen Patientinnen nicht immer das schlimmste Übel: Die Geschwulst fraß sich durch die Haut an die Oberfläche und bildete brandige, eitrige Wunden. Nicht umsonst hieß das Karzinom bei den Ärzten der Antike der »stinkende Tod«.

Im späten achtzehnten Jahrhundert bezeichnete Giovanni Morgagni, der Vater der pathologischen Anatomie, Krebs als »besonders widerliche Krankheit«. In späterer Zeit, als man über Krebs viel mehr wußte, galt ein bösartiger Tumor noch immer als ein Verfaulen bei lebendigem Leibe, als ekelerregende Krankheit, die man hinter Beschönigungen und Lügen verbergen mußte. Zahlreich sind die Beispiele von Patientinnen mit Brustkrebs, die sich aus ihrem Bekanntenkreis völlig zurückzogen und die letzten Monate ihres Lebens in schrecklicher Isolation verbrachten. Einige sahen nicht einmal mehr die Mitglieder ihrer Familie. Als ich in der Ausbildung war, also vor gut dreißig Jahren, lernte ich noch Frauen kennen, die sich schließlich überreden ließen, ins Krankenhaus zu gehen, weil die Isolation zu Hause unerträglich geworden war. Noch heute haftet dieser Krankheit etwas von diesem Ekel an. Dies ist ein besonders wichtiger Grund dafür, warum sich Ärzte meiner Generation noch immer kaum überwinden können, das Wort »Krebs« vor betroffenen Patienten oder Angehörigen auszusprechen.

Ein rasch wachsender Tumor kann ein robustes Organ wie die Leber oder eine Niere so stark schädigen, daß es seine Aufgaben nicht mehr erfüllen kann. Er kann die Lichtung eines Darms zuwuchern und damit die Verdauung und die Versorgung des Körpers mit Nahrung lahmlegen. Schon ein kleiner Tumor kann lebenswichtige Hirnzentren zerstören. Er kann wie beim Magen- oder Dickdarmkrebs kleine Blutgefäße zerfressen, Eiterherde bilden und zu starken Blutungen führen. Oft sickert aus verkrebstem Gewebe eine bakterienverseuchte Flüssigkeit, die zu Lungenentzündung und Atmungsinsuffizienz führt, eine häufige Todesursache bei Lungenkrebs. Krebs kann den Körper auf unterschiedlichste Weise von der Versorgung mit Nährstoffen abschneiden.

Bei all diesen tödlichen Mechanismen handelt es sich nur um die möglichen Folgen einer Primärgeschwulst, einer lokalen Wucherung, die sich noch nicht weiter ausgebreitet hat und ihre verheerende Wirkung nur in der unmittelbaren Umgebung entfaltet. Aber der Krebs ist noch gefährlicher: Er kann verschiedenste Gewebsarten befallen, die vom Ort seiner Entstehung weit entfernt liegen. In der medizinischen Fachsprache spricht man in diesem Zusammenhang von der Bildung von Metastasen.

Die griechische Präposition *meta* bedeutet »dahinter« oder »jenseits«, *stasis* bedeutet »Stellung« oder »Standort«. Eingeführt mit den Hippokratischen Schriften, bezeichnete *metastasis* ursprünglich den Übergang von einer Form des Fiebers in eine andere. Später nahm das Wort eine speziellere Bedeutung an und bezeichnete den Teil eines Tumors, der in andere Körperbereiche wandert. Die Fähigkeit zur Bildung von Metastasen gilt heute als das charakteristische Kennzeichen bösartiger Geschwülste schlechthin: Krebs ist ein Neoplasma, das fern seines Entstehungsortes Tochtergeschwülste bilden kann. Man spricht hier von der Aussaat von Metastasen.

Die Fähigkeit der Metastasenbildung ist das wichtigste und gefährlichste Merkmal bösartiger Tumoren. Wenn Krebs auf seinen Entstehungsort beschränkt wäre, könnte er außer bei einem großflächigen Befall lebenswichtiger Organe mit ein paar Schnitten des Chirurgen rasch beseitigt werden. Statt dessen frißt er sich häufig durch die Wände von Blut- oder Lymphgefäßen und streut Tumorzellen in den Blutkreislauf oder die Lymphflüssigkeit ein. Einzeln oder als Embolus gelangen die Zellen in entfernte Körpergewebe, wo sie sich einnisten und vermehren. Es hängt von der Blutbahn, dem Weg der Lymphflüssigkeit und anderen bislang ungeklärten Faktoren ab, in welchen Organen sich die Metastasen einer bestimmten Krebsart bevorzugt festsetzen. Ein Brustkrebs metastasiert mit Vorliebe in Knochenmark, Lunge und Leber. Noch häufiger bildet er Metastasen in den Lymphknoten der Achselhöhlen. Ein Krebs der Prostata bildet gewöhnlich Tochtergeschwülste in den Knochen. Knochen sind neben Leber und Nieren das beliebteste Siedlungsgebiet für Metastasen.

Nur robuste Tumorzellen überleben den weiten Weg in entfernte Körperteile. In der starken Strömung des Blutkreislaufs lauern mechanische Gefahren, und auch das Immunsystem des Organismus droht sie zu vernichten. Heil am Ziel angelangt, müssen sie sich im Gewebe einnisten und Nahrungsquellen erschließen. Abgewanderte Tumorzellen können nur dann eine lebensfähige Kolonie gründen, wenn es ihnen gelingt, das Wachstum neuer Blutgefäße zu stimulieren, die sie mit den lebensnotwendigen Nährstoffen versorgen.

Diese Erfordernisse sind alle zusammen so schwer zu erfüllen, daß nur die wenigsten abgewanderten Krebszellen Erfolg haben. Spritzt man Mäusen im Experiment eine gewisse Anzahl von Tumorzellen ein, so überlebt nur ein Zehntel Prozent dieser Zellen die nächsten vierundzwanzig Stunden. Nach einer Schätzung erreicht von hunderttausend in die Blutbahn gelangten Krebszellen nur eine einzige ein anderes Körperorgan, und noch weitaus weniger sind in der Lage, sich dort auch wirklich festzusetzen. Wenn der Ausbreitung des Krebses nicht diese Hindernisse entgegenstünden, würde jede Primärgeschwulst ab einer bestimmten Größe sofort eine gewaltige Anzahl von Metastasen bilden.

Durch das Einwuchern in umliegendes Körpergewebe und die Aussaat von Metastasen beeinträchtigt der Krebs die Funktion der verschiedenen Arten des Körpergewebes. Organe mit Lichtungen verstopfen, Stoffwechselprozesse brechen zusammen, und es kommt zu Sikkerblutungen oder sogar großen Blutverlusten durch angefressene Gefäße. Lebenswichtige Hirnzentren gehen zugrunde, labile biochemische Gleichgewichte werden gestört. Schließlich brechen alle Lebensfunktionen des Organismus zusammen.

Ein unkontrolliert wuchernder Tumor tötet aber auch indirekt, indem er den Körper schwächt, auszehrt und anfälliger für Infektionen macht. Man spricht hier von krebsbedingter Kachexie. Der Begriff ist dem Griechischen entlehnt und bedeutet soviel wie »schlechter Zustand«. Kennzeichen der Kachexie sind allgemeine Schwäche, Appetitlosigkeit, Veränderungen im Stoffwechsel und ein Schwund von Muskelmasse und Körpergewebe.

Die Kachexie tritt bei Krebs manchmal schon in einem frühen Stadium mit einem relativ kleinen lokalen Tumor auf. Verantwortlich ist also offenbar nicht die Tatsache, daß eine wachsende Geschwulst unmittelbar an den Ressourcen des Körpers zehrt. Zwar könnte man einen Tumor tatsächlich vereinfachend als Parasit begreifen, der dem Organismus lebensnotwendige Nährstoffe entzieht, doch sind die Ursachen der Kachexie bei Krebs oft viel komplexer. Eine veränderte geschmackliche Wahrnehmung, die Verstopfung der Darmlichtung, Schluckbeschwerden sowie die Nebenwirkungen von Chemotherapie oder Strahlenbehandlung können zu unzulänglicher Ernährung führen. Zahlreiche Untersuchungen an Krebspatienten zeigen ferner verschiedene Anomalien bei der Verwertung von Kohlenhydraten, Fetten und Eiweißen; die Ursachen sind noch ungeklärt. Einige Tumoren steigern anscheinend sogar den Grundumsatz des Kranken und bewirken schon dadurch einen Gewichtsverlust. Noch komplizierter wird das Problem dadurch, daß einige der weißen Blutkörperchen (Monozyten) bei bestimmten Krebserkrankungen nachweislich eine Substanz freisetzen, die bezeichnenderweise Kachektin heißt. Sie wirkt direkt auf das Hungerzentrum des Gehirns ein und verursacht Appetitlosigkeit. Und nicht nur Kachektin entfaltet diese Wirkung. Wahrscheinlich setzen alle bösartigen Tumoren verschiedene hormonähnliche Substanzen frei, die sich auf die Ernährung, das Immunsystem und andere lebenswichtige Funktionen des befallenen Organismus auswirken. Daß die parasitäre Lebensweise der Wucherung dafür verantwortlich sei, wie noch bis vor kurzem angenommen, ist jedenfalls falsch.

Die mangelnde Ernährung hat weitreichendere Folgen als nur Gewichtsverlust und Entkräftung. Der gesunde Körper gleicht die verminderte Nahrungszufuhr hauptsächlich durch den Abbau von Fettreserven des Körpers aus. Da dieser Mechanismus bei Krebs gestört ist, wird Körpereiweiß angegriffen. Dies und die unzulängliche Ernährung führen nicht nur zum Schwund von Muskelgewebe; der Mangel an Proteinen trägt darüber hinaus zu einer Fehlfunktion von Organen und Enzymsystemen bei, was zu einer beträchtlichen Schwächung der körpereigenen Abwehr führt. Es gibt Hinweise darauf, daß Tumorzellen auch Substanzen freisetzen, die das Immunsystem schädigen, was zumindest theoretisch weiteres Krebswachstum fördern kann. Für die Schwächung des Immunsystems von Krebspatienten und ihre Anfälligkeit für Infektionen sind freilich vor allem Chemotherapie und Strahlenbehandlung verantwortlich.

Unmittelbare Todesursachen bei Krebspatienten sind häufig Lungenentzündungen, Abszesse, Entzündungen der Harnwege oder andere Infektionen. Das Aus bringt bei allen eine Sepsis. Ein Patient mit fortgeschrittener Kachexie ist so sehr geschwächt, daß er weder richtig husten noch atmen kann. Neben dem erhöhten Risiko einer Lungenentzündung besteht die Gefahr, daß der

Kranke an Erbrochenem erstickt. Er stirbt mit tiefen, gurgelnden Atemzügen, ein Todesröcheln ganz anderer Art als die bellenden Laute, die mein Patient James McCarty von sich gab.

Im Endstadium der Krankheit führt eine Verringerung der Menge an Blut und Extrazellulärflüssigkeit nicht selten zu einem langsamen Absinken des Blutdrucks. Auch ohne Schock kann der chronische Mangel an Nährstoffen und Sauerstoff zu einem Versagen von nicht befallenen Organen wie Leber oder Nieren führen. Bei älteren Krebskranken lösen die verschiedenen Formen der Unterversorgung oft Schlaganfälle, Herzinfarkte oder Herzversagen aus. Eine vorhandene Stoffwechselerkrankung wie Diabetes kann das Ende stark beschleunigen.

Bisher wurden nur solche Krebsarten erwähnt, die zunächst auf ein bestimmtes Organ oder Gewebe beschränkt sind. Eine kleine Gruppe von Krebserkrankungen dagegen ist von Anbeginn an weiter verbreitet oder entsteht in einem bestimmten Gewebe an mehreren Stellen gleichzeitig, besonders im System der Blutbildung und im Lymphsystem. So befällt Leukämie das Gewebe, das für die Entstehung der weißen Blutkörperchen verantwortlich ist. Ein malignes Lymphom, ein bösartiger Tumor, bildet sich in den Lymphdrüsen und ähnlichen Strukturen. Patienten mit Leukämie und malignen Lymphomen sind besonders anfällig für Infektionen, und viele sterben auch daran. Eine häufige Form des malignen Lymphoms ist die Hodgkinsche Krankheit.

Man kann die Hodgkinsche Krankheit nicht erwähnen, ohne auf eine der bedeutendsten medizinischen Errungenschaften im letzten Drittel des zwanzigsten Jahrhunderts hinzuweisen. Noch vor dreißig Jahren führte diese Krebsart in praktisch allen Fällen zum Tod. Spätere Erkenntnisse über ihre Ausbreitung in den Lymphdrüsen und eine geeignete Behandlung mit Chemotherapie und Hochvoltbestrahlung haben jedoch dazu geführt, daß annähernd 70 Prozent der Patienten die daran anschließenden fünf Jahre krankheitsfrei überleben. Wird die Krankheit frühzeitig in einem Stadium erkannt, in dem sie sich erst beschränkt ausgebreitet hat, liegt der Prozentsatz sogar bei fünfundneunzig. Rückfälle nach fünf Jahren sind selten und verringern sich von Jahr zu Jahr. Nicht nur die Hodgkinsche Krankheit, sondern maligne Lymphome allgemein sind heute von allen Krebsarten am besten heilbar.

Die verbesserten Heilungschancen bei Patienten mit Lymphomen ist nur eines von vielen Beispielen für den gewaltigen Fortschritt der Krebsmedizin. Enorme Erfolge werden auch bei der Behandlung von Leukämie bei Kindern erzielt. Vier von fünf Kindern mit dieser Erkrankung leiden an der sogenannten akuten lymphatischen Leukämie, die früher in allen Fallen tödlich verlief. Heute kann in 60 Prozent der Fälle in den fünf Jahren nach der Diagnose ein kontinuierlicher Rückgang der Symptome erzielt werden, und die meisten dieser Kinder werden dauerhaft geheilt. Obwohl bei der Behandlung anderer Krebsarten spektakuläre Erfolge wie bei der Hodgkinschen Krankheit und der Leukämie selten sind, gibt es doch Anlaß zu vorsichtigem Optimismus. Neue Ergebnisse der Grundlagenforschung, eine verbesserte Früherkennung, die Entwicklung neuer Medikamente und eine gezieltere Chemotherapie haben in den letzten Jahrzehnten einige Verbesserungen gebracht. Zum medizinischen Fortschritt beigetragen hat nicht zuletzt die Bereitschaft der Patienten, an großangelegten Versuchen mit neuen Behandlungsmethoden mitzuwirken.

Im Jahr 1930, als ich geboren wurde, war fünf Jahre nach einer Diagnose auf Krebs nur noch einer von fünf Patienten am Leben, in den vierziger Jahren einer von vier. Dank der Erfolge der modernen Medizin hat sich dieses Verhältnis in den sechziger Jahren auf eins zu drei verbessert. Gegenwärtig haben 40 Prozent aller Krebspatienten nach der Diagnose die Aussicht, die nächsten fünf Jahre zu überleben. Zieht man in dieser Statistik die Todesfälle durch Herzinfarkt oder Schlaganfall ab, dann sind es sogar 50 Prozent. Und nach der magischen Schwelle von fünf krankheitsfreien Jahren ist das Risiko eines erneuten Ausbruchs der Krankheit deutlich vermindert. Diese Fortschritte wurden fast ausschließlich durch die beiden bereits erwähnten Faktoren ermöglicht: die verbesserte Früherkennung und neue Formen der Behandlung. Patienten mit Krebs im fortgeschrittenen Stadium setzen ihre Hoffnungen heute vor allem auf neue Methoden der Therapie. Allerdings werden hier oft falsche Erwartungen geweckt, welche die Ärzte in schwierige Situationen bringen und bei Patienten zu bitteren Enttäuschungen führen können.

Als Arzt am Krankenhaus bekam ich über die Jahre mit, wie man sich in der Fachwelt allmählich bewußt wurde, daß eine wirksamere Krebstherapie nicht vornehmlich durch eine Perfektionierung chirurgischer Methoden zu erzielen ist. Statt dessen sollten tiefere Einblicke in die inneren Abläufe der Zelle bei Krebserkrankungen den Durchbruch bringen. Tatsächlich führten neue Erkenntnisse über die Krebszelle zur Entwicklung einer effizienteren Krebsbehandlung. Die Erfolge führten allerdings nicht nur zu einem berechtigten Optimismus. Vielfach machte sich eine übertriebene Wissenschaftsgläubigkeit mit der Ideologie breit, daß eine Behandlung so lange fortgesetzt werden muß, bis ihre

Sinnlosigkeit erwiesen oder zumindest für den Arzt zufriedenstellend belegt ist.

Die Grenze, jenseits derer eine Therapie keinen Sinn mehr macht, war freilich von jeher verschwommen und wird es wohl auch bleiben. Wohl aus diesem Grund hat sich in der Ärzteschaft eine Überzeugung durchgesetzt, die inzwischen fast schon als Teil der ärztlichen Verantwortung gilt: daß man bei der Behandlung eher zuviel als zuwenig tun sollte. Dies freilich dient eher den Interessen des Arztes als denen des Patienten. Nur allzu oft verleiten Erfolge den Mediziner, seine Möglichkeiten zu überschätzen. Und nur zu oft versucht er Patienten zu retten, die seine Rettungsversuche bei unvoreingenommener Einschätzung ihrer Lage nicht über sich ergehen lassen würden.

XI

Krebspatient und Hoffnung

Einem jungen Arzt wird als wichtigste Lektion eingeimpft, die Patienten dürften nie die Hoffnung verlieren, auch nicht, wenn keinerlei Hoffnung auf Heilung mehr besteht. Dieser oft wiederholte Rat basiert auf der Überzeugung, daß alle Hoffnung vom Arzt und seiner Fachkompetenz ausgeht. Er allein ist dafür zuständig, Hoffnungen zu wecken, vorzuenthalten oder zu zerstören. Obwohl viel für diese Überzeugung spricht, ist sie doch nur die halbe Wahrheit. Denn über dem Krankenhausbetrieb und dem Arzt, der noch so qualifiziert und wohlmeinend sein mag, steht die Entscheidungsbefugnis des Patienten und seiner Angehörigen. In diesem und dem folgenden Kapitel geht es um die Hoffnungen und die Verzweiflung von Patienten mit Krebs im Endstadium.

»Hoffnung« ist ein abstrakter, verschwommener Begriff, der von jeher für Menschen verschiedener Zeiten und Lebenssituationen etwas anderes bedeutete. Auch Politiker kennen seine Wichtigkeit für die Menschen und für ihre Wähler. Man kann »Hoffnung« mit den verschiedensten Adjektiven von »zaghaft« bis »sicher«

verbinden. Trügerische Hoffnungen sind stets auf Sand gebaut, Enttäuschungen vorprogrammiert. Ein Arzt darf keine Hoffnung wecken, die unbegründet ist.
In einem Konversationslexikon heißt es über die Hoffnung: »Nicht selten setzt sie den Menschen überhaupt in die Lage, die Last des Gegenwärtigen zu tragen. Mangel an Hoffnung oder gänzliche Hoffnungslosigkeit kann das Handeln völlig lähmen. In der Krankenbehandlung ist die Hoffnung ein wichtiger Faktor.«
Gemeinsam ist den verschiedenen Definitionen der Hoffnung die zukunftsgerichtete Erwartung eines erwünschten Zustandes, die Ausrichtung auf eine zukünftige Situation, in der das gewünschte Ziel verwirklicht sein wird. Der Publizist Eric Cassell schreibt in seinem Buch *The Nature of Suffering* einfühlsam über die Bedeutung der Hoffnung für Menschen, die entweder selbst an einer unheilbaren Krankheit leiden oder dies bei einem Angehörigen miterleben: »Durch den Verlust an Zukunft – der eigenen Zukunft oder der Zukunft der Kinder oder anderer lieber Menschen – wird ein intensives Unglücksgefühl ausgelöst. In dieser Dimension des Seins ist die Hoffnung angesiedelt. Sie ist ein Kennzeichen des erfolgreichen Lebens.«
Ein Arzt hat viele Möglichkeiten, einem todgeweihten Patienten dabei zu helfen, die Hoffnung zu entdecken. Eine Art der Hoffnung schließt alle anderen ein: die Hoffnung, daß ein letzter Erfolg erzielt werden kann, der das momentane Leid und Elend überwinden hilft. Zu oft mißverstehen Ärzte Hoffnung allein als Hoffnung auf Behandlung und Heilung. Einige Mediziner, die ansonsten aufrichtig und kompetent sein mögen, machen Patienten wider besseres Wissen glauben, sie könnten ihnen noch für Monate oder Jahre ein beschwerdefreies Leben verschaffen. Fragt man sie, war-

um sie falsche Erwartungen wecken, lautet die Antwort, sie wollten dem Patienten nicht jede Hoffnung nehmen. Obwohl die Täuschung in der besten Absicht geschieht, kann sie dem Kranken die letzten Wochen und Tage zur Hölle machen.

Zuweilen möchte der Arzt auch die eigene Hoffnung nicht fahren lassen, wenn er sich auf Therapien einläßt, deren Nebenwirkungen und Risiken durch die geringen Erfolgsaussichten nicht gerechtfertigt sind. Statt dem Patienten zu helfen, sich auf den nahen Tod vorzubereiten, stürzt er sich mit ihm in ein medizinisches Abenteuer, das nur der Ablenkung dient. Das Verhalten des Arztes spiegelt das allgemeine Bedürfnis der Gesellschaft wider, die Macht des Todes und die Endlichkeit des Lebens zu leugnen. Der Arzt sucht Zuflucht bei einer unwirksamen Scheinbehandlung, die den Tod allenfalls hinauszögern kann. William Bean von der Universität von Iowa, ein einflußreicher Arzt der letzten Generation, nennt dies »das geschäftige Treiben der Schulmedizin, die an einem flüchtigen Schatten von Leben festhält, obwohl alle Hoffnung längst verflogen ist. Dies führt mitunter zu abwegigen und lächerlichen Versuchen, die darauf abzielen, einige äußerliche Kennzeichen des Lebens aufrechtzuerhalten, während der endgültige und vollständige Tod allenfalls hinausgeschoben und verzögert wird.«

Bean spielt nicht nur auf lebensverlängernde Geräte und Apparaturen an, sondern auf das gesamte Repertoire an Kunstgriffen, mit denen Menschen sich der Gewißheit zu entziehen versuchen, daß die Natur letztlich stets die Oberhand behält. Die damit verbundenen falschen Hoffnungen haben mit realistischen Erwartungen nichts gemein. Daß allerdings nur wenige gegen sie gefeit sind, mußte ich vor einigen Jahren selbst erfahren, als bei meinem Bruder Darmkrebs diagnostiziert wurde, der schon viele Metastasen gebildet hatte.

Mein Bruder Harvey Nuland war zweiundsechzig Jahre alt und äußerlich kerngesund. Einen Arzt brauchte er nur selten. Aufgrund seines stämmigen Körperbaus wirkte er trotz seiner fünf bis sieben Kilogramm Übergewicht nicht dick. Als Teilhaber einer größeren New Yorker Revisionsfirma hatte er viel zu tun und viel Verantwortung zu tragen. Obwohl seine Arbeit ihn in höchstem Maße befriedigte, war sie nicht sein wichtigster Lebensinhalt. Harveys ganzes Glück war seine Familie. Er hatte Ende Dreißig geheiratet und war erst mit über vierzig Jahren Vater geworden. Dies und vielleicht die Tatsache, daß sich unsere Wege als Erwachsene getrennt hatten, mögen die Gründe dafür gewesen sein, warum ihm familiäre Nähe soviel bedeutete.

An einem Vormittag im November 1989 teilte mir Harvey telefonisch mit, er habe seit Wochen Bauchschmerzen und Verdauungsprobleme. Am Tag vor seinem Anruf hatte sein Hausarzt eine Verhärtung im rechten Unterleib festgestellt. Noch am selben Tag sollten Röntgenaufnahmen gemacht werden. Harvey versprach, mich auf dem laufenden zu halten. Er versuchte mich sachlich über die Ereignisse zu informieren, aber wir kannten uns viel zu gut, als daß er mich über seine innere Unruhe hätte hinwegtäuschen können. Auch mir gelang es nicht, ihm mit ein paar beruhigenden Worten die Angst auszureden. Als Brüder durchschauten wir uns gegenseitig, aber nur ich ahnte, wie die Diagnose wohl aussehen würde. Wenn ein Zweiundsechzigjähriger, in dessen Familie es mehrere Fälle von Darmkrebs gab, schwere Verdauungsprobleme und eine schmerzhafte Verhärtung im Unterleib hat, ist er aller Wahrscheinlichkeit nach gleichfalls an dieser besonders ge-

fährlichen Krebsart erkrankt. Und wenn Darmkrebs entdeckt wird, kommt die Rettung oft zu spät.
Die Röntgenuntersuchung bestätigte meine Befürchtungen. Harvey entschied sich für eine Behandlung an einer großen Universitätsklinik, da er bei der Arbeit einen leitenden Arzt der dortigen Abteilung für Magen- und Darmkrankheiten kennengelernt hatte. Der Chirurg, den ich ihm empfohlen hatte, stand wegen eines Kongresses in den USA im Augenblick leider nicht zur Verfügung. Da bei Harvey ein Darmverschluß drohte, war ein sofortiger operativer Eingriff unumgänglich. Ich kannte den Operateur nicht persönlich, aber er hatte bei dem Gastroenterologen, den Harvey kannte, einen sehr guten Ruf. Jedenfalls fand er bei meinem Bruder einen großen Tumor im aufsteigenden Dickdarm. Die Geschwulst war bereits ins umliegende Gewebe hineingewuchert und hatte praktisch alle Knoten des abfließenden Lymphsystems befallen. Sie hatte an verschiedenen Oberflächen und Geweben in der Bauchhöhle Tochtergeschwülste gebildet, allein in der Leber mindestens ein halbes Dutzend. Die Bauchhöhle war mit einer Flüssigkeit voller Krebszellen angefüllt. Der Befund hätte nicht schlimmer sein können. Dabei hatte Harvey nur ein paar Wochen Beschwerden gehabt.
Das Operationsteam entfernte den Teil von Harveys Dickdarm, der von der Primärgeschwulst befallen war. Die Gefahr des Darmverschlusses war damit fürs erste gebannt. Große Mengen verkrebsten Gewebes in der Leber und in anderen Körperregionen dagegen konnten operativ nicht beseitigt werden. Als sich Harvey vom Eingriff erholt hatte, fiel mir die Aufgabe zu, ihm schonend die Wahrheit beizubringen. Von mir hing letztlich auch die Entscheidung über die weitere Behandlung ab, denn es war klar, daß Harvey sich an meine Empfehlun-

gen halten würde. Wie konnte ich in dieser Situation objektiv bleiben? Das Leben meines Bruders stand auf dem Spiel. Andererseits konnte ich mich natürlich nicht aus der Verantwortung stehlen. Ich konnte Harvey, seine Frau Loretta und ihre beiden Kinder im College-Alter nicht einfach im Stich lassen.

Von den behandelnden Ärzten hatte ich kaum Entscheidungshilfen zu erwarten. Sie hatten sich bisher als unnahbar und distanziert gezeigt und waren vor allem mit sich selbst beschäftigt. Angesichts dieser Gefühlsarmut schienen sie mir kaum fähig, an einem fremden Schicksal ernsthaft Anteil zu nehmen. Ich sah sie geschäftig von Raum zu Raum eilen und war jedesmal fast froh, daß mich in meinem Leben Tragödien daran gehindert hatten, so zu werden wie sie. Ich habe jahrzehntelang mit Spezialisten von Universitätskliniken zu tun gehabt. Die meisten von ihnen haben meiner Meinung nach Einfühlungsvermögen, nur die wenigsten sind völlig gleichgültig. Doch ich hatte den Eindruck, daß diese wenigen in der Klinik, in der mein Bruder behandelt wurde, den Ton angaben.

Mit dieser Bürde auf meinen Schultern machte ich eine Reihe von Fehlern. Daß ich dabei die besten Absichten hatte, ändert nichts an meiner heutigen Einschätzung. Ich war überzeugt, ich würde meinem Bruder jede Hoffnung nehmen, wenn ich ihm die volle Wahrheit sagte. Ich saß also genau dem Irrtum auf, vor dem ich andere gewarnt habe.

Wie ich und meine vier Kinder hatte auch Harvey die tiefblauen Augen unserer Mutter. Wenn ich meinen Bruder in den langen drei Wochen nach der Operation im Krankenhaus besuchte, waren seine Pupillen jedesmal nur so groß wie Stecknadelköpfe: Wegen der anhaltenden Schmerzen der Operationswunde, die sich von den Rip-

pen bis zum Schambein hinzog, bekam er Morphium oder andere Schmerzmittel. Harvey war sehr kurzsichtig, trug seine Brille in dieser Zeit aber selten. Seine ungewöhnlich blauen Augen hatten wieder diesen Blick, den ich aus unserer Kindheit kannte, wenn wir in der Bronx in den wenigen freien Stunden nach Schule und Arbeit zusammen Ball gespielt hatten. Die Krankheit hatte Harvey auf geheimnisvolle Weise die Unschuld und Zuversicht seiner frühen Jugend wiedergegeben. Mein großer Bruder, bei dem ich mir im Lauf meines Lebens so oft Rat und Hilfe geholt hatte, war wieder ein kleiner Junge. Ich dagegen war als gesunder Mensch erwachsen geblieben. In den Tagen nach der Operation beschloß ich, meinem Bruder die Ängste derer zu ersparen, die wissen, daß sie verloren sind. Aus heutiger Sicht weiß ich, daß ich vor allem mir selbst vieles ersparen wollte.
Mir war damals keine Form der Chemo- oder Immuntherapie bekannt, die Krebs in diesem fortgeschrittenen Stadium hätte aufhalten können. In New Haven sprach ich mit Onkologen über den Fall, in der Hoffnung, sie könnten mir vielleicht zu einem medizinischen Wunder verhelfen. Bei mehreren zermürbenden Versuchen, mich mit Harveys behandelnden Ärzten zu besprechen, bekam ich deren Arroganz zu spüren. Dann erfuhr ich von Experimenten mit einer neuen Therapie, bei der zwei Wirkstoffe in einer bislang unerprobten Kombination verabreicht wurden. Es handelte sich um 5-Flurouracil, das in den Stoffwechsel der Krebszelle eingreift, und Interferon, das auf bisher ungeklärte Weise das Wachstum von Tumoren hemmt. Beide Präparate waren in einer bestimmten Kombination erst bei einer sehr kleinen Gruppe von Patienten getestet worden. Bei elf von neunzehn Patienten hatte die Behandlung zu einer Schrumpfung des Krebsgewebes geführt, allerdings war dieser

Erfolg mit sehr starken Nebenwirkungen erkauft worden. Die Medikamente wirkten wie Gift auf den Organismus. Ein Patient war sogar an ihnen gestorben.
Ich machte an Harveys Klinik einen Arzt ausfindig, der diese Kombination von Präparaten bereits erprobt hatte. Statt mich von meinen klinischen Erfahrungen mit solchen Krebsfällen leiten zu lassen, gab ich meinen Gefühlen für meinen Bruder nach. Wieso glaubte ich plötzlich, ein Problem, das unlösbar war, wenn ich nüchtern darüber nachdachte, könnte durch einen glücklichen Zufall gelöst werden? Wie konnte ich darauf hoffen, daß eine neue Heilmethode oder zumindest ein wirkungsvolleres Mittel zur Linderung des Krebsleidens gerade in dem Augenblick auftauchen würde, in dem mein Bruder unheilbar daran erkrankt war? Heute weiß ich nicht mehr, was ich damals glaubte, aber meine Handlungen wurden ganz offenbar von meiner Unfähigkeit diktiert, Harvey die volle Wahrheit über seine Heilungschancen zu sagen.
Ich konnte meinem Bruder einfach keinen reinen Wein einschenken, wie es richtig gewesen wäre. Ich brachte es nicht über mich, ihm seelische Qualen zu bereiten. So weckte ich in ihm trügerische Hoffnungen, statt zu versuchen, ihm angesichts des nahen Todes Trost und Rat zu spenden.
Ich hatte in die kindlich zuversichtlichen blauen Augen meines Bruders geblickt und in ihnen den innigen Wunsch gelesen, gerettet zu werden. Ich wußte, daß es keine Rettung gab, brachte es aber nicht fertig, ihm die Hoffnung zu nehmen. Ich erklärte ihm, er habe Darmkrebs und Metastasen in der Leber, sagte ihm aber nicht, wie weit die Primärgeschwulst ins umliegende Gewebe hineingewuchert war und was die Flüssigkeit in seiner Bauchhöhle bedeutete. Ich dachte keinen Augenblick

daran, ihn darüber aufzuklären, daß er den nächsten Sommer mit größter Wahrscheinlichkeit nicht mehr erleben würde. Ich hielt mich in jeder Hinsicht an den paternalistischen Leitsatz, den mir ein Professor in meiner Studienzeit mit auf den Weg gegeben hatte: »Teile deinen Optimismus und behalte den Pessimismus für dich.«
Harveys Augen und das, was er sagte, bestimmten unbewußt mein Handeln. Kein Arzt, der Krebspatienten behandelt hat, kann die Macht des sogenannten Leugnens bestreiten. Dieser unbewußte psychische Mechanismus, der Freund und Feind der Todkranken, lindert für den Augenblick und erschwert auf lange Sicht alles. Elisabeth Kübler-Ross hat zu beschreiben versucht, welche Folge von Reaktionen bei Patienten abläuft, bei denen eine tödlich verlaufende Krankheit diagnostiziert worden ist. Bei aller Hochachtung für ihre Bemühungen weiß ich wie jeder erfahrene Kliniker, daß einige Patienten über die Phase des Leugnens, zumindest nach außen hin, nie hinauskommen. Viele andere Patienten bleiben im großen und ganzen beim Leugnen, obwohl sich der Arzt bemüht, sie über ihre schlechte Prognose aufzuklären. Oft werden selbst Erklärungen, warum das Leugnen eine so große Anziehungskraft hat, nicht zur Kenntnis genommen. Harvey Nuland hatte einen scharfen Verstand und das wache Gespür von Menschen, die in ihrem Leben mit vielen Widrigkeiten fertig werden mußten. Doch ich war immer wieder bestürzt, wie hartnäkkig er sich trotzdem bis in die letzten Tage hinein der Wahrheit verschloß. Etwas in ihm sträubte sich dagegen, sich mit dem abzufinden, was seine Sinne ihm sagten. Der Wille weiterzuleben war bei ihm weitaus größer als der Wunsch, die Wahrheit zu kennen.
Das Leugnen ist einer der beiden Faktoren, welche den Ärzten und Angehörigen, die einen Sterbenden in seinen

letzten Tagen an allen Entscheidungen in vollem Umfang teilhaben lassen wollen, die Aufgabe maßlos erschweren. Nur wenige Sterbende, die begriffen haben, daß ihre Krankheit unaufhaltsam weiter voranschreitet, sind noch bereit, einen heroischen und schwächenden Kampf gegen das nahe Ende zu führen. Wenn sich trotz Vernunft und Logik die »klare Einsicht in den Verlauf ihrer Krankheit« nicht einstellen will, ist das Haupthindernis meist das Leugnen. Ihm verfallen überraschenderweise oft auch Leute, die sich bereits als Gesunde mit der Möglichkeit, daß sie unheilbar erkranken könnten, vertraut gemacht haben: Einige haben Erklärungen unterschrieben, wonach ihr Leben bei einem schweren Unfall oder einer schweren Krankheit nicht künstlich verlängert werden soll. Ist es dann aber tatsächlich so weit, wollen auch sie nicht sterben. Ein gutes Mittel, dem Tod auszuweichen, besteht in der unbewußten Weigerung, ihn als Realität zu akzeptieren.

Das zweite Hindernis, das einer vollen Teilnahme des Patienten an den medizinischen Entscheidungen entgegensteht, ist der fehlende Wille vieler Patienten, sich eine eigene Meinung zu bilden und ihr Recht auf Selbstbestimmung wahrzunehmen oder ihre »psychische Autonomie«, wie es der Psychoanalytiker und Rechtsgelehrte Jay Katz nennt, zu wahren. Die Patienten sind oft zu schwach oder emotional nicht in der Lage, sich ein Bild über ihre Situation zu verschaffen und entsprechende Entscheidungen zu treffen. Ihnen die Verantwortung für sich selbst abzunehmen, ist in vielen Fällen nicht leicht und immer mit der Gefahr von Fehlentscheidungen verbunden. Andererseits kann das Problem durch ein klärendes Gespräch verringert werden. Oft stellt sich dann heraus, daß ein Todkranker sehr viel aktiver am Entscheidungsprozeß teilnehmen will, als er sich zunächst zugetraut hat. Wenn er nicht teilnehmen will, muß natürlich auch dies respektiert werden.

Ich wollte für Harvey das Beste und versuchte dem Bild gerecht zu werden, das wir beide von mir hatten: das des jüngeren Bruders, der Medizin studiert hat und ein allwissender, geradezu allmächtiger Arzt geworden ist. Ich wollte ihm die Hoffnung, die er scheinbar brauchte, nicht rauben und nahm mir vor, die gesamte Krebsmedizin zu mobilisieren, um ihn aus den Klauen des Todes zu befreien. Jeder Arzt sieht sich insgeheim als ein solcher Lebensretter, und ich brauchte nur in die Augen meines Bruders zu blicken, um mich bestätigt zu fühlen. Wenn ich klüger gewesen wäre und mich von unvoreingenommenen Kollegen hätte beraten lassen, hätte ich wohl begriffen: Die Hoffnung, die ich in Harvey wachhalten zu müssen glaubte, mußte sich früher oder später als gefährliche Illusion erweisen. Und angesichts der schweren Nebenwirkungen der Chemotherapie, mit der wir experimentierten, bedeutete diese Hoffnung für uns alle nur zusätzliche Leiden und Ängste.

Harvey lebte nach der ersten Operation noch zehn Monate. In dieser Zeit mußte er noch dreimal stationär ins Krankenhaus eingewiesen werden, das erste Mal zu Beginn der Chemotherapie zur Beobachtung, dann wieder gegen Ende seiner Krankheit wegen eines Notfalls: Die wachsenden Tumoransiedlungen hatten bei ihm zu einem akuten Darmverschluß geführt. Allerdings öffnete sich die Darmlichtung von selbst wieder so weit, daß er ausreichend flüssige Nahrung zu sich nehmen konnte; eine weitere Operation war deshalb überflüssig. Trotzdem verlor er zusehends an Gewicht. Obwohl diese letzte Phase im Krankenhaus für uns alle sehr schwer war, ist mir die Zeit unmittelbar davor in noch schlimmerer Erinnerung geblieben.

Harveys Sohn Seth hatte sich für ein Jahr von der Schule beurlauben lassen, um in einem Kibbuz in Israel zu arbeiten. Als sein Vater krank wurde, kehrte er zurück und trug die Hauptlast bei der Pflege des Vaters, denn Harvey bestand darauf, daß seine Frau Loretta ihre Vollzeitbeschäftigung an einem College in der Nähe nicht aufgab. An einem Freitag teilte mir Seth am Telefon mit, Harvey liege seit zwei Tagen mit schweren Vergiftungserscheinungen auf einer fahrbaren Trage im Flur der Notaufnahme des Krankenhauses. Er falle immer wieder ins Koma. Seth, seine Schwester Sara und Loretta wechselten sich an der Trage ab. Im ganzen Krankenhaus war kein einziges Bett frei. Die Chemotherapie hatte bei Harvey von Anfang an Übelkeit und Durchfall ausgelöst und die Neubildung weißer Blutkörperchen verhindert, doch in letzter Zeit hatte sich sein Zustand bedrohlich verschlechtert. Alles geriet außer Kontrolle. Der Onkologe, der Harvey betreute, war ins Wochenende gefahren, und seinem Assistenten fiel nichts Besseres ein, als eine intravenöse Infusion zu veranlassen.

Als ich am nächsten Morgen im Krankenhaus ankam, war jede Kabine der Notaufnahme belegt. Das Chaos war perfekt. Im engen Korridor draußen standen mindestens sieben fahrbare Tragen. Ich hatte noch nie so viele Schwerkranke auf so engem Raum zusammengepfercht gesehen. Es handelte sich vor allem um Kranke mit Aids und Krebspatienten im fortgeschrittenen Stadium. Ich drängte mich vorsichtig an Patienten und Angehörigen vorbei, auf der Suche nach meinem Neffen. Er stand mit verzweifelter Miene an einer fahrbaren Trage, auf der sein Vater lag. Harvey war nicht bei Bewußtsein. Am Fußende saß meine Nichte und starrte zu Boden. Dann blickte sie zu mir auf und versuchte zu lächeln, aber Tränen liefen ihr über das Gesicht.

In den drei Tagen, in denen Harvey auf dem überfüllten Korridor des Krankenhauses stand und immer wieder ins Koma fiel, hatte er ständig zwischen neununddreißig und vierzig Grad Fieber. Obwohl die Krankenschwestern und Harveys Kinder alles taten, um ihm wenigstens ein Minimum an Pflege zu geben, lag er mehrmals längere Zeit in seinem flüssigen Stuhl. Wenn er aus dem Koma erwachte, kam er nie ganz zu sich. Meist wußte er nicht, wo er war und was um ihn herum vor sich ging.
Ich sprach mit der zuständigen Ärztin, die mit den Nerven völlig am Ende war. Sie hatte immer wieder mit der Aufnahme telefoniert und darum gebeten, wenigstens die Patienten, denen es besonders schlecht ging, auf eine Station zu verlegen. Für Harvey erklärte sie sich zu einem weiteren Versuch bereit, froh über meine Beziehungen im Krankenhaus, denn so konnte sie hoffen, wenigstens einem Patienten zu einem Bett zu verhelfen. Die Rechnung ging auf. Zwei Stunden später konnten wir Harvey einen Stock höher auf Station bringen. Als wir ihn zum Fahrstuhl schoben, warf ich mit schlechtem Gewissen noch einen Blick auf die zurückgebliebenen Tragen. Neben der Stelle, an der unsere Trage gestanden hatte, sah ich einen übernächtigt aussehenden jungen Mann, der nicht älter war als mein Neffe; er beugte sich über eine Trage und redete mit seinem unter den Laken zitternden Freund – ebenfalls ein junger Mensch, der kurz vor dem Aids-Tod stand.
Harvey zahlte einen hohen Preis für eine Hoffnung, die nicht in Erfüllung ging. Wir hatten das Unmögliche versucht, obwohl ich gewußt hatte, daß dieser Versuch mit noch größeren Leiden erkauft werden würde. Bei meinem Bruder hatte ich meine über Jahrzehnte gesammelten Erfahrungen einfach vergessen oder nicht wahrha-

ben wollen. Dreißig Jahre früher, vor der Entwicklung der Chemotherapie, wäre Harvey in etwa derselben Zeit und ebenfalls an einer schweren Kachexie und an Leberversagen gestorben, aber ohne die zusätzlichen Leiden aufgrund der Nebenwirkungen der Medikamente und ohne die trügerische Hoffnung, die ich aus falsch verstandener Rücksicht bei ihm, seiner Familie und mir selbst nicht rechtzeitig ausgeräumt hatte.

In meiner medizinischen Praxis mußte ich einigen Patienten mit Krebs im fortgeschrittenen Stadium sagen, daß für sie nur noch eine Chemotherapie mit schwersten Nebenwirkungen und sehr geringen Erfolgsaussichten in Betracht käme. Einige haben eine weitere Behandlung daraufhin abgelehnt und ihre Hoffnung anderswo gefunden.

Die Metastasen in Harveys Leber waren durch die Behandlung zwar tatsächlich um beinahe 50 Prozent geschrumpft, aber als er sich von der fast tödlichen Vergiftung wieder etwas erholte, begannen sie erneut zu wachsen. Da das Wachstum der Tumoren in den anderen Körperbereichen nicht hatte gestoppt werden können, gab es für eine Fortführung dieser gefährlichen Behandlung keine Rechtfertigung mehr. Die Ärzte schickten ihn zum Sterben nach Hause.

Zu diesem Zeitpunkt schalteten wir den lokalen Hospizdienst ein. Ich war im Vorstand des Connecticut Hospice gewesen und konnte diese Einrichtung bestens empfehlen. Ihre Schwestern und Ärzte hatten schon zahlreiche meiner Krebspatienten betreut. Ziel ihrer Arbeit ist es, dem Sterbenden und seinen Angehörigen Trost zu spenden und ihm das Leben in der Zeit des Abschieds zu erleichtern. Der lokale Hospizdienst nahm die Arbeit sofort auf und half Loretta den Haushalt so zu organisieren, daß Harvey sich ihn ihm noch mög-

lichst lange frei bewegen konnte. Seth lernte, seinem Vater Schmerzmittel und Medikamente gegen Übelkeit zu verabreichen, und er lernte Techniken, wie er Harvey durchs Haus führen konnte.
Als die wuchernde Krebsgeschwulst zu einem völligen Darmverschluß führte, mußte sich Harvey erneut zur stationären Behandlung in die Klinik begeben. Der Krebs hatte sich inzwischen so stark ausgebreitet und so viele Bereiche des Dünndarms befallen, daß eine Operation nicht mehr möglich war. Das Ende schien nahe. Dann aber öffnete sich der Darmtrakt von selbst wieder so weit, daß Harvey nach Hause entlassen werden konnte. Mit dem chirurgischen Eingriff hatte ich diesmal den Kollegen betraut, den ich für die Behandlung meines Bruders ursprünglich vorgesehen hatte. Harveys Familie und ich sind ihm für seine Anteilnahme, seine Freundlichkeit und seinen gesunden Menschenverstand noch heute sehr dankbar.
Seth wurde Harveys Krankenpfleger und ständiger Gefährte. Trotz intensivster Betreuung und zahlreicher Besuche durch den Hospizdienst wurde es immer schwieriger, die Schmerzen des Kranken zu lindern und ihn angesichts seiner zunehmenden Schwäche richtig zu pflegen. Wegen des verengten Darmtrakts konnte er kaum noch Nahrung aufnehmen. Medikamente mußten ihm in Form von Zäpfchen verabreicht werden. Er hatte stark an Gewicht verloren, und es ging jetzt rapide bergab.
Wenn ich Harvey besuchte, setzten wir uns aufs Sofa und versuchten uns gegenseitig Mut zu machen. Einige Male, als wir kurze Zeit alleine waren, sprachen wir über Loretta und die Kinder und darüber, wie es weitergehen würde, wenn er nicht mehr da wäre. Manchmal redeten wir auch über unsere Vergangenheit als Jungen

in der Bronx und über unsere Babe, mit der wir jiddisch gesprochen hatten. Diese ferne Zeit erschien uns nun wie gestern. Verflogen waren die Verstimmungen und Spannungen, die es immer gibt, wenn zwei willensstarke Brüder heiraten und eigene Wege gehen. In diesen letzten Wochen tröstete mich die Erinnerung an schwierige Lebenslagen, aus denen mir Harvey als einziger hatte helfen können: Vor über zwanzig Jahren hatte ich alles, was mir in meinem Leben wichtig war, hinter mir gelassen, war in eine ferne, trostlose Fremde gereist und nur deshalb wieder zurückgekommen, weil er mich erwartet hatte. So sehr wir uns auseinandergelebt hatten, an unserer Zuneigung füreinander hatte das nichts geändert. Und das mußten wir uns jetzt sagen. Ich küßte ihn jedesmal, bevor ich nach New Haven zurückfuhr; das letzte Mal zwei Tage, bevor er in dem Bett, das er und Loretta so viele Jahre geteilt hatten, von seinen langen Leiden erlöst wurde.

In den Tagen nach der Beerdigung ging ich jeden Morgen mit Seth und Sara in die Synagoge, in der ich keine zwei Jahre zuvor an einem Festessen zum Abschluß von Harveys Amtszeit als Vorsitzender der jüdischen Gemeinde teilgenommen hatte. Wir sprachen ein Kaddisch, das Totengebet, das ich auswendig kannte, weil ich es so oft schon gesprochen hatte: zum erstenmal vor einem halben Jahrhundert an einem kalten Dezembermorgen, als Harvey und ich am offenen Grab unserer Mutter gestanden hatten.

In einer Zeit medizinischer Hochtechnologie, in der täglich neue vielversprechende Wundermittel auf den Markt geworfen werden, erliegt man der Hoffnung leicht auch dann, wenn der gesunde Menschenverstand es besser weiß. Solche Hoffnungen werden nur allzuoft bitter enttäuscht, und sie richten mehr Schaden an, als daß sie Nutzen stiften.

Ich bin nicht der erste, der Patienten, Angehörige und auch Ärzte dazu anhält, ihre Hoffnung anderswo zu suchen als nur in zum Teil fragwürdigen und gefährlichen Behandlungsmethoden. Bei unheilbaren Krankheiten wie Krebs im fortgeschrittenen Stadium muß neu definiert werden, was Hoffnung ist. Einige sterbende Patienten haben mir auf bewundernswerte Weise vor Augen geführt, wie vielfältig Hoffnung sein kann, wenn der Tod sicher ist. Ich wünschte, ich könnte von vielen solchen Fällen berichten, aber leider klammern sich die meisten Todgeweihten an den Strohhalm, den ihnen der Arzt hinstreckt. Sie bezahlen in der Regel mit zusätzlichen Leiden, vergeuden wertvolle Zeit der Vorbereitung auf den Tod und machen es sich und den Angehörigen unnötig schwer. Obwohl sich die meisten Menschen nach einem friedlichen Tod sehnen, behält der Überlebenstrieb doch die Oberhand.

Vor ungefähr zehn Jahren hatte ich einen Krebspatienten, der sich so sehr vor der Behandlung fürchtete, daß er jede Hoffnung auf Heilung aufgab und seine ganze Hoffnung auf Bereiche außerhalb der Medizin setzte. Er fand sich mit seinem bevorstehenden Tod ab; Wunder erwartete er allenfalls von der Natur oder sich selbst, nicht aber von einem Optimismus versprühenden Onkologen.

Robert DeMatteis war neunundvierzig Jahre alt. Er war Anwalt und spielte in der Lokalpolitik seiner kleinen Heimatstadt in Connecticut eine wichtige Rolle. Und er hatte panische Angst vor Ärzten. Ich hatte ihn vierzehn Jahre vor seiner Krebserkrankung bereits einmal behandelt. Er war damals bei einem Verkehrsunfall ernsthaft verletzt worden, und ich war überrascht über seine geringe Bereitschaft, sich mit den kleinen Unannehmlichkeiten in der Klinik zu arrangieren. An der panischen Angst, die ihn beim bloßen Anblick eines weißen Kittels befiel, änderte nicht einmal die Tatsache etwas, daß seine Frau Carolyn Krankenschwester war. Wie sie mir einmal verriet, bestand er darauf, daß sie die Schwesterntracht nach Dienst schon im Krankenhaus ablegte.

Bob gehörte zu den Menschen, denen niemand Befehle erteilt. Er war stolz auf seine Unbeugsamkeit, und dazu gehörte, daß er sich nicht dazu überreden ließ, auf seine Gesundheit zu achten. Das einzige, was ihn an seinem Körper interessierte, war sein unersättlicher Appetit nach herzhafter Kost. So brachte Bob DeMatteis bei einer Größe von einem Meter zweiundsiebzig über drei Zentner auf die Waage. Seine Familie, seine Freunde und die vielen Mitbürger, die bei ihm Rat suchten, kannten ihn als warmherzigen und geselligen Menschen. Dennoch war jeder sensible Mensch, der dem massigen Mann mit der finsteren Miene zum ersten Mal begegnete, eingeschüchtert. So herzlich Bob gegenüber Freunden und Bekannten war, so heftig konnte er im Streit werden. Und er war Respekt gewohnt. Seine rauhe Baßstimme ließ selbst Zärtlichkeiten wie eine Drohung klingen.

Bob schien kein Mensch, der beim bloßen Anblick einer Krankenschwester mit einer Spritze in der Hand zusammenzuckt. Daß er selbst über seine Angst spottete, änderte jedoch nichts daran, daß die Ärzte und das Pflegepersonal allerhand Schwierigkeiten mit ihm hatten. Während seines Aufenthalts auf meiner Unfallstation hinderte er mich mehrmals daran, seine Verletzungen sachgerecht zu versorgen.

Angesichts dieser Erinnerungen war ich vierzehn Jahre später nicht besonders erfreut, als mir Bobs Internist eines Nachmittags Mitte Mai am Telefon mitteilte, Bob sei am selben Morgen nach einer heftigen Darmblutung ins Krankenhaus eingeliefert worden. Im Augenblick erhielt er eine Bluttransfusion auf der Inneren Abteilung. Ich ging zu ihm und schloß aus unserem Gespräch, daß er schon Monate vor dem jetzigen Vorfall kleinere Mengen Blut im Stuhl gehabt hatte. Er hatte seit Februar unter immer stärkeren Schmerzen im Unterleib gelitten. Außerdem hatte sich der Geruch seines Stuhls verändert, und auch dies deutete ohne sichtbare Farbänderung unmißverständlich auf Blut hin. Vor einem Monat war es Carolyn mit viel gutem Zureden schließlich gelungen, ihn zu einem Besuch beim Internisten zu bewegen. Eine Reihe von Röntgenaufnahmen ergab eine oberflächliche Erosion des Zwölffingerdarms, aber kein Geschwür. An der Valva ileocoecalis, dem Übergang zwischen Dickdarm und Dünndarm, wurde eine Schwellung entdeckt. Zu Bobs Erleichterung stellte man keine Geschwulst fest.

Einige Stunden nach seiner Aufnahme im Yale New Haven Hospital hörte die akute Blutung auf. Jetzt konnte man Bobs Verdauungstrakt eingehend unter die Lupe nehmen. Wegen der seltsamen Anschwellung auf dem Röntgenbild und den körperlichen Befunden konzentrierte sich die Untersuchung auf den unteren Bereich des Darmtraktes. Wir waren nicht überrascht, als sich bei einer Untersuchung mit dem Koloskop, einem Gerät mit Glasfiberoptik, die Schwellung an der Valva ileocoecalis als Tumor herausstellte.

Wie vorherzusehen war, reagierte Bob auf die Nachricht, daß er sich einer Operation unterziehen müsse, mit Panik und lehnte den Eingriff zunächst kategorisch ab. Als er sich ein wenig beruhigt hatte, ließ er sich von seiner geduldigen Frau schließlich jammernd und fluchend doch zu einer Operation überreden. Ich habe in meinem Leben wohl nie einen ängstlicheren Patienten im Operationssaal gehabt. Während der Narkotisierung halte ich meinen Patienten, sofern möglich, die Hand und rede ihnen beruhigend zu. Bob war eine völlig neue Erfahrung. Bevor ich mir die Hände desinfizieren und die Handschuhe überstreifen konnte, mußte ich mir erst einige Minuten die Finger massieren. Er hatte sie mir so fest gedrückt, daß sie völlig taub geworden waren.

Der Befund bei der Operation war ein Schock. Ich hatte als Ursache der Blutung einen relativ kleinen Tumor mit einem Geschwür erwartet. Statt dessen stieß ich, so später der Bericht aus der Pathologie, auf ein »spärlich differenziertes primäres Adenocarcinom, das am Zäkum an der Valva ileocoecalis entstanden und transmural ins pericolonische Fettgewebe eingewandert ist; zudem ausgedehnter lymphatischer und vaskulärer Befund sowie Metastasen in acht von siebzehn Lymphknoten.« Eine stark eiternde Nekrose im Zentrum des Tumors hatte für die akute Darmblutung gesorgt.

Zwar gab es keine sichtbaren Hinweise auf Fernmetastasen, aber Bobs Krebs war besonders aggressiv. Die umliegenden Blut- und Lymphgefäße waren stark befallen, also mußte man davon ausgehen, daß eine große Menge Krebszellen in den Kreislauf gelangt waren. Und fast ebenso sicher hatte der Tumor in die Leber metastasiert, auch wenn die Tochtergeschwülste unter der Oberfläche des Organs noch zu klein waren, als daß man sie hätte sehen oder ertasten können. Es war nur eine Frage der Zeit, bis sie sich bemerkbar machen würden. Bobs Aussichten waren furchtbar.

Bob DeMatteis war so schroff und direkt, wie seine Erscheinung vermuten ließ. Dabei hatte er ein feines Ohr für ausweichende Antworten. Er wollte über seinen Zustand alles ganz genau wissen, keine Einzelheit durfte unterschlagen werden. Von meinem Bruder Harvey abgesehen, habe ich möglichst immer die Voraussetzungen dafür zu schaffen versucht, daß meine Patienten volle Aufklärung verlangen konnten. Ich war froh über Bobs Fragen, fürchtete allerdings, daß er die Wahrheit doch nicht ganz verkraften würde. Doch ich nahm ihn beim Wort und machte mich darauf gefaßt, daß er seelisch zusammenbrechen oder in tiefe Niedergeschlagenheit verfallen würde. Aber nichts dergleichen geschah.

Der befürchtete Gefühlsausbruch blieb aus. Bob nahm den Befund ruhig und gefaßt entgegen. Er hatte Carolyn vor ihrer Hochzeit einmal gesagt, er erwarte nicht, seinen fünfzigsten Geburtstag zu erleben – wie er darauf kam, weiß sie bis heute nicht. Jetzt schien sich seine Prognose zu bestätigen. Nach unserem Gespräch nach der Operation wußte er, daß er an Darmkrebs sterben würde, und er hatte die Absicht, sich ins Unvermeidliche zu fügen und keine weiteren Eingriffe über sich ergehen zu lassen. Er war nicht religiös, vertraute aber fest auf die eigene seelische Kraft, und das wirkte in der ihm verbleibenden Zeit als stabilisierender Faktor.

Bob hoffte nicht auf die Fachärzte. Weil (meiner Meinung nach *obwohl*) seine Krankheit bereits im fortgeschrittenen Stadium war, erhielt er erst auf Anregung seiner Frau und des untersuchenden Internisten Gelegenheit zum Beratungsgespräch mit einem Onkologen. Obwohl weder er noch ich uns viel davon versprachen, erklärte er sich zu einem solchen Gespräch bereit – wegen Carolyn, die alle medizinischen Mittel ausschöpfen wollte, um ihren Mann vielleicht doch noch zu retten. Ich hatte es bis dahin noch nie erlebt, und daran hat sich bis heute nichts geändert, daß ein Onkologe einem Patienten von einer Behandlung abgeraten hätte, es sei denn die Krankheit war in einem sehr frühen Stadium erkannt und chirurgisch beseitigt worden. Bob machte

keine Ausnahme, und Carolyn bewog ihn dazu, das Therapieangebot wahrzunehmen.
Aus einem Grund, der fast nur bei besonders dicken Patienten auftritt, mußte die Chemotherapie verschoben werden. Wegen der dicken Fettschicht unter Bobs Haut konnte ich die Wunde nach der Operation nicht sofort wieder vernähen, da die Gefahr bestand, daß sich Eiterherde bilden würden. Ich mußte sie langsam von unten nach oben zusammenwachsen lassen, deshalb kam die Verabreichung der starken Medikamente, die bei der Chemotherapie eingesetzt werden, bis auf weiteres nicht in Frage. Als die Behandlung schließlich beginnen konnte, waren die Metastasen in Bobs Leber bereits so groß, daß man sie bei einer Szintigraphie, einer Untersuchung mit Radionukleiden, erkennen konnte.
Der Onkologe führte mit Bob vor Beginn der Behandlung ein »umfassendes, offenes Gespräch«, wie er später in einem Brief an mich schrieb. Er »erläuterte ihm eingehend, wie weit die Metastasierung vorangeschritten war«. Sollte die Chemotherapie nicht anschlagen, würde es rasch bergab gehen. Das Ende wäre dann in einem Zeitraum von sechs Monaten zu erwarten. Bob, so berichtete der Onkologe, sei sehr aufgeschlossen gewesen und habe einen »vorsichtigen Optimismus« gezeigt, er sei aber realistisch geblieben.
Damals hatte Bob die zehn Kilogramm Gewicht, die er nach der Operation verloren hatte, wieder zugenommen. Er hatte keinerlei Beschwerden und fühlte sich erstaunlich wohl. Daß die Medikamente der Chemotherapie nur »palliativ oder präventiv« (so die Fachsprache), also lindernd und vorbeugend verabreicht werden sollten, war ihm genau bekannt. Ich glaube, er erhoffte sich nicht einmal eine lindernde oder verzögernde Wirkung und stimmte der qualvollen Prozedur überhaupt nur deshalb

zu, weil Carolyn und ihre einundzwanzigjährige Tochter Lisa es so wollten. Die Behandlung konnte beginnen.
Innerhalb von zwei Wochen traten bei Bob Schübe mit hohem Fieber auf. Verstopfung und Durchfall lösten sich ab. Wegen des flüssigen Stuhls und des Drucks aufgrund seines großen Körpergewichts entzündete sich die Haut am Gesäß und wurde wund. Die Chemotherapie mußte abgesetzt werden. Gleichzeitig bekam Bob Schmerzmittel, weil sich die Metastasen in der Leber bemerkbar machten. Bob konnte schon bald nicht mehr in der Kanzlei arbeiten.
Die Metastasen in der Leber wuchsen erschreckend schnell. Bald stellte sich eine Gelbsucht ein. Ein weiterer Tumor im Beckenbereich drückte auf die Gefäße im Unterleib und führte zu einem Ödem in den Beinen. Wegen der starken Schwellungen konnte Bob kaum noch einen Spaziergang um sein Haus machen. Da Carolyn arbeitete, blieb Lisa bei ihm zu Hause. Jahre später erzählte sie mir, daß sie mit ihrem Vater ganze Nächte hindurch über sich und ihr Leben geredet hätte. »Obwohl unser Verhältnis schon zuvor sehr innig gewesen war, rückten wir in diesen letzten Monaten noch enger zusammen.«
Am Morgen des 24. Dezember machte ich einen Hausbesuch bei DeMatteis. Er wohnte in einem bewaldeten, hügeligen Gebiet in einem Vorort der Stadt, in der er so lange Zeit politisch aktiv gewesen war. Seit einigen Stunden fiel Schnee, gleichsam als wolle der Himmel den letzten Wunsch eines Mannes nach einer weißen Weihnacht erfüllen, der keine weitere Weihnacht erleben würde. Weihnachten war für Bob immer eine ganz besonders fröhliche Zeit gewesen, die er gerne im Kreis von Freunden ausgelassen gefeiert hatte. Seit ihrer Eheschließung hatten die DeMatteis zu Heiligabend immer viele ganz verschiedene Gäste gehabt. Einziges Kriteri-

um der Einladung war, daß Bob mit der betreffenden Person gerne zusammen war. In Gesellschaft fühlte er sich am wohlsten, und je lauter es herging, desto mehr ging auch er aus sich heraus. Bei solchen fröhlichen Anlässen wich sogar der finstere Blick aus seinem Gesicht. An Weihnachten war er jedesmal wie verwandelt, und er pflegte seiner Tochter Lisa und Carolyn vor der Bescherung sogar Dickens' Erzählung *Der Weihnachtsabend* vorzutragen – nicht vorzulesen, sondern auswendig vorzutragen. Mich wunderte es nicht zu erfahren, daß diese Erzählung, in der sich der Geizhals Scrooge am Weihnachtsabend auf wunderbare Weise in einen gütigen und hilfsbereiten Menschen verwandelt, für ihn das beste Werk seines Lieblingsautors Dickens war.

Bob war fest entschlossen, sein letztes Weihnachten nicht anders zu feiern als alle bisherigen. Carolyn öffnete mir mit einem mutigen Lächeln die Tür. Das Haus war festlich geschmückt, der Tisch für ungefähr fünfundzwanzig Gäste gedeckt, und unter dem Weihnachtsbaum stapelten sich die Geschenke. Da die Gäste erst in einer Stunde eintreffen sollten, konnten Bob und ich uns in Ruhe über den Grund meines Besuchs unterhalten. Ich wollte ihn dazu überreden, den örtlichen Hospizdienst in Anspruch zu nehmen. Da sich sein Gesundheitszustand täglich verschlechterte, würde ihn Lisa bald nicht mehr angemessen versorgen und pflegen können.

Wir setzten uns nebeneinander auf Bobs gemietetes Krankenhausbett. Nach einer Weile nahm ich seine Hand in meine. Jetzt fiel mir das Sprechen leichter. Wir waren zwei Männer ungefähr gleichen Alters, aber in ganz verschiedenen Lebenssituationen. Bob hatte keine Zukunft mehr vor sich. Aber er hatte für sich eine Form der Hoffnung gefunden: Er wollte bis zum letzten Atem-

zug er selbst bleiben, und seine Freunde sollten ihn so in Erinnerung behalten, wie er immer gelebt hatte.
Er feierte sein letztes Weihnachten und war sich dessen voll bewußt. Nachdem ich mit ihm gesprochen hatte, war er bereit, die Dienste der Schwestern des Hospizes für die verbleibende Zeit in Anspruch zu nehmen.
Als ich mich von diesem ungewöhnlichen Mann verabschiedete, der einen Lebensmut ausstrahlte, den ich ihm niemals zugetraut hätte, war mir die Kehle wie zugeschnürt. Bob war ungeduldig, denn er mußte sich vor dem Eintreffen der Gäste noch umziehen, was längere Zeit in Anspruch nahm; außerdem erinnerte meine Gegenwart ihn daran, was nach dem Fest auf ihn zukommen würde. Als ich in die verschneite Nacht hinausging, rief er mir vom Schlafzimmer aus nach, ich solle vorsichtig sein, es sei glatt auf der Straße: »Es ist gefährlich da draußen, Doc – und Weihnachten ist keine Zeit zum Sterben!«
Bob hatte an alles gedacht. Carolyn mußte das Licht etwas abdunkeln, damit die Gäste nicht sahen, wie gelb er im Gesicht war. Beim Abendessen ging es wie immer fröhlich und ausgelassen zu; Bob saß am Kopf der Tafel und lud sich Speisen auf den Teller, obwohl er feste Nahrung schon seit langem nicht mehr zu sich nehmen konnte. Alle zwei Stunden schleppte er sich in die Küche und ließ sich von Carolyn eine Morphiumspritze geben. Als die letzten Gäste sich verabschiedet hatten – darunter viele alte Freunde, die Bob nie mehr sehen würde –, schleppte er sich wieder ins Bett. Carolyn fragte ihn, wie ihm der Abend gefallen habe. An seine Worte erinnert sie sich noch heute: »Es war eines der schönsten Weihnachten, die ich je erlebt habe.« Und er fügte hinzu: »Weißt du, Carolyn, bevor man stirbt, muß man gelebt haben.«

Vier Tage nach Weihnachten begann der Hospizdienst mit der häuslichen Betreuung Bobs. Es war kein Tag zu früh. Zu Übelkeit, Erbrechen und Schmerzen aufgrund der Tumoren in der Leber und im Beckenbereich kam jetzt noch hohes Fieber. An Silvester stieg Bobs Körpertemperatur auf einundvierzig Grad. Er hatte heftigen Durchfall und konnte den wäßrigen Stuhl oft nicht halten. Doch das Schlimmste war noch nicht überstanden. Am 21. Januar stimmte er einer stationären Aufnahme in das Connecticut Hospice in Branford zu. Zu diesem Zeitpunkt konnte man bei ihm die Leber, die bei gesunden Menschen nicht unter dem unteren Rippenrand hervortritt, durch die Bauchwand fünfundzwanzig Zentimeter tiefer fühlen. Die gewaltige Vergrößerung ging fast ausschließlich auf verkrebstes Gewebe zurück. Trotz der bereits seit langem anhaltenden mangelhaften Ernährung bescheinigte man ihm bei der Aufnahme im Hospiz eine »massive Fettleibigkeit«.
Obwohl sich Bob einer stationären Aufnahme im Hospiz zunächst widersetzt hatte, mußte er schließlich zugeben, daß dieser Schritt für ihn und für seine Familie eine gewaltige Erleichterung bedeutete. Er hatte Angstzustände und zeigte eine nervöse Unruhe, so daß ihm neben Morphium auch noch Beruhigungsmittel in hohen Dosen verabreicht werden mußten. Durch den Mund konnte er nur beschränkte Mengen an Flüssigkeit zu sich nehmen. Nach der Einlieferung schien er stündlich schwächer zu werden. Er zwang sich, zum Wasserlassen aufzustehen, und machte erfolglose Versuche zu gehen. Obwohl er den Tod angenommen hatte, konnte er vom Leben offenbar noch nicht lassen.
Am Nachmittag nach dem Tag seiner Einlieferung wurde er plötzlich sehr unruhig. Er erklärte Carolyn und Lisa, er wolle jetzt sofort sterben. Die Frauen begannen

in ihrer Hilflosigkeit zu weinen. Bob sah sie bittend an, breitete seine noch immer massigen Arme aus und drückte sie tröstend an sich, wie er es schon so viele Male getan hatte. Während er sie festhielt, bat er sie um Erlaubnis zu sterben. Ohne diese Einwilligung, so meinte er, könne er nicht gehen. Er verlangte von ihnen nichts als diese Erlaubnis, und erst, als er sie erhielt, beruhigte er sich wieder. Einige Augenblicke später sagte er zu Carolyn: »Ich möchte sterben.« Dann flüsterte er: »Aber ich will leben.« Dann schwieg er.

Bob war fast den ganzen nächsten Tag über wie betäubt. Er sprach bis zum Nachmittag kein einziges Wort, aber Carolyn war überzeugt, daß er sie verstand, wenn sie zu ihm sprach. Sie redete leise mit ihm und sagte ihm, wieviel er ihr bedeute. Plötzlich, als sehe er durch die geschlossenen Lider etwas Wunderbares, legte sich ein Lächeln über sein ganzes Gesicht. »Was er auch gesehen hat«, meinte Carolyn danach, »es muß sehr schön gewesen sein.« Fünf Minuten später war er tot.

Bob wurde von einer gewaltigen Menschenmenge zum Grab geleitet. Die Beerdigung, an der sogar der Bürgermeister teilnahm, war geradezu ein öffentliches Ereignis. Eine kleine Ehrenformation der Polizei holte Bobs Sarg vor der Kirche ab. Er wurde mit einem Abschiedsbrief seiner Tochter Lisa in der Anzugtasche beerdigt. Als der Sarg aus Kirschholz in die Grube gesenkt wurde, bemerkte Carolyns Onkel auf dem Deckel einen kleinen nassen Fleck von Lisas Tränen.

Bob liegt auf einem katholischen Friedhof ungefähr fünfzehn Kilometer von meinem Wohnort entfernt. Wie um die Gleichheit der Menschen im Tod hervorzuheben, gibt es auf dem hügeligen Areal mit gepflegten Gräbern keine Grabsteine. Die Ruhestätten sind nur durch einen Stein am Fußende gekennzeichnet. Ich besuchte das

Grab von Bob DeMatteis, als ich diese Seiten schrieb. Ich wollte einen Mann ehren, der für sich einen neuen Lebenssinn gefunden hatte, als ihm klargeworden war, daß er bald sterben würde. Er hat mir gezeigt, daß Hoffnung auch dann noch möglich ist, wenn es keine Rettung mehr gibt. Als mein Bruder zehn Jahre später todkrank wurde, hatte ich diese wichtige Lehre vergessen. An ihrer Gültigkeit ändert das freilich nichts.

Ich wußte von Carolyn bereits, daß Bob noch zu Lebzeiten ein Zitat von Dickens, sein Lieblingszitat, als Grabspruch ausgewählt hatte. Trotzdem war ich beeindruckt, als ich auf dem Stein aus Granit den Spruch las, mit dem Bob DeMatteis bei den Menschen in Erinnerung bleiben wollte: »Und immer wurde von ihm gesagt, wenn jemand Weihnachten richtig feiern könne, dann sei er es.«

XII

Was wir lernen können

Ein Rabbi spricht am Ende eines Gedenkgottesdienstes oft die Worte: »Sein Andenken gereiche uns zum Segen.« Ich habe in Kirchen darauf geachtet, ob diese Formel auch in der christlichen Liturgie bekannt ist, aber das ist offenbar nicht der Fall. Dabei verdiente dieser schlichte Wunsch nicht nur in Gotteshäusern Beachtung.

Was Bob DeMatteis das Sterben leichter gemacht hat, war die Hoffnung, daß sein Leben seinen Angehörigen etwas bedeutet hatte und er deshalb in ihrer Erinnerung weiterleben würde. Bob gehörte zu den Menschen, die sich stets bewußt sind, daß ihr Leben nicht nur endlich, sondern immer auch von einem plötzlichen Tod bedroht ist. Von daher rührte seine furchtbare Angst vor allem, was mit Ärzten zu tun hatte, aber auch die Gelassenheit, mit der er seiner letzten Krankheit begegnete.

Ein Sterben in Würde ist am ehesten dann möglich, wenn ihm ein würdevolles Leben vorangegangen ist. Diese Hoffnung, die beständigste von allen, steht allen Menschen offen. Sie liegt im Sinn, den wir unserem Leben bisher gegeben haben.

Andere Hoffnungen liegen näher, sind aber oft unerfüllbar. Ich habe meinen todkranken Patienten stets versichert, ich würde alles in meiner Macht Stehende tun, um ihnen einen leichten Tod zu ermöglichen, doch habe ich diese Hoffnung trotz aller Bemühungen oft zerbrechen sehen. Selbst in den Hospizen, die sich um Trost und humanes Sterben bemühen, ist sie nicht immer erfüllbar. Wie zahlreiche Kollegen habe ich mehr als einmal entgegen aller Absicht Patienten das Sterben erschwert, weil ich Hoffnungen geweckt hatte, wo keine mehr waren.

Man kann Todgeweihten immerhin versprechen, daß man sie im Sterben nicht allein läßt. Besonders trostlos und einsam ist das Sterben, wenn dem Kranken vorenthalten wird, daß der Tod gewiß ist. So kann die Absicht, einem Todkranken die Hoffnung nicht nehmen zu wollen, ihn einer wertvollen Hoffnung berauben. Solange wir nicht wissen, daß wir sterben, und die Umstände unseres bevorstehenden Todes nicht möglichst genau kennen, können wir von unseren Lieben nicht Abschied nehmen. Dann bleiben wir, auch wenn sie in der Stunde des Todes anwesend sind, einsam und ohne Trost. Erst das Versprechen geistigen Beistands am Ende gibt uns eine Hoffnung, die viel stärker ist als der Trost physischer Hilfe.

Der Sterbende selbst ist dafür verantwortlich, daß er seine Angehörigen nicht aus falscher Rücksichtnahme schont. Die aus solcher Rücksicht folgende Einsamkeit habe ich oft erlebt, und ich habe sogar zu ihr beigetragen, bevor ich es besser wußte.

Als meine Großmutter nicht mehr in der Lage war, unseren Haushalt zu führen und meinen Bruder und mich zu erziehen, übernahm schrittweise unsere Tante Rose die Mutterrolle. Rose arbeitete als Näherin in einer Kleiderfabrik in der 37th Street. Sie verließ täglich frühmorgens das Haus und kehrte erst zehn Stunden später wieder zurück. Dann putzte sie und bereitete das aufwendige Abendessen vor, das wir als Familie jüdischer Emigranten gewohnt waren. Seitdem wir in der Morris Avenue 2314 gewohnt haben, ist sehr viel Zeit vergangen, aber die Erinnerung an unsere Donnerstagabende ist trotzdem immer noch sehr lebendig: Als Vorbereitung auf den Sabbat schrubbte und putzte Tante Rose jeden Winkel der Wohnung, bis sie gegen Mitternacht völlig erschöpft ins Bett sank. Am nächsten Morgen war sie um sechs Uhr wieder auf den Beinen und ging zur Arbeit.

Rose hatte eine barsche, aber aufrichtige Art. Auf jeden Zornesausbruch folgte so sicher wie der Sonnenschein auf Regen ein Zwinkern ihrer Augen, die wie alle Augen unserer Familie tiefblau waren. Sie ließ sich mit einer Umarmung immer besänftigen, und als wir älter wurden, stellte sich ihre scheinbar unnachgiebige Strenge als reinste Liebe heraus. Obwohl wir sie ständig neckten und ärgerten, fürchteten wir uns doch, wenn sie einmal richtig böse wurde. Wenn ich etwas ausgefressen hatte, konnte sie in farbigstem Jiddisch mein gesamtes Weltbild und meinen Charakter verfluchen. Tante Rose war mein Über-Ich aus dem jüdischen Schtetl. Harvey und ich verehrten sie.

Rose war Anfang Siebzig und ich im zweiten Jahr meiner Assistenzzeit als Chirurg, als sie am ganzen Körper an Juckreiz zu leiden begann. Nach einiger Zeit schwoll in ihrer Achselhöhle ein Lymphknoten an. Wie sich bei einer Gewebsentnahme herausstellte, litt sie an einem bösartigen Lymphom. Der behandelnde Arzt, ein umgänglicher und kompetenter Hämatologe, erzielte bei einer Behandlung mit Chlorambucil, das in der Anfangszeit der Chemotherapie eingesetzt wurde, ein sehr gutes Ergebnis. Die Krankheit brach allerdings einige Monate später erneut aus, und Rose wurde zusehends schwächer. Harvey, ich und unsere Cousine Arline verständigten uns darauf, daß wir den behandelnden Hämatologen überreden würden, Rose von der Diagnose nichts zu sagen.

Ohne es zu merken, begingen wir einen der schlimmsten Fehler, den eine Familie in dieser Situation machen kann. Wir alle, und dazu gehörte auch Rose, beschlossen gegen alle Prinzipien der Offenheit, daß wir einander die bittere Wahrheit lieber verschweigen wollten, statt uns aufrichtig gegenüberzutreten, uns gegenseitig zu trösten und uns die Chance zu geben, das Schicksal mit Würde zu tragen. Diese Hoffnung haben wir uns selbst genommen.

Obwohl Rose wußte, daß sie an Krebs sterben würde, machten weder sie noch wir einen Versuch, offen über ihre Krankheit zu reden. Wir glaubten, wir könnten ihr die Wahrheit nicht zumuten, und sie war überzeugt, daß wir die Wirklichkeit nicht ertragen würden. So machten wir uns gegenseitig etwas vor. Und dabei spürten wir, daß Rose es wußte, und auch sie wird gewußt haben, daß wir es wußten. Auf diese Weise machen sich Krebskranke und ihre Angehörigen in den letzten Tagen das Leben so oft noch schwerer. Wir wußten, daß Rose es wußte, Rose wußte, daß wir es wußten, und doch verloren wir kein Wort darüber, wenn wir zusammen waren. Und wir spielten dieses Spiel bis zum bitteren Ende. So brachten wir uns alle um eine letzte Aussprache, bei der wir Tante Rose hätten sagen können, was sie uns bedeutet hatte. In diesem Sinn starb meine Tante einsam und allein, obwohl wir alle am Sterbebett standen.

Die schreckliche Einsamkeit, die ein Mensch erfährt,

wenn andere ihm die Wahrheit vorenthalten, ist das Thema von Tolstois Novelle *Der Tod des Iwan Iljitsch*. Besonders klinische Ärzte kann diese Erzählung durch ihren geradezu unheimlichen Realismus beeindrucken und ihre Moralität, die einer Intuition entsprungen ist, die tiefer als jede reale Erfahrung reicht. Wie sonst hätte der Dichter die Schrecken eines solchen Sterbens nachempfinden können? Sein Held Iwan Iljitsch lebte »beständig mit einer bevölkerten Stadt und umgeben von seinen zahlreichen Bekannten und seiner Familie [in] einer Einsamkeit, wie sie vollkommener nicht zu finden war: weder auf dem Grunde des Meeres, noch im Schoße der Erde ...« Iwan konnte die furchtbare Gewißheit seines Todes mit niemandem teilen und mußte »völlig einsam so am Rande des Verderbens leben, ohne einen einzigen Menschen, der ihn begreifen wollte oder bemitleidet hätte«.

Daß er ohne den Beistand von Angehörigen oder Freunden starb, mag der Grund dafür gewesen sein, warum er sich zumindest ein wenig nach dem Mitleid sehnte, das die meisten Menschen in Iwans Lage als unwürdig empfinden würden. Seine Frau verschwieg ihm aus dem schäbigen Motiv, sich nicht mit den Gefühlen eines Sterbenden belasten zu wollen, den wahren Ernst der Lage. Es macht freilich kaum einen Unterschied, ob einem Kranken aus Gleichgültigkeit oder falsch verstandener Rücksicht die Wahrheit vorenthalten wird. Die Folgen der Täuschung trägt er allein. Iwans Frau entschied in einem Akt gemeiner Anmaßung, das Sterben ihres Mannes sei ohne ein offenes Gespräch für sie beide leichter. Hinter der egoistischen Entscheidung stand die Unfähigkeit, in diesem langsamen Tod etwas anderes zu sehen als häusliche Unannehmlichkeiten und eine Belastung ihres Zusammenlebens. In dieser Atmosphäre fand Iwan

Iljitsch nicht die Kraft, eine offene Aussprache zu erzwingen.

Das, was Iwan Iljitsch am meisten quälte, war die Lüge – jene aus irgendeinem Grunde von allen verbreitete Lüge, daß er nur krank sei und keineswegs auf den Tod daniederläge und daß er sich nur ruhig verhalten und sich kurieren lassen müsse, damit etwas sehr Schönes dabei herauskomme. Denn er wußte ja: was immer auch getan wurde, es konnte nichts dabei herauskommen, außer noch qualvolleren Leiden und dem Tod: Und ihn quälte diese Lüge, es quälte ihn, daß jene nicht eingestehen wollten, was alle wußten und was auch er selber wußte, sondern daß es ihr Wille war, ihn angesichts seiner entsetzlichen Lage zu belügen, und daß sie nicht nur wünschten, er solle selber an dieser Lüge teilnehmen, sondern daß sie ihn sogar dazu zwangen. Lüge, Lüge – diese noch am Vorabend seines Verscheidens sich über ihn ergießende Lüge, die die furchtbare und feierliche Tatsache seines Todes auf eine Stufe herabdrükken mußte, wie sie durch alle jene Besuche, jene mit Gardinen geschmückten Zimmer und jene beim Diner servierten Störe gekennzeichnet wurde … dies war für Iwan Iljitsch das Allerqualvollste. Wie sonderbar, schon häufig war er, wenn sie ihn auf diese Art zum besten hielten, um ein Haar drauf und dran gewesen, ihnen zuzuschreien: »Hört auf zu lügen! Ihr wißt es, und ich weiß es ebensogut, daß ich sterben muß, so hört doch wenigstens zu lügen auf!« Und dennoch hatte er sich nie getraut, es zu tun.

Heutzutage trägt noch etwas anderes zur schrecklichen Einsamkeit der Sterbenden bei. Ich kann es nicht anders nennen als ein sinnloses Herumdoktern an Menschen, deren Leben nicht mehr zu retten ist. Eine Behandlung auch bei minimalen Erfolgsaussichten fortzusetzen gilt manchem Arzt als Heldentat, doch nur zu oft erweist er dem Patienten damit einen schlechten Dienst. So bleibt die ärztliche Objektivität manchmal auf der Strecke, wenn sich zwischen den Interessen des Arztes und denen von Patient und Angehörigen eine Kluft auftut.

Nach der medizinischen Ethik des Hippokrates muß der Arzt das Wohl des ratsuchenden Patienten über alles stellen. Obwohl in der heutigen Zeit die Bedürfnisse der Gesellschaft mit dem Urteil des Arztes, was für einen bestimmten Patienten das Beste ist, in Konflikt geraten können, steht das Ziel der Medizin unverrückbar fest: Sie will Krankheiten heilen und Leiden lindern. Medizinstudenten lernen früh, daß der Vorgang des Heilens oft mit zusätzlichen Leiden verbunden ist, und es gibt nur wenige Menschen, die nicht verstehen, daß dies notwendig sein kann. Vor allem gilt das für die Behandlung der etwa achtzig verschiedenen Arten von Krebs. Hier führt die Kombination von chirurgischen Eingriffen, Bestrahlungen und Chemotherapie beim Patienten gewöhnlich zu einer vorübergehenden Schwächung und anderen Beschwerden oder sogar zu ernsthaften Komplikationen. Trotzdem dürfen Menschen, bei denen eine grundsätzlich heilbare Krebserkrankung diagnostiziert wird, den Kampf solange nicht aufgeben, als noch vernünftige Aussichten auf eine Heilung oder zumindest Linderung des Leidens bestehen. Weniger zu tun wäre nicht Stoizismus, sondern Torheit.

In der konkreten Situation ist es dann aber jedesmal eine Ermessensfrage, ob die Heilungschancen eine Behandlung noch rechtfertigen. Hier können die Ziele des Arztes von den Interessen des Patienten abweichen. Auch wenn autobiographische Details überhandzunehmen drohen, möchte ich dies mit meinem eigenen Werdegang als Arzt veranschaulichen. Er ist ein Beispiel dafür, wie aus einem jungen Medizinstudenten mit hohen ethischen Ansprüchen ein nüchtern urteilender Arzt wurde, der Krankheit vornehmlich als medizinisches Problem begreift.

Bereits vor meinem zehnten Lebensjahr erlebte ich, welche Hoffnungen (ich wähle das Wort absichtlich) sich in einer Familie an einen Arzt knüpfen können. Schon Jahre bevor es mit meiner krebskranken Mutter rapide bergab ging, spitzte sich die Lage immer wieder dramatisch zu. Allein das Wissen, daß einer von uns vom Telefon des Drugstores aus den Hausarzt angerufen hatte, veränderte die Atmosphäre in unserer kleinen Wohnung vollständig. Angst und Hilflosigkeit wichen dem sicheren Gefühl, daß Hilfe unterwegs war. Wenn der Arzt, der Kompetenz ausstrahlte, uns alle mit Namen kannte und wußte, daß wir vor allem seinen seelischen Beistand brauchten, lächelnd über die Schwelle trat, waren wir gleich viel ruhiger. Ich war davon so beeindruckt, daß ich beschloß, auch Arzt zu werden.

Ich wollte praktischer Arzt in der Bronx werden. Das erste Studienjahr war der Funktion des menschlichen Körpers, das zweite seinen Krankheiten gewidmet. Im dritten und vierten Jahr lernte ich Krankengeschichten interpretieren und die chemisch-physikalischen Veränderungen im Organismus suchen, jene offenen und verdeckten Befunde, die der Pathologe Giovanni Morgagni im achtzehnten Jahrhundert als die »Schreie der leidenden Organe« bezeichnet hatte. Ich lernte, meinen Patienten die richtigen Fragen zu stellen und die Antworten richtig zu deuten. Ich lernte, Körperöffnungen zu untersuchen, Röntgenbilder zu begutachten und Blut und Ausscheidungen zu analysieren. Mit der Zeit wußte ich, bei welchen Symptomen welche Untersuchungen durchgeführt werden mußten, um den krankhaften Veränderungen des Organismus auf die Spur zu kommen. Was ich gelernt hatte, war Pathophysiologie. Anhand einer Fülle von Mustern lernt der Arzt verstehen, warum gesunde Körperfunktionen aus dem Gleichgewicht geraten. Wer mit ihnen umzugehen versteht, beherrscht die Kunst der Diagnostik, ohne die Behandlung und Heilung nicht möglich sind. Jeder Arzt, der sich mit einer Krankheit befaßt, muß eine Diagnose stellen und eine Therapie finden, mit der er sie in den Griff bekommt. Das medizinische Problem von Diagnose und Therapie ist gleichsam das Rätsel, um dessen Lösung es in der Medizin geht. Das Rätsel ist freilich zum Selbstzweck geworden, zu einer Triebfeder, die den medizinischen Forschungsbetrieb am Laufen hält. Die Lösung solcher Rätsel ist der wichtigste Baustein im Selbstverständnis der Mediziner, der Erfolg bei der Lösung ist der Prüfstein ärztlicher Kompetenz.

Am Ende meines Studiums stand ich in Diagnostik und Therapie vor ganz neuen Herausforderungen. Jetzt ging es darum, den Krankheitsprozeß so genau zu verstehen, daß er mit der richtigen Kombination aus chirurgischen, medikamentösen und anderen Heilverfahren wirksam bekämpft werden konnte. In den sechs Jahren meiner Assistenzzeit vertiefte ich mich schließlich in die einzelnen Aspekte des Rätsels, das schließlich zu einer mein Leben ausfüllenden Leidenschaft wurde. Ich war in jeder Beziehung der Nachfolger meiner Lehrer.

Inzwischen hatte ich den Gedanken aufgegeben, mich als praktischer Arzt in der Bronx oder anderswo niederzulassen. Ich vergaß zwar nie meinen einstigen Wunsch, nach dem Vorbild unseres Hausarztes dem kranken Menschen unmittelbar zu dienen, doch beeindruckte mich dieser Aspekt der Medizin nicht mehr am stärksten. Ich war vom Rätsel der Medizin fasziniert, und je besser ein Mediziner es zu lösen vermochte, desto mehr bewunderte ich ihn.

Wie wohl die meisten Ärzte habe ich während meines gesamten Berufslebens versucht, einem Bild gerecht zu werden, das unser Hausarzt in der Bronx einst verkörperte. Aber noch viel stärker wirkte etwas anderes: der Ehrgeiz, das eigene Können ständig zu verbessern. Dieser Ehrgeiz treibt den Arzt an, wenn er verbissen an der Diagnose arbeitet und nach der richtigen Therapie sucht. Diesem Ehrgeiz verdankt die klinische Medizin letztlich die gewaltigen Fortschritte, die sie im zwanzigsten Jahrhundert gemacht hat. Doch er gilt nicht in erster Linie dem Wohl des kranken Menschen, sondern dem Rätsel seiner Krankheit.

Ärzte bemühen sich, mit den Patienten so einfühlsam wie nötig umzugehen und ihnen bei ihren Entscheidungen eine Orientierung zu geben. Doch mit diesem Anspruch allein kann ein Arzt seine Fachkompetenz nicht aufrechterhalten, geschweige denn seine Fähigkeiten erweitern. Erst die Faszination durch medizinische Rätsel spornt fähige und engagierte Ärzte bei der Arbeit an.

Eine der wichtigsten Lehren des Hippokrates lautet: »Wo Liebe zu den Menschen ist, ist auch Liebe zur Heilkunst.« Dieser Satz hat bis heute nichts von seiner Gültigkeit eingebüßt. Wäre es anders, könnten Ärzte und Pfleger den Umgang mit Kranken und Siechen nicht ertragen. Doch verdankt die Medizin ihre Sternstunden weniger dem Herzen als vielmehr dem Verstand – hier ist die Leidenschaft des Arztes am stärksten. Als Ärzte müssen wir uns deshalb immer wieder klarmachen, daß hinter dem medizinischen Problem, das wir zu lösen versuchen, das Schicksal eines Menschen steht. Und als Patienten müssen wir begreifen, daß der Arzt ein anderes Interesse haben kann als wir selbst, wenn wir am Ende unseres Lebens stehen.

Jeder Facharzt wird zugeben, daß er Patienten schon zu diagnostischen oder therapeutischen Maßnahmen geraten hat, die angesichts des Stadiums der Krankheit nicht gerechtfertigt waren. Doch in einer solchen Situation bleibt das medizinische Problem besser ungelöst. Wenn ein Arzt, der einen Todkranken behandelt, sich selbst prüft, wird er oft feststellen, daß seine Entscheidungen von der eigenen Unfähigkeit diktiert sind, ein medizinisches Problem auf sich beruhen zu lassen, solange noch vage Aussichten auf eine Lösung bestehen. Zu verlokkend ist der Erfolg, zu schmerzlich die Niederlage, wenn das Ziel nicht erreicht worden ist.

Patienten haben Ehrfurcht vor dem Arzt und vertrauen ihm. Die seelische Bindung, die hierbei entsteht, ist in der Psychoanalyse als »Übertragung« bekannt. Unbewußt möchte der Patient dem Arzt gefallen oder ihn zumindest nicht verärgern. Manche Patienten überlassen sich ihm blindlings, und sie können sich überhaupt nicht vorstellen, daß auch der Facharzt im Krankenhaus Momente der Unsicherheit kennt. Je mehr High-Tech er bei der Diagnose und Behandlung einsetzt, desto überzeugender wirkt er auf sie.

Aber Todkranke haben oft gewichtige Gründe, sich eine weitere medizinische Behandlung zu ersparen, wenn die Erfolgsaussichten nur noch verschwindend gering sind. Neben philosophischen, religiösen oder pragmatischen Erwägungen kann dabei auch die einfache Überzeugung im Vordergrund stehen, das Leben, das man hinzugewinnen kann, lohne die Leiden des Eingriffs nicht mehr. Eine erfahrene Krankenschwester aus der Onkologie sagte mir einmal: »Bei einigen Leuten rechtfertigt nicht einmal die Gewißheit, daß sie nach Wochen der Qual am anderen Ende des Tunnels herauskommen, den körperlichen und seelischen Preis, den sie dafür bezahlen müssen.«

Während ich diese Zeilen schreibe, liegen neben mir die Krankenunterlagen von Miss Hazel Welch, einer zweiundneunzig Jahre alten Dame, die geistig noch sehr rege war, wegen starker Arthritis und Arteriosklerose in den Beinen aber nicht mehr ohne Hilfe gehen konnte. Sie lebte auf der Pflegestation eines großen Altenheims ungefähr acht Kilometer vom Yale New Haven Hospital entfernt. Als ich sie wegen einer akuten Erkrankung behandelte, wurde außerdem erwogen, ihr eine gangränöse Zehe am linken Fuß zu amputieren. Sie erhielt Medikamente gegen Entzündungen und erholte sich von den Folgen einer chronischen Leukämie. Wie Thomas Jefferson es beschrieben hat, versagte »hier ein Zapfen, dort ein Rädchen, hier ein Ritzel, dort eine Feder den Dienst«. Im Grunde macht es keinen Sinn mehr, einen solchen Organismus daran hindern zu wollen, die Funktion für immer einzustellen.

Am Nachmittag des 23. Februar 1978 brach Miss Welch bewußtlos neben einer Altenpflegerin zusammen. Eine Ambulanz fuhr sie ins Yale New Haven Hospital. Dort konnte kein meßbarer Blutdruck mehr festgestellt werden; alle körperlichen Symptome deuteten auf eine schwere Bauchfellentzündung hin. Nach einer intravenösen Infusion war ihr Zustand wieder so stabil, daß sie geröntgt werden konnte. Wie sich herausstellte, war ihre Bauchhöhle mit einer großen Menge Luft angefüllt. Die Diagnose war klar: ein Durchbruch im Verdauungstrakt, aller Wahrscheinlichkeit an einem Geschwür am Zwölffingerdarm unmittelbar unter dem Magen.

Miss Welch, die inzwischen wieder voll bei Bewußtsein war, mußte schleunigst operiert werden, aber sie lehnte den Eingriff ab. Sie erklärte mir in ihrem ausgeprägten Yankee-Englisch, sie habe lange genug gelebt. Sie habe niemanden mehr, für den sich ein Weiterleben lohne. Den Unterlagen zufolge war ihr nächster Angehöriger ihr Treuhänder bei der Connecticut National Bank. Als gesunder Mensch mit Familie und Freunden hatte ich Schwierigkeiten, die Entscheidung der alten Frau auf der fahrbaren Trage zu begreifen. Ich versuchte ihr verzweifelt deutlich zu machen, daß sie bei ihrem wachen Verstand und nach der erfolgreichen Leukämiebehandlung vielleicht noch mehrere Jahre vor sich habe. Aufgrund der Arteriosklerose in ihren Beinen und ihrer Bauchfellentzündung stünden die Chancen für eine Erholung nach dem Eingriff zwar nur eins zu drei, aber dies sei doch allemal besser als der sichere Tod, der ihr ohne die Operation drohe. Ich konnte mir einfach nicht vorstellen, daß sich ein Mensch im Vollbesitz seiner geistigen Kräfte dieser Argumentation verschließen würde. Aber Miss Welch blieb fest. Ich ließ sie zum Nachdenken allein, während ihre Chancen sich von Minute zu Minute verringerten.

Eine Viertelstunde später ging ich wieder zu ihr. Meine Patientin hatte sich im Bett aufgerichtet und sah mich wie einen ungezogenen Jungen streng an. Sie ergriff meine Hand, sah mir tief in die Augen und sagte einen spannungsgeladenen Augenblick nichts. Dann sagte sie: »Ich werde es tun, aber nur, weil ich Ihnen vertraue.« Plötzlich war ich mir meiner Sache nicht mehr so sicher.

Nach dem Öffnen der Bauchhöhle stellte ich fest, daß der Eingriff am Zwölffingerdarm wesentlich problematischer war, als ich gedacht hatte. Der Magen war wie durch eine Explosion vom Darmtrakt fast völlig abgetrennt. In der Bauchhöhle schwammen die scharfen Magensäfte und Brocken des Mittagessens, das meine Patientin einige Minuten vor ihrem Zusammenbruch zu sich genommen hatte. Ich tat, was notwendig war, schloß die Operationswunde und ließ Miss Welch in narkotisiertem Zustand auf die Intensivstation der Chirurgie bringen. Da sie sehr unregelmäßig atmete, blieb die Sonde des Anästhesisten noch Tage nach dem Eingriff in ihrer Luftröhre.

Eine Woche später war Miss Welch auf dem Weg der Besserung, auch wenn sie noch nicht so recht begriff, was um sie herum vorging. Als sie wieder ganz bei Bewußtsein war, dauerte es noch zwei Tage, bis ihr die Atemsonde aus der Luftröhre gezogen werden konnte. Bei meinen täglichen Visiten starrte sie mich die ganze Zeit böse an. Kaum konnte sie wieder sprechen, machte sie mir heftige Vorwürfe. Ich hätte sie mit schmutzigen Tricks gegen ihren Willen am Leben erhalten. Angesichts ihrer momentanen guten Verfassung war ich überzeugt, genau das Richtige getan zu haben. Sie aber war ganz anderer Meinung: Ich hätte sie belogen und betrogen und ihr nicht gesagt, was sie nach der Operation auf der Intensivstation würde durchmachen müssen. Sie habe Qualen durchlitten und vertraue mir nicht mehr. Tatsächlich hatte ich die möglichen Komplikationen nach dem Eingriff etwas heruntergespielt, denn mir war klar gewesen, daß sie dem Eingriff sonst nicht zustimmen würde. Miss Welch hatte zu den Menschen gehört, die für das bloße Überleben nicht alles in Kauf nehmen, also hatte ich mich vorsichtiger geäußert. Ich hatte zwar nur das Beste gewollt, in Wahrheit aber meine Patientin bevormundet, indem ich ihr wichtige Informationen vorenthalten hatte.

Zwei Wochen nach der Rückkehr ins Altenheim erlitt Miss Welch einen Schlaganfall, an dessen Folgen sie noch am gleichen Tag starb. Sie wurde lediglich pflegerisch betreut – in Übereinstimmung mit den Anweisungen, die sie im Beisein ihres Treuhänders bei dessen erstem Besuch nach der Entlassung aus dem Krankenhaus niedergeschrieben hatte. Darin erklärte sie nachdrücklich, sie wolle die kürzlich gemachte Erfahrung nicht wiederholen. Obwohl der Schlaganfall durch die Bauchfellentzündung und den chirurgischen Eingriff ausgelöst worden sein könnte, bin ich überzeugt, daß auch der Ärger über meine bewußte Täuschung eine Rolle gespielt hat. Der wichtigste Faktor beim Tod meiner Patientin war aber wohl ihr Todeswunsch, ein Wunsch, den ich törichterweise nicht respektiert hatte. Ich hatte ein medizinisches Problem gelöst, ein menschliches aber aus den Augen verloren.

Wenn ich die Kriterien, die ich in diesem Buch im Kapitel über das Altern dargelegt habe, sorgfältig erwogen hätte, wäre ich mit meinem Rat an Miss Welch, sich operieren zu lassen, vorsichtiger gewesen. Bei ihr war der Eingriff unabhängig vom Erfolg nicht mehr gerechtfertigt, doch das erkannte ich damals nicht. Heute sehe ich die Dinge anders. In einem ähnlichen Fall würde ich heute den festen Entschluß meiner Patientin respektieren. Sie hatte die Krankheit, die für mich ein medizinisches Problem gewesen war, als Möglichkeit gesehen, auf humane Weise zu sterben. Sie hatte ihren Wunsch um meinetwillen zurückgestellt.

Doch halt, seien wir ehrlich: Wenn ich heute in der gleichen Situation wäre, würde ich wahrscheinlich doch wieder so handeln wie damals; sonst würde ich fast sicher die Achtung meiner Kollegen verlieren. Es handelt sich hier um einen Grenzfall der medizinischen Ethik, den Außenstehende kaum richtig beurteilen können. In der gängigen medizinischen Praxis darf ein Chirurg einen Patienten nicht sterben lassen, wenn er durch einen einfachen operativen Eingriff gerettet werden kann. Wer gegen diese Grundregel verstößt, trägt die Konsequenzen. Aus chirurgischer Sicht mußte ich eine Entscheidung ausschließlich nach klinischen Kriterien treffen, bei der andere ethische Erwägungen wie der Respekt vor der Entscheidung einer Patientin ausgeklammert bleiben. Hätte ich Miss Welch nicht operiert, hätte ich mich in der wöchentlichen Besprechung im Kollegium für ihren Tod rechtfertigen müssen. Und die Entscheidung wäre sicher als meine und nicht als ihre betrachtet worden, ja mehr noch, als eine ärztliche Fehlentscheidung oder sogar als unterlassene Hilfeleistung. Ich kann mir gut vorstellen, was ich zu hören bekommen hätte: »Wie konnten Sie sich da nur hereinreden lassen?« »Müssen Sie gleich nachhelfen, wenn eine alte Dame sagt, sie wolle sterben?« »Ein Chirurg hat nur medizinische Entscheidungen zu treffen, und in diesem Fall war die richtige Entscheidung die Operation. Überlassen Sie das Moralisieren doch den Priestern!« Ich kann nicht behaupten, ich sei gegen einen solchen Druck aus meiner Umgebung gefeit. Meist ist das Credo der High-Tech-Medizin doch stärker: Der Patient muß um jeden Preis gerettet werden.

Miss Welch war einer Behandlung unterzogen worden, die nicht auf ihrer Wertvorstellung, sondern auf meiner und der meines Berufsstandes beruhte. Die letztlich sinnlose Operation nahm ihr eine ersehnte Hoffnung: die Welt in Ruhe und ohne äußere Einmischung verlassen zu können. Sie hatte zwar keine Familie, aber die Krankenschwestern und ich hätten ihr Beistand geben können, sofern einfühlsame Fremde einer Sterbenden diesen letzten Dienst erweisen können. Statt dessen erlitt sie das Schicksal von so vielen Todkranken, die ihre letzten Tage in der sterilen Einsamkeit einer Intensivstation verbringen – inmitten einer Hochtechnologie, die entwickelt wurde, um Menschen in ein normales, sinnvolles Leben zurückzuführen.

Das Piepsen und Flimmern der Bildschirme, das Zischen der Sauerstoffapparate, das Brummen hydraulischer Matratzen und das Blinken bunter elektronischer Signale, dieser ganze technische Hintergrund schafft eine Atmosphäre, die uns am Ende unseres Lebens den Frieden nimmt und uns von denen trennt, die uns im Sterben nicht allein lassen wollen. So wird eine Hoffnung verheißende Technologie zu einem Instrument, das Hoffnungen von Todkranken zerstört und Hinterbliebene um wertvolle Erinnerungen an die letzten Tage und Stunden bringt.

Jede wissenschaftliche oder medizinische Errungenschaft hat eine kulturelle Dimension und trägt oft auch Symbolcharakter. So kann die Erfindung des Stethoskops im Jahr 1816 als erster Schritt einer Entwicklung gesehen werden, bei der sich der Arzt vom Patienten immer stärker entfernte. Gerade das priesen einige Zeitgenossen freilich als großen Fortschritt, denn auch damals drückte kein Arzt sein Ohr gerne auf die Brust eines Kranken. Heute ist das Stethoskop als äußerlich sichtbares Zeichen der ärztlichen Kompetenz geradezu ein Statussymbol. Man muß einmal einen jungen Assistenzarzt einige Stunden bei seinen Rundgängen beobachten, um die Bedeutung dieses Instrumentes, das Autorität verleiht und menschliche Distanz schafft, richtig ermessen zu können.

Aus rein medizinischer Sicht ist ein Stethoskop nicht mehr als ein Hilfsmittel, mit dem man einen Kranken besser abhören kann. Ebenso sind die mit Technik vollgestopften Intensivstationen unserer Krankenhäuser nichts anderes als abgeschlossene Räume, in denen Schwerstkranke besonders gut medizinisch betreut werden können. Daß dort so viele Sterbende isoliert werden, ist freilich zugleich ein Symptom für das krankhafte Bedürfnis unserer Gesellschaft, die Natürlichkeit und Notwendigkeit des Todes zu leugnen. Für viele Todgeweihte auf diesen anonymen Stationen ist jede Hoffnung auf ein Sterben im Kreis ihrer Lieben für immer erloschen. Sie sind auf das Mitgefühl professioneller Pflegekräfte angewiesen, die sie nur flüchtig kennen.

Das Sterben wird heute aus dem Blickfeld verdrängt. Der französische Sozialhistoriker Philippe Ariès nennt diese moderne Erscheinung in seiner klassischen Darstellung der Kultur des Sterbens den »unsichtbaren Tod«: Der Tod als häßliches und schmutziges Ereignis werde in unserer heutigen Gesellschaft nicht mehr geduldet und deshalb hinter die Mauern von Pflegeeinrichtungen oder Kliniken verbannt.

> Der heimliche Tod im Krankenhaus kam sehr diskret in den dreißiger und vierziger Jahren. In den fünfziger Jahren war er bereits weit verbreitet ... Unsere Sinne ertragen den Anblick und die Gerüche nicht mehr, die im neunzehnten Jahrhundert wie Krankheit und Leid zum täglichen Leben gehörten. Diese physiologischen Wirkungen sind aus dem Alltagsleben entschwunden und in die sterile Welt der Hygiene, der Medizin und der Moralität eingegangen. Die vollkommene Erscheinungsform dieser Welt ist das Krankenhaus mit seiner Zellendisziplin ... Auch wenn es nicht immer zugegeben wird, so ist das Krankenhaus

> für die Familien doch der Ort, wo sie ihren unschönen Kranken, den weder die Welt noch sie ertragen, verstecken können ... Das Krankenhaus ist zum Ort des einsamen Todes geworden.

In den USA sterben inzwischen 80 Prozent aller Menschen in Kliniken. 1949 lag die Zahl noch bei 50 Prozent, 1958 waren es 61 Prozent, 1977 bereits 70 Prozent. Diese hohen Zahlen erklären sich nicht nur aus der Notwendigkeit, Schwerstkranke intensiv medizinisch zu betreuen, was nur in Kliniken mit teuren Apparaturen und geschultem Personal möglich ist. Eine viel größere Rolle spielt in den meisten Fällen die Ächtung des Todes durch die Gesellschaft.

Die Einsamkeit des Sterbens ist als Phänomen schon so verbreitet, daß zahlreiche gesellschaftliche Kräfte inzwischen dagegen mobil machen. Die Ärzte sollten sich dieser Bewegung anschließen. Es gibt bereits ein ganzes Spektrum von Haltungen, wie mit dem Sterben umgegangen werden kann, von der klugen Voraussicht, rechtzeitig eine Erklärung zu verfassen, welche medizinischen Mittel zur Verlängerung des Lebens gegebenenfalls ausgeschöpft werden sollen, bis hin zur Propagierung des Freitodes durch allerdings fragwürdige Gesellschaften. Dabei geht es letztlich immer um dasselbe: uns die Hoffnung zu erhalten, daß nicht die medizinische Hochtechnologie und ein anonymes Krankenhauspersonal uns im Sterben begleiten, sondern Menschen, die uns wirklich nahestehen.

Wer seine Hoffnung darauf setzt, daß zur Verlängerung seines Lebens keine sinnlosen Anstrengungen unternommen werden, für den bedeutet ein Sterben in Würde vor allem eines: beim Sterben Menschen um sich zu haben, die ihm im Leben etwas bedeutet haben. Voraussetzung für dieses würdige Sterben ist freilich ein erfülltes Leben und die Bereitschaft, den eigenen Tod als ein notwendiges Mittel der Natur anzusehen, Platz für unsere Nachkommen zu schaffen und so den Fortbestand der biologischen Art zu sichern. Wer dies einsieht, wird begreifen: Am Ende unseres Lebens steht der Tod und nicht der Versuch, das Sterben zu verhindern. Der atemberaubende Fortschritt der Wissenschaft in unserem Jahrhundert hat dazu geführt, daß unsere Gesellschaft hier falsche Akzente setzt. Der Sterbende muß im Drama des Todes als Hauptfigur wieder ganz in den Mittelpunkt rücken. Die Ärzte als Nebenfiguren oder Zuschauer haben sich diskret im Hintergrund zu halten.

Die Menschen früherer Zeiten haben die letzte Stunde auf dem Sterbebett als feierlichen und heiligen Augenblick begriffen, soweit die Umstände es zuließen, als Akt, in dem das letzte Beisammensein des Sterbenden mit seinen Angehörigen zelebriert wurde. Todgeweihte erwarteten diesen Abschied, und er wurde ihnen nicht grundlos versagt. Er war ihr und der Angehörigen wichtigster Trost für den bevorstehenden Verlust und das Leid, das diesem Augenblick zumeist vorangegangen war. Und für viele Sterbende verband sich mit einem solchen Sterben in Geborgenheit die Hoffnung auf die Erlösung und ein Weiterleben nach dem Tod.

Es ist eine Ironie, daß man auf der Suche nach einer neuen Definition von Hoffnung für Todkranke gerade auf die Hoffnung vergangener Zeiten verweisen muß. Heute vertrauen weniger Sterbende denn je auf einen gnädigen Gott und die Verheißungen eines Lebens nach dem Tod. Doch es steht weder Medizinern noch Skeptikern zu, den Glauben anderer in Frage zu stellen, schon gar nicht, wenn sie dem Tod entgegengehen. In solchen Augenblicken suchen oft sogar Agnostiker oder

Atheisten Trost in der Religion, und auch einen solchen grundlegenden Sinneswandel müssen Außenstehende respektieren. Ich habe es als junger Chirurg oft erlebt, wie Ärzte oder das Pflegepersonal über die Letzte Ölung spotteten: »Das ist doch dasselbe, wie wenn man einem Kranken sagt, daß er sterben wird.« Dann läßt man sich oft Zeit, den Priester zu rufen, obwohl er dem Patienten, hätte dieser die volle Wahrheit gekannt, vielleicht wichtiger gewesen wäre als ein Arzt. In meinem Krankenhaus gab es vor einigen Jahren noch die sogenannte »Gefahrenliste« mit akut lebensbedrohlichen Krankheiten. Wurde ein katholischer Patient darin eingetragen, wurde automatisch auch ein Priester gerufen. Man hat diese Liste unter anderem mit dem Argument abgeschafft, das Auftauchen eines Geistlichen im Krankenzimmer erschrecke den Patienten. So hat die Bürokratie im Krankenhaus die Patienten ohne Rücksicht auf seine religiösen Empfindungen um einen Trost und eine Hoffnung ärmer gemacht.

Sterbende haben oft anspruchslose Wünsche; sie wollen etwa den Universitätsabschluß einer Tochter oder einen bestimmten Feiertag noch miterleben. Daß solche Hoffnungen dem Kranken eine gewaltige Kraft geben können, belegt die medizinische Fachliteratur. Dort ist von Sterbenden die Rede, die entgegen den Erwartungen nicht nur bis zum ersehnten Augenblick weiterlebten, sondern auch erstaunlich optimistisch waren. Ärzte und viele Laien kennen Fälle von unheilbar Kranken, die ihre besten Prognosen um Wochen überlebten, um ein letztes Mal Weihnachten feiern oder einen lieben Angehörigen nach einer langen Reise noch einmal in die Arme schließen zu können.

Was man daraus lernen kann, ist hinlänglich bekannt. Hoffnung ist nicht nur die Erwartung, daß man von einer Krankheit geheilt werden wird. Eine solche Erwartung wäre bei Sterbenden eine Illusion, die zur bitteren Enttäuschung würde; oft bleibt selbst der Wunsch nach Linderung der Leiden unerfüllt. Wenn meine Zeit kommt, werde ich Hoffnung aus dem Wissen schöpfen, daß man mir unnötige Schmerzen und sinnlose Versuche, meine Leiden zu verlängern, erspart. Hoffnung schöpfe ich auch aus der Gewißheit, daß ich im Sterben nicht allein gelassen werde. So versuche ich mein Leben schon jetzt so zu gestalten, daß die Menschen, denen ich etwas bedeute, von ihm profitieren und später tröstende Erinnerungen an das zurückbehalten, was wir füreinander bedeutet haben.

Andere Menschen finden Hoffnung im Vertrauen auf einen Schöpfer und im Glauben an ein Leben nach dem Tod; wieder andere hoffen darauf, daß sie einen bestimmten Augenblick noch miterleben oder eine bestimmte Angelegenheit noch zu Ende bringen können. Und einige hoffen sogar darauf, daß sie über den Augenblick ihres Todes frei entscheiden oder ihn sogar selbst ungehindert herbeiführen können. So muß jeder zu seiner persönlichen Hoffnung finden.

Es gibt eine bestimmte Art der Einsamkeit, von der vor allem Patienten mit Krebs im Endstadium betroffen sind. Ich meine hier die Patienten, die von den Ärzten aufgegeben werden. Ärzte geben selten freiwillig auf. Solange noch eine vage Aussicht auf Erfolg besteht, stürzen sie sich in medizinische Abenteuer, denen erst der Kranke oder die Angehörigen ein Ende setzen. Zieht sich das Leiden jedoch dahin, ohne daß eine Therapie anschlägt, schwindet das Engagement für einen bestimmten Fall immer mehr, und mit ihm schwindet oft auch das Interesse am Patienten. Dann werden die Ärzte rar am Krankenbett.

Man hat ganz verschieden zu erklären versucht, warum Ärzte Patienten im Stich lassen, wenn es keine Rettung mehr gibt. Untersuchungen zufolge haben Ärzte eine besonders starke Angst vor dem Sterben; sie wählen ihren Beruf häufig deshalb, weil die Fähigkeit des Heilens mit einer gewissen Macht über den so gefürchteten Tod verbunden ist. Erweist sich diese Macht als unwirksam, begreifen sie dies als eine Niederlage, die man am besten verdrängt. So wollen sie denn auch den Patienten als Verkörperung dieser Niederlage möglichst rasch vergessen. Aber es gibt noch einen weiteren Aspekt: Ärzte sind Erfolgsmenschen. Sie haben in ihrem Studium harte Prüfungen bestanden, eine Fachausbildung gemeistert und sich in ihrer Position behaupten können. Wie andere Hochqualifizierte brauchen sie immer wieder eine Bestätigung, daß sie den Anforderungen ihres Berufes noch gewachsen sind. Bei einem Mißerfolg leidet ihr Selbstbewußtsein, und dies vertragen in diesem besonders selbstgefälligen Berufsstand nur die Allerwenigsten.
An der Persönlichkeit der meisten Ärzte fiel mir noch eine weitere Besonderheit auf, die wohl mit ihrer Angst vor dem Versagen zusammenhängt: Ich meine ihr übersteigertes Bedürfnis, Kontrolle über ihre Umwelt auszuüben. Wenn ein Arzt einen ausbleibenden Behandlungserfolg gleich als persönliches Versagen wertet, so hängt dies zweifellos mit seiner Unfähigkeit zusammen, die Grenzen seiner Macht zu akzeptieren. Mit dem Anspruch auf Unfehlbarkeit hängt denn auch der Glaube zusammen, besser als der Patient entscheiden zu können, welche weiteren medizinischen Schritte in seinem Fall noch unternommen werden sollten. Um die Entscheidungen des Patienten in eine bestimmte Richtung zu lenken, gibt ihm der Arzt zuweilen nur so viel an Informationen, wie er für richtig hält. Genau mit dieser

überheblichen Einstellung wollte ich meine Patientin Miss Welch vor einer vermeintlichen Fehlentscheidung bewahren.
Aus Unfähigkeit, die Grenzen ihrer Macht zu akzeptieren, meiden viele Mediziner gerne Situationen, in denen sie ihre Ohnmacht klar vor Augen haben. Unter anderem deshalb werden wohl so viele unheilbar Kranke am Ende von den Ärzten im Stich gelassen. Ärzte begreifen Krankheit als medizinisches Problem, das sie mit einer bestimmten Strategie zu lösen versuchen. Sie bringen Ordnung in ein Chaos und versuchen die Natur unter ihr Diktat zu zwingen. Erweist sich das Problem als unlösbar, schwindet rasch das Interesse und erlischt schließlich völlig. Wenn die Natur gesiegt hat, liegt die Ohnmacht des Arztes klar zutage.
Freilich kann ein Arzt, der die Entscheidungsschlacht verloren hat, zumindest noch Kontrolle über den Sterbevorgang ausüben, seinen Verlauf beeinflussen und seine Dauer mitbestimmen. So nimmt er oft Entscheidungen in die Hand, die rechtens dem Kranken und seinen Angehörigen zustehen. Zahlreiche stationär behandelte Todkranke sterben heute erst dann, wenn ein Arzt ihre Zeit für gekommen hält.
Neben dem Entdeckerdrang der Forscher und ihrem legitimen Ehrgeiz, die eigenen Fähigkeiten unter Beweis zu stellen, spielt beim Fortschritt der Wissenschaft noch ein weiterer Faktor eine Rolle: der Traum von der vollkommenen Beherrschung der Natur. Trotz theoretischer Erkenntnisse ist der Beruf des Arztes in letzter Zeit vor allem zu einer angewandten Wissenschaft geworden, die sich die Verwirklichung eben dieses Zieles zur Aufgabe macht. Der medizinische Forscher sammelt Erkenntnisse nicht um ihrer selbst willen, sondern um sie dazu einzusetzen, eine feindliche Natur zu unterwerfen. Und was

erscheint an der Natur feindlicher als der Tod? Jeder gestorbene Patient erinnert den Arzt daran, daß seine Macht und die Macht der Menschen über die Natur begrenzt ist. Die Natur siegt zuletzt immer.

Daß dieser Sieg der Natur notwendig ist, galt früheren Generationen als selbstverständlich. Die Ärzte waren sehr viel eher bereit, die Grenzen ihrer Macht zu sehen und zu akzeptieren. Heute haben sie den Respekt vor den Naturgewalten und damit auch einen Teil ihrer moralischen Autorität verloren. Mit dem gewaltigen Zuwachs an naturwissenschaftlichen Erkenntnissen geriet die Einsicht in Vergessenheit, daß der Mensch die Naturgewalten viel weniger beherrscht, als er gerne möchte. Ärzte glauben oft an die Allmacht der Wissenschaft, der allein unser ganzes Streben zu gelten habe. Der Zuwachs an Wissen hat nicht zu größerer Bescheidenheit gegenüber der übermächtigen Natur geführt, sondern zur Hybris des Arztes und zum Machbarkeitswahn in der Medizin: Wir können doch soviel, also müssen wir immer bei allen Patienten alle Möglichkeiten ausschöpfen!

Je spezialisierter der Arzt, desto größer die Wahrscheinlichkeit, daß sein Handeln von der Faszination durch das medizinische Problem bestimmt wird. Zugegeben, dem Nachdenken des Arztes über das Rätsel der Krankheit verdanken wir zahllose medizinische Errungenschaften, die allen Patienten zugute kommen. Oft aber werden wir durch diese Errungenschaften dazu verleitet, in die Medizin Hoffnungen zu setzen, die sie nicht einlösen kann und vielleicht auch gar nicht einlösen sollte. Die medizinische Herausforderung beflügelt den Arzt in seinem Handeln. Doch erweist sie sich bei der Betreuung von Patienten leicht als Klotz am Bein.

Onkologen gehören zu den Ärzten, die zum äußersten bereit sind, um das Unvermeidliche abzuwenden. Wo andere die Segel streichen, wagen sie sich noch weiter vor. Sie sind nicht weniger einfühlsam und hilfsbereit als andere Fachärzte, und sie sind genauso bereit, mit den Patienten und Angehörigen die Behandlung und ihre möglichen Komplikationen durchzusprechen. Trotzdem gelingt es ihnen oft nicht, sich in den Kranken hineinzudenken und seine subjektiven Reaktionen auf die akute Gefahr des Todes zu verstehen, die alle ihre Bemühungen bedroht. Dies gilt leider für die überwiegende Mehrheit der hochspezialisierten Fachärzte. Wenn ich heute auf meine dreißigjährige Berufspraxis zurückblikke, wird mir immer mehr bewußt, daß bei mir die Lösung medizinischer Probleme gegenüber der medizinischen Betreuung von Menschen, wie ich sie bei unserem Hausarzt in der Bronx so sehr bewunderte, im Vordergrund stand.

Als Patienten dürfen wir von unseren Ärzten nichts Unmögliches verlangen. Wie können sie uns dennoch helfen, vernünftige Entscheidungen zu treffen? Ärzte können uns sicher eine Orientierung geben, aber dies entläßt uns nicht aus unserer Verantwortung als Patienten für uns selbst. Wir müssen die Informationen, die uns der Arzt gibt, richtig nutzen und kritisch hinterfragen. Wenn ein Arzt spürt, daß er es mit einem mündigen Patienten zu tun hat, neigt er weniger dazu, ihn durch eine bestimmte Darstellung der Fakten in seinen Entscheidungen zu beeinflussen. Jeder Patient sollte sich mit seiner Krankheit eingehend auseinandersetzen und soviel wie möglich über sie in Erfahrung bringen. Dann kann er sich ein Bild davon machen, welche medizinischen Schritte bei ihm noch sinnvoll sind. Das Interesse für die normale Funktionsweise des menschlichen Körpers erleichtert das Verständnis für eine Krankheit bereits gewaltig. Besonders Krebs kann man so besser verstehen, und nur die wenigsten dürften Schwierigkeiten haben, sich in diese Abläufe hineinzudenken.

Natürlich gibt es viele Ärzte, die der Faszination des medizinischen Problems weniger erliegen als Fachärzte. Die Beziehung zwischen Patient und betreuendem Arzt jedenfalls bleibt wie zu Hippokrates' Zeiten das Kernstück der ärztlichen Behandlung, und wenn eine Heilung nicht mehr möglich ist, kommt dieser Beziehung eine um so größere Bedeutung zu.

Ich möchte an dieser Stelle an die zuständigen staatlichen Stellen appellieren, dafür Sorge zu tragen, daß die Sterbebegleitung stärker in der Allgemeinmedizin und medizinischen Grundversorgung verankert wird. Die Betreuung von Todkranken muß in der Ausbildung von Ärzten an Universitäten und Krankenhäusern verstärkt gelehrt werden. Es gilt, junge interessierte Menschen dazu zu ermutigen, sich engagiert an entsprechenden Projekten zu beteiligen. Der wertvollste Vorteil einer häuslichen Betreuung Sterbender ist der des humaneren Todes. Das Leid im Sterben darf nicht dadurch vergrößert werden, daß die medizinische Betreuung einem fremden Facharzt übertragen wird, obwohl der vertraute Hausarzt genau das gleiche leisten kann.

In der Stunde des Todes quälen uns nicht nur körperliche Schmerzen und Ängste. Zu den schwersten Bürden gehört das Gefühl der Reue, das vielen das Ende noch bitterer macht. Anders als bei den unvermeidlichen Leiden, die besonders Menschen mit Krebs treffen, kann man sich hier durch rechtzeitige Vorsorge vieles ersparen. Ich spreche von unbewältigten Konflikten, zerbrochenen Beziehungen, versäumten Gelegenheiten, nicht gehaltenen Versprechen und vergeudeten Jahren. Etwas bleibt wohl bei allen von uns unerledigt liegen, höch-

stens bei den ganz Alten nicht, aber vielleicht manchmal auch bei ihnen.
So paradox es klingt, der Gedanke an ungetane Dinge kann zugleich eine gewisse Befriedigung vermitteln. Ein lebendiger Mensch, der nichts mehr vorhat, ist eigentlich schon tot. Denn wer mit allem abgeschlossen hat, den erwartet auch nicht mehr viel. Einem Sprichwort zufolge leben wir am besten so, als sei der jeweilige Tag unser letzter. Aber fügen wir die Mahnung hinzu, daß wir auch so leben sollten, als dürften wir die Erde niemals verlassen.
Eine weitere unnötige Belastung in der Stunde des Todes können wir uns ersparen, wenn wir uns an Robert Burns Wort erinnern, wonach gute Pläne oft schiefgehen. Der Tod tritt höchst selten entsprechend unseren Vorstellungen und Erwartungen ein. Jeder will das Geschäft des Sterbens angemessen hinter sich bringen, nach einer modernen Version der Ars moriendi, einer Ästhetik des letzten Augenblicks. Seit der Mensch die Schrift erfunden hat, hat er seinen Wunsch nach einem idealen Ende kundgetan. Manche sprechen vom »richtigen Tod«, als könne sich ein Mensch eines »richtigen Todes« je sicher sein. Statt dessen müssen wir aufpassen, daß wir uns nicht zu falschen Entscheidungen verleiten lassen, daß wir für uns Formen der Hoffnung finden und daß wir vor allem uns verzeihen, wenn wir unser vorgefertigtes Bild vom richtigen Sterben nicht verwirklichen können.
Die Natur hat eine Aufgabe zu erfüllen. Sie tut dies bei den Menschen auf verschiedene Weise. Der eine ist anfällig für einen Herzinfarkt, der andere für einen Schlaganfall, der dritte für Krebs. Einige sterben hochbetagt, andere viel zu früh, zumindest für unser Gefühl. Eine Generation löst die andere ab. Gegen die unaufhaltsa-

men Kräfte und Zyklen der Natur kann es einen dauerhaften Sieg nicht geben.
Wenn unser letztes Stündlein schlägt und die Erkenntnis unausweichlich ist, daß wir »den Weg allen Fleisches gehen«, wie es Brownings Jochanan Hakkadosh sagt, dann müssen wir uns daran erinnern, daß nicht nur alles Fleisch, sondern alles Leben diesen Weg gehen muß und daß die Natur ihre eigenen Pläne mit uns hat. Wir können Aufschub erwirken, sie aber nicht durchkreuzen. Selbst der Freitod fügt sich in den Kreislauf des Lebens ein, und nach allem, was wir wissen, ist sein Auslöser angelegt in einem großen Plan, der ein weiteres Beispiel für die unabänderlichen Gesetze der Natur und ihrer Ökonomie ist. Shakespeare läßt Julius Cäsar sagen:

Von allen Wundern, die ich je gehört,
Scheint mir das größte, daß sich Menschen fürchten,
Da sie doch sehen, der Tod, das Schicksal aller,
Kommt, wann er kommen soll.

Epilog

Mir ist der Mikrokosmos wichtiger als der Makrokosmos; mich interessiert das Leben eines Menschen mehr als das Verlöschen eines Sterns oder das Vorüberziehen eines Kometen. Wenn Gott existiert, dann ist er in jedem von uns ebenso wie im Weltall. Was mich fasziniert, ist die Conditio humana, nicht die Struktur des Kosmos.

Diese Conditio humana zu verstehen hat mich ein Leben lang beschäftigt. Heute, da ich in meinem siebten Lebensjahrzehnt stehe, darf ich sagen, daß mir ein gerüttelt Maß an Sorgen, aber auch Augenblicke des Triumphs zuteil geworden sind. Manchmal denke ich, daß mir im Guten wie im Schlechten mehr als nur mein Anteil beschieden war, aber dieser Eindruck kommt vermutlich von der sehr menschlichen Neigung, die eigene Existenz als herausragendes Beispiel einer allgemeinen Erfahrung zu erleben, als Leben gewissermaßen, das mehr als das Leben schlechthin ist und deshalb auch tiefer empfunden wird.

Ob dies mein letztes Jahrzehnt ist oder ob noch ein weiteres folgen wird, ist eine Frage, die niemand beantworten kann. Eine gute Gesundheit allein ist keine Garantie. Doch eines weiß ich mit Gewißheit: Ich wünsche mir wie alle Menschen einen Tod ohne Schmerzen. Die einen möchten rasch sterben, am besten in Sekundenschnelle; die anderen wünschen sich einen Tod nach kurzer, schmerzloser Krankheit in ihrer gewohnten Umgebung und im Beisein der Ihren. Ich gehöre zu den letzteren, die vermutlich in der Mehrheit sind.

Was ich erhoffe, ist leider nicht, was ich erwarte. Ich kenne den Tod mit all seinen Unwägbarkeiten zu gut, als daß ich nicht wüßte, daß alles anders kommen kann, als ich es mir wünsche. Wie die meisten Menschen werde ich die körperliche und seelische Pein zu erdulden haben, die mit vielen todbringenden Krankheiten einhergeht. Doch damit nicht genug, werde ich zusätzlich zur qualvollen Ungewißheit der letzten Monate noch unter Unentschlossenheit leiden: Soll ich weiterkämpfen oder resignieren, eine aggressive Therapie versuchen oder nur nach Sedierung verlangen, das Leben noch um eine kleine Spanne verlängern lassen oder mich mit dem Gedanken an das Ende abfinden? Die Krankheiten, die uns den Tod bringen, halten uns einen Spiegel vor, und je nachdem, wie wir uns entscheiden, zeigen sie uns ein Bild unserer selbst. Ob wir aber überhaupt zu einer klaren Entscheidung gelangen, ist ebenfalls ungewiß.

Ich habe dieses Buch genauso für mich geschrieben wie für den interessierten Leser. Indem ich einige der apokalyptischen Reiter des Todes Revue passieren ließ, hoffte ich, den Leser mit ihnen bekannt zu machen und meine Erinnerungen aufzufrischen. Man braucht nicht alle diese Mordgesellen kennen, es gibt ihrer so viele, daß wohl niemand darauf erpicht ist. Aber sie alle benutzen mehr oder weniger die gleichen Waffen, die auf den Seiten dieses Buches beschrieben worden sind.

Wenn der Leser mit diesen düsteren Gestalten etwas vertrauter geworden ist, flößen sie ihm vielleicht weniger Schrecken ein. Vielleicht können die Entscheidungen, die den Sterbenskranken bedrängen, gelassener und freier von Ängsten und falschen Erwartungen getroffen werden. Für jeden von uns mag es einen Tod geben, der für ihn richtig ist. Wir sollten uns bemühen, ihn zu finden, auch wenn sich am Ende herausstellen sollte, daß er nicht erreichbar ist. Die Krankheit, mit der die Natur uns niederstreckt, legt die Bedingungen fest, denen wir uns fügen müssen. Es ist allerdings an uns, die Art und Weise unseres Abgangs zu bestimmen, soweit dies eben möglich ist. Rilke schrieb:

> O Herr, gieb jedem seinen eigenen Tod.
> Das Sterben, das aus jenem Leben geht,
> darin er Liebe hatte, Sinn und Not.

Der Dichter kleidet seinen Wunsch in die Form eines Gebets, und wie bei allen Gebeten ist nicht sicher, ob es erhört wird. So viele von uns haben keinen Einfluß auf die Art ihres Sterbens, und daran kann kein Wissen und keine Weisheit etwas ändern. Wenn ein geliebter Mensch oder wir selbst sterben, dürfen wir nicht vergessen, daß es viele Dinge gibt, an denen wir auch im Bündnis mit den größten Errungenschaften der modernen Medizin nichts ändern können. Daß so viele einen schlimmen Tod erleiden müssen, liegt in der Natur der tödlichen Krankheiten.

Die meisten Menschen beschließen ihr Leben nicht so, wie sie es gewollt hätten. In früheren Zeiten glaubte man an die Kunst des Sterbens, die Ars moriendi. Damals konnte man dem Tod nur auf eine Weise begegnen – ihn geschehen lassen. Stellten sich bestimmte Sympto-

me ein, konnte man nur noch so gut wie möglich sterben, nämlich in Frieden mit Gott. Doch auch damals mußten die meisten erst Qualen durchleiden, ehe sie erlöst wurden. Es gab kaum etwas anderes als den Trost des Gebets und den Beistand der Familie, um die Beschwerden des Sterbens zu lindern.
Heute beschäftigen wir uns nicht mehr mit der Kunst des Sterbens, sondern mit der Kunst, Leben zu retten. Die Probleme, die sich aus diesem Umstand ergeben, sind mannigfaltig. Es ist noch kein halbes Jahrhundert her, daß die Medizin sich etwas darauf zugute hielt, ein sanftes und möglichst schmerzfreies Sterben zu ermöglichen. Von wenigen Ausnahmen wie der Hospizbewegung abgesehen, ist diese Kunst weitgehend verlorengegangen. Ihren Platz nehmen immer ausgefeiltere lebensrettende und -verlängernde Techniken ein. Führen sie nicht zum Erfolg, bleibt der Sterbende sich selbst überlassen.
Der Tod gehört dem Sterbenden und den Menschen, die ihn in Liebe begleiten. Auch wenn eine unaufhaltsam vordringende Krankheit die Qual des Sterbens steigert, darf der Tod nicht durch wohlgemeinte, aber zwecklose Rettungsmaßnahmen noch schrecklicher gemacht werden. Entscheidungen darüber, ob eine Therapie fortgesetzt werden soll, werden dadurch beeinflußt, wie nachdrücklich Ärzte sie empfehlen. Gemeinhin glauben vor allem Spezialisten an die Fähigkeit der modernen Medizin, Probleme, die ein pathologisches Geschehen kurz vor dem tödlichen Ausgang aufwirft, doch noch zu lösen. Die Familie des Sterbenskranken klammert sich an jeden Strohhalm, mag er auch in Gestalt einer statistischen Wahrscheinlichkeit daherkommen. Oft wird als klinische Tatsache ausgegeben, was nur die subjektive Einschätzung eines Spezialisten ist, nach dessen Über-

zeugung der Tod in jedem Fall gnadenlos bekämpft werden muß. Für einen solchen Arzt ist selbst ein temporärer Sieg gerechtfertigt, auch wenn dadurch die Fundamente zerstört werden, auf denen der Sterbende sein Leben gegründet hat.

Ich sage das nicht, um die Vertreter der High-Tech-Medizin in Bausch und Bogen zu verdammen, schließlich war ich selbst einer von ihnen. Ich kenne aus eigenem Erleben die Faszination des Kampfes um Leben und Tod und die tiefe Genugtuung, wenn ein Sieg errungen ist. Doch oft war mein Triumph nichts anderes als ein Pyrrhussieg. Das Leiden war den medizinischen Erfolg oft nicht wert. Hätte ich mich an die Stelle des Patienten und seiner Angehörigen versetzt, wäre ich weniger sicher gewesen, daß der verzweifelte Kampf in jedem Fall versucht werden müsse.

Wenn ich schwer erkranke und eine spezielle Therapieform brauche, werde ich mich an einen Arzt wenden, der dafür ausgebildet ist. Von einem solchen Spezialisten erwarte ich aber nicht, daß er meinen Glauben, meine Wertvorstellungen und die meiner Familie, meine Einstellung zum Leben und meine ganze Art versteht. Das ist nicht seine Aufgabe, und dafür ist er nicht motiviert.

Aus den genannten Gründen aber werde ich einem Spezialisten nicht die Entscheidung überlassen, wann der Zeitpunkt gekommen scheint, die Therapie einzustellen. Darüber will ich selbst entscheiden, zumindest will ich den Rahmen für meine Entscheidung so genau festlegen, daß die Menschen, die mich am besten kennen, an meiner Statt die Entscheidung treffen, sollte ich selbst nicht mehr dazu in der Lage sein. Vielleicht lassen die Umstände meiner Krankheit einen »würdigen Tod« nicht zu, aber innerhalb der Grenzen dessen, was noch in meiner Macht liegt, will ich nicht später sterben als nötig, nur weil ein hochqualifizierter Spezialist nicht versteht, wer ich bin.

Zwar ist dies nicht Thema dieses Buches, aber zwischen den Zeilen wird der Leser mein Plädoyer für die Wiederkehr des guten alten Hausarztes erkennen. Wir brauchen einen Menschen, der uns kennt und auch die Wege, auf denen wir uns dem Tod nähern. Und es gibt so viele Wege, die durch das Dickicht der Krankheit führen, so viele Etappen, an denen wir rasten, weitergehen oder die Reise beenden. Daher brauchen wir bis zum Schluß den Beistand der Menschen, die uns lieb und teuer sind, und das Wissen eines Heilkundigen, der uns zu dem Weg raten kann, den wir am Schluß ganz allein gehen müssen. Der Rat muß medizinisch fundiert sein und sollte von einem Arzt kommen, der uns und unsere Lebenseinstellung kennt. In einer solchen Lage brauchen wir nicht das Fachwissen eines Fremden, sondern das Verständnis eines bewährten ärztlichen Freundes. Wie auch immer unser System der Gesundheitsfürsorge reformiert werden wird, diese einfache Wahrheit sollte dabei beherzigt werden.

Ein verständnisvoller ärztlicher Vertrauter ist unverzichtbar, aber wenn wir wirklich zu einer realitätsgerechten Entscheidung kommen wollen, müssen wir unsere Krankheit und die Wege, die zum Tode führen, auch selber kennen. Ich habe viele Patienten erlebt, denen eine unnötige Verlängerung ihrer Leiden zugemutet wurde, ich habe aber auch andere erlebt, die zu früh aufgaben, als durchaus noch Möglichkeiten bestanden, nicht nur das Leben zu verlängern, sondern auch dessen Qualität zu verbessern. Je mehr wir über die tatsächlichen Auswirkungen tödlicher Krankheiten wissen, desto besser können wir darüber bestimmen, ob es sinnvoll ist, weiterzukämpfen oder aufzuhören, und desto eher entgehen wir dem Tod, den wir uns nicht wünschen. Für die Sterbenden und für ihre Angehörigen ist eine realistische Einschätzung der Lage der sicherste Weg zur inneren Ruhe. Wenn wir über den Tod eines Menschen traurig sind, sollten wir es sein, weil wir den Verlust einer geliebten Person beklagen, aber nicht, weil wir glauben, uns irgendeines Versäumnisses schuldig gemacht zu haben.

Eine realistische Einschätzung muß auch der Tatsache Rechnung tragen, daß die Lebensspanne, die jedem von uns auf dieser Welt beschieden ist, mit den Erfordernissen des Weiterbestands der Gattung in Einklang steht. Die Menschheit bleibt trotz ihrer herausragenden Stellung im Vergleich zu den anderen zoologischen und biologischen Lebensformen Teil eines übergreifenden Ökosystems. Die Natur macht keine Unterschiede, wir müssen sterben, damit die Gattung weiterleben kann. Wir nehmen am Wunder des Lebens teil, weil Milliarden und Abermilliarden Lebewesen uns den Weg bereitet haben und dann gestorben sind – gewissermaßen für uns. Auch wir sterben, damit andere leben können. Die Tragödie des Individuums wird auf der Waage der Natur zum Triumph der überlebenden Gattung.

So unerbittlich das Gesetz der Natur auch sein mag, es macht andererseits jede Stunde unseres Lebens um so kostbarer. Für uns ergibt sich daraus die sittliche Forderung, daß das Leben nützlich und lohnend sein muß. Mit unserer Arbeit und unserer Freude, unseren Erfolgen und unseren Niederlagen sind wir in die fortschreitende Entwicklung der Gattung, ja der gesamten Natur eingebunden. Die Würde, die wir uns im Lauf unseres Lebens schaffen, kommt in dieselbe Waagschale wie die Würde, die wir uns verdienen, indem wir die Notwendigkeit des Todes anerkennen.

Wie wichtig ist demgegenüber der eigentliche Abschied am Totenbett in Heiterkeit und Frieden? Für die meisten wird er ein Wunschbild bleiben, das sie anstreben, dem sie vielleicht auch nahekommen, das aber nur die wenigsten erreichen. Alle anderen müssen sich in die jeweiligen Umstände fügen. Doch wer die Mechanismen kennt, nach denen die wichtigsten letalen Prozesse zum Tod führen, wer den Ausgang seiner Krankheit realistisch einzuschätzen vermag und wer ein vertrautes Verhältnis zu seinem Arzt hat und von ihm nichts Unmögliches erwartet, der kann den Abgang aus seinem Leben in den Grenzen selbst bestimmen, die ihm der pathologische Prozeß setzt.

Für die meisten Menschen ist die eigentliche Todesstunde friedvoll, zumal sie oft vorher schon in Bewußtlosigkeit fallen, doch dieser Friede ist gewöhnlich um einen hohen Preis erkauft: Der Preis besteht in eben dem Prozeß, den der Sterbende bis dahin durchleiden mußte. Manche können sich für Augenblicke über die Gebrechen erheben, mit denen sie geschlagen sind. Solche großen Augenblicke sind kostbar und aller Erinnerung wert, aber sie mindern nicht die Schmerzen, über die der Sterbende vorübergehend triumphiert. Das Leben ist von Schmerzen durchsetzt, und für manche Menschen überwiegen die Schmerzen. Im Lauf eines Lebens werden die Schmerzen gewöhnlich durch Zeiten der Freude und der Ruhe gemildert. Beim Sterben dagegen beherrscht die eine bedrückende Tatsache der todbringenden Krankheit alles. Wenn bei Sterbenden dennoch von Friede und manchmal auch von Freude die Rede sein kann, dann ist damit die Stunde der Erlösung gemeint. In diesem Sinn ist der Tod oft friedvoll und sogar würdevoll, für das Sterben gilt dies selten.

Wenn also die traditionelle Vorstellung eines Sterbens in

Würde korrigiert oder verworfen werden muß, was kann dann noch von unserer Hoffnung auf ein würdevolles Andenken gerettet werden, das wir den von uns geliebten Menschen hinterlassen wollen? Die Würde, die wir im Sterben suchen, müssen wir in der Würde finden, mit der wir gelebt haben. Die Ars moriendi ist eine Ars vivendi: die Kunst des Sterbens ist die Kunst des Lebens. Aufrichtigkeit und Schönheit des zu Ende gehenden Lebens geben das eigentliche Maß für unser Sterben ab. Nicht in den letzten Wochen und Tagen entsteht das Vermächtnis unseres Lebens, sondern in den langen Jahrzehnten, die ihnen vorangegangen sind. Wer in Würde gelebt hat, wird auch in Würde sterben. Der amerikanische Dichter William Cullen Bryant war erst siebenundzwanzig, als er seiner berühmten Meditation über den Tod, *Thanatopsis* (Totenschau), eine letzte Strophe hinzufügte. Aus ihr spricht die Weisheit eines Menschen, der schon in jungen Jahren alles verstanden hatte:

> So lebe denn, daß wenn man fordert dich,
> Zu gehn mit der unzähl'gen Karavan,
> Die zieht nach dem geheimnisvollen Reich,
> Wo jeder seine Zell' in stiller Hall'
> Des Todes sucht, du nicht, dem Sklaven gleich,
> Mußt gehn, der zu dem Kerker wird gepeitscht –
> Nein, daß gefaßt du und getröstet nahst
> In unerschüttertem Vertrau'n dem Grab,
> Gleich dem, der um sich schlingt des Bettes Hüll'
> Und sich zu süßen Träumen niederlegt.

Register